의 삶은 더 나아질 것이고 당신의 뇌기능은 특별해질 것이다. 이 책은 아주 쉽게 따라할 수 있고, 우리 모두에게 생활방식에서 꼭 필요한 부분을 변화시켜 장기간의 효과를 기대할 수 있다고 동기를 부여한다."

　　– 마르셀 픽(Marcelle Pick), 《코어 밸런스 다이어트(The Core Balance Diet,
　　　국내 미출간)》의 저자

목차

있다. 그런데도 의사는 노화의 정상적인 증상이라며 "아무 문제 없어요" 라거나 더 나쁘게는 "당신이 할 수 있는 일은 아무것도 없어요"라는 말 밖에 하지 않을지도 모른다. 그렇더라도 절망하지 말자. 부적절하고 당신을 위험에 빠뜨리는 그런 반응은 무시해도 좋다. 사실 당신의 건강과 생활방식을 변화시키는 일은 거의 항상 당신 스스로에 달렸으니 말이다.

당신은 이 책을 손에 든 것만으로도 건강을 되찾을 첫걸음을 내디딘 셈이다. 나는 세계 최고의 자가면역 전문가 중 하나인 톰 오브라이언 박사랑 오랫동안 알고 지내왔다. 자가면역이란 당신의 면역계가 당신 몸과 뇌의 기관과 조직을 공격하는 메커니즘이다. 실제로 톰 박사는 매년 전 세계 수만 명의 의사들과 건강 전문가들을 대상으로 자가면역 스펙트럼과 그것이 뇌와 신체의 전반적인 건강에 미치는 영향에 대해 강의를 한다. 그의 기능의학 접근법은 몸과 뇌가 하나의 통합 체계를 이룬다는 이해를 바탕으로 병의 근본 원인을 다룬다. 피로한 신체를 에너지 넘치는 몸으로, 안개 낀 듯한 뇌를 명석하고 또렷한 뇌로 바꾸기 위해 반드시 필요한 정보들이다.

이 책은 당신에게 답을 주지 못했던 전통 의학 시스템 밖으로 당신을 이끌 것이다. 이제 당신은 일상적인 행동을 바꾸기 위해 전략을 실천에 옮기는 방법을 배울 것이다. 톰 박사의 지침은 단순하고 타당하다. 환경 독소가 포함된 음식을 피하고 올바른 음식을 선택하여 '불난 데 휘발유를 뿌리는' 행위를 멈추는, 자연스럽고 건강한 방법으로 염증을 줄일 수 있다. 더불어 몸과 마음에 주의를 기울여 더 좋게 생각하기 시작하고 점점 몸 상태가 좋아지면서 삶의 질을 향상시킬 수 있을 것이다.

마크 하이먼(Mark Hyman), 클리블랜드 기능의학 임상센터(Cleveland Clinic Center for Functional Medicine) 이사, 기능의학연구소(Institute for Functional Medicine) 임상 부문 이사장, 11권의 뉴욕타임스 베스트셀러 저자

당신과 당신 가족이 건강한 뇌를 갖도록 돕기 위해 나는 이 책을 썼다. 이 책은 (당신의 현재 뇌 건강 상태가 어떻든 간에) 당신이 구체적인 단계를 하나씩 밟아 뇌의 생명력, 명료성, 에너지에 즉각적인 차이를 만들도록 동기를 부여하고 힘을 실어줄 것이다. 당신이 단계를 따르기 시작한다면, 분명 기억력은 좋아지고, 뇌 안개(brain fog, 머릿속이 안개 낀 것같이 흐려서 명확하게 생각하거나 표현하지 못하는 상태 – 옮긴이)는 사라지며, 평소보다 피로감도 줄어들 것이다. 그 밖에 많은 변화가 나타날 것이다. 이것은 공허한 약속이 아니다. 나는 건강에 지속적인 변화를 만드는 방법을 알고 있고, 그 지식을 당신과 나누고자 한다.

나는 건강 전문가로 일하기 시작한 후, 줄곧 변화의 촉매제 역할을 해왔다. 나는 새로운 개념을 소개할 때 어떤 방식으로 의사소통해야 하는지 알고 있고, 그 덕분에 다양한 매체에서 '복잡한 과학을 쉽게 이해시킨다'는 평가를 받았다. 2013년 내가 개최한 온라인 세미나 '글루텐 서밋(Gluten Summit)'에 11만 8,000명 이상이 참여했는데, 이는 전무후무한 일이었다. 오늘날에는 거의 모든 주제에 대해 수백 개의 온라인 서밋이 열리고 있다.

두 회복할 수 있다.

생화학 : 생화학이란 당신이 숨 쉬는 공기를 포함하여 먹고 마시고 그 밖의 방법으로 몸속에 들이는 모든 것을 의미한다. 글루텐, 유제품, 설탕 같은 특정 식품들이 왜 뇌에 독성이 되는지, 면역계가 그런 식품에 어떻게 반응하는지, 그리고 그런 식품을 무엇으로 대체하면 되는지를 배우게 될 것이다.

마음가짐 : 여기에는 당신의 건강과 뇌기능에 영향을 미치는 인생의 감정적이고 정신적인 측면이 포함된다. '고약한 생각(stinking thinking)'에 대해 들어본 적이 있는가? 이런 생각은 우리의 태도와 삶의 스트레스를 다루는 방법이 어떻게 여러 가지 질병을 일으키는 방아쇠가 되는지를 보여주는 연구에서 확인된 실재하는 현상이다.

1990년대 초에 나는 지난 20~30년 동안 우리 삶에 지대한 영향을 미친 건강 삼각형에 네 번째 측면이 있다는 것을 깨달았다. 실제 이 새로운 분야가 뇌의 퇴행성 질병(알츠하이머병, 파킨슨병, 조현병 등)에 미치는 영향을 기록한 연구는 수백 건에 이른다. 28쪽의 그림을 보면, 도형에 사실상 네 개의 면이 있어 '건강 삼각형'이 '건강 피라미드'로 바뀐 것을 알 수 있다. 밑면은 구조다. 위의 세 면은 생화학, 마음가짐, 전자기장이다. 이 마지막 면은 나머지 세 면만큼 중요한데도, 대부분 자각하지 못하거나 당연하게 여기고 있다.

네 번째 요소는 전자기장(EMF)에 대한 노출의 영향이다. 지난 20년간 전자기장은 우리 면역계와 뇌를 끊임없이 공격해왔다. 과학 기술의 의도하지 않은 부작용인 이 전자기장은 잠재적으로 다른 모든 독소만큼이나 우리 몸에 심각한 피해를 입힐 수 있다. 내 말을 확인하려면, 아무 식당에나 가서 스마트폰 무선 접속을 시도해보라. 많은 경우 6~10개의 서로 다른 네트워크에 접속할 수 있다. 즉 6~10개의 다른 전자기 주파수가 공기를 통해 진동하고, 당신의 뇌와 충돌하면서, 뇌기능에 부정적인 영향을 미칠 가능성이 있다는 얘기다. 이런 충격은 작은 충격이지만 오랫동안 축적된다. 이 책에서는 이런 전자기장 노출이 어떻게 뇌기능에 영향을 미치는 일차적 주범이 되는지, 건강에 어떤 해로운 영향을 미치는지, 그로 인한 피해를 막으려면 어떻게 해야 하는지를 모두 알아볼 것이다.

건강 피라미드

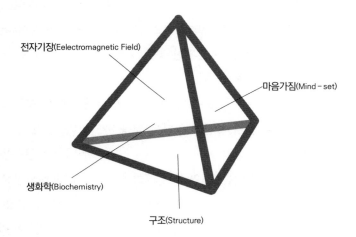

전자기장(Eelectromagnetic Field)
마음가짐(Mind - set)
생화학(Biochemistry)
구조(Structure)

이제 소용돌이에서 빠져나와 함께 상류로 가는 여정을 시작하자. 사다리를 오르는 첫 단계는 자가면역의 기본 원리를 이해하고 우리 몸의 최고 방어체계가 어떻게 뇌 건강을 파괴하는지를 파악하는 것이다.

1부

폭포 :
뇌기능에 영향을 미치는 방아쇠들

1

자가면역 :
뇌기능에 미치는 영향

자가면역이란 면역계가 자신의 뇌와 체내 기관, 조직을 공격하는 상태를 말한다. 우리가 면역 반응을 일으키는 환경적 독소(글루텐 같은 음식물, 유해화학물질, 전염병 등)에 노출될 때마다 그 독소를 '항원'으로 분류하고 그로부터 우리 몸을 보호하기 위해 면역계가 가동된다. 면역 반응은 밤낮을 가리지 않고 아무 때나 일어나지만 우리는 의식하지 못한다. 우리가 면역 반응을 전혀 느끼지 못하지만, 우리 몸은 소리 없이 우리를 보호하고 있다.

그런데 최초 면역 반응이 충분히 강하지 못할 경우, 면역계는 항원을 처리하는 더 강력한 무기인 항체를 생성하는데, 이 상태가 너무 오래 지속되면 뇌나 체내 조직이 손상을 입어 더 이상 제 기능을 못하게 된다. 그 결과는 대개 콧물, 근육통, 뇌 안개 같은 경미한 증상으로 나타나며, 항원 반응이 계속되고 조직에 자꾸 손상을 가하면, 결국 해당 조직과 관련된 질환으로 발전한다. 어떤 조직이든 다를 바 없다. 이렇게 병이 생기는 것이다.

현재까지 알려진 자가면역질환은 70종 이상이고, 자가면역 이상 상태도 300가지가 넘는다. 흔한 자가면역질환으로는 알츠하이머병, 파킨슨병, 심혈관질환, 뇌졸중, 당뇨병, 다발성경화증, 건선, 류머티즘성 관절염, 낭창, 피부경화증, 치매 등이 있다. 자가면역질환이 왜 그토록 신체 전반에 퍼져있고, 또 왜 대부분 뇌에 영향을 미치는지 궁금할 것이다. 그 이유는 모든 질환이 자가면역반응의 공통된 부작용, 즉 항체 증가 및 염증과 관련되어서다.

면역계의 기초

면역계는 우리 몸을 지키는 군대와 같다. 서로 다른 5개 부문이 협력하며 면역계를 이루는데, 군대에 비유하자면 육군, 해군, 공군, 해병대, 연안경비대라 할 수 있다(의사들은 이를 자가면역반응 또는 항체 IgA, IgG, IgE, IgM, IgD라고 부른다). 각각 역할이 다르다. 또 체내에는 4가지 다른 면역계가 있다. 각각은 별개로 작동하지만, 같은 매뉴얼에 따르면서 서로 소통한다. 가장 큰 면역계는 소화관(장)으로 전체 면역력의 70~85%를 좌우한다. 또 다른 면역계는 간의 쿠퍼 세포(Kupffer cell)이고, 세 번째 면역계는 혈액에 들어있는 백혈구 세포다.

마지막으로 체내의 가장 강한 면역계는 뇌 안에 있는 교세포다. 교세포는 뇌 안으로 들어가는 물질을 여과하는 혈액뇌장벽(Blood – Brain Barrier) 바로 안쪽에서 고성능 라이플총을 들고 어떤 외부 물질도 침투하지 못하게 감시한다. 교세포는 체내에서 가장 강력한 면역 반응을 일으키는데, 6연발 권총 정도가 아니라 바주카포를 들고 돌아다니는 셈이다.

생각하는 능력 덕분에 인간이 지구상에서 '지배종'이 되었다는 관점에서 보더라도, 사고 영역을 관장하는 대뇌 피질은 인간의 생존에 매우 중요하다. 이는 대뇌 피질을 보호하는 교세포가 무려 608억 4천만 개에 달한다는 사실만 봐도 알 수 있다. 대뇌 피질을 구성하는 뉴런 개수는 163억 4천만 개다. 그러니까 이 넓은 피질에서 교세포와 뉴런의 비율은 거의 4대 1로 유지된다(정확히는 3.72대 1이다.). 즉, 사고 세포들을 무슨 일이 있어도 보호해야 한다는 의미다. 그런데 근육 및 운동 명령중추인 소뇌로 가면 상황이 역전된다. 교세포보다 뉴런 수가 더 많다. 파킨슨병, 다발성경화증 등 뇌에 영향을 미치는 많은 자가면역질환이 운동 기능에도 영향을 미치는 이유는 이 때문일 것이다.

4가지 면역계는 적어도 두 종류씩 무기를 가지고 있다. 세포성/선천성 면역계와 체액성/적응성 면역계다. 세포성 면역계는 모든 생명체에서 발견되는 아주 오래된 면역계로, 위협을 제거하기 위해 생화학 총탄을 발사하고 염증을 형성하는 보호용 권총 역할을 한다. 반면 체액성 면역계는 백업용 지원 시스템으로, 더 강한 염증을 만들 필요가 있을 때 소환하는 대포에 해당한다.

박테리아, 바이러스, 기생충, 바람직하지 않은 식이단백질과 펩티드, 심지어 화학물이나 약물 등 어떤 환경적 독소에 노출되든 간에 세포성/선천성 무기는 최초로 반응하는 생화학 총탄이라 할 수 있는 사이토카인(cytokines)을 생성한다. 사이토카인은 위협이 될 만한 요소는 무엇이든 찾아내어 파괴하는데, 종류가 매우 다양하다. 면역계는 위협 요인에 따라 어떤 사이토카인을 분비할지 결정한다.

만일 세포성 무기의 방어 전략이 임무를 완수하지 못하면, 면역계는 대포를 소환한다. 이때 체액성/적응성 면역계가 발동하고 군사들이 '항체'라는 표적 미사일을 대령한다. 항체는 노련하게 특정 표적을 뒤쫓다가 어디에서든 침입자를 발견하면 미사일을 발사한다. 혹시 혈액 검사 결과에 '항체 수치 상승'이나 항체 표시 옆에 'H'라고 적혀있다면, 기본 면역계가 이미 제압당해 대포가 나섰다는 의미다. 항체는 혈류를 순환하며 훈련받은 대로 환경적 독소를 찾아 공격한다. 그런데 항체는 불결

한 병원균이나 음식물, 손상된 세포를 찾아 파괴한 후에도 2~6개월 동안 계속 혈류에 머문다. 아무 증상이 없는데도 항체 수치가 높다면 면역계가 위협 요인을 발견하고 병으로 발전하기 전에 처리하려고 최후의 수단을 동원하고 있다는 신호다.

또 선천성 면역계(최초 반응자)가 피로해져서 제 역할을 못하는 경우에도 항체가 증가한다. 면역계는 우리의 잡다한 식습관과 생활습관에 대응하는 역할만으로도 지칠 수 있다. 생화학적 요인(음식 과민성, 환경적 독소 등)이든, 구조적 요인(안 좋은 자세와 장 투과성)이든, 정서적 스트레스(고약한 생각)든, 전자기장이든 간에 지속적으로 항원이 밀려들면, 우리의 최초 반응자(선천성 면역계)는 녹초가 되어 더 이상 효과적으로 작동하지 못한다. 우리는 얼마나 오랫동안 담배를 피우거나 탄산음료를 마시거나 달콤한 음식을 먹어왔던가? 이런 습관 때문에 몸이 손상되어 툭하면 감기에 걸리거나("나는 일 년에 한두 번씩 독감에 걸려 한 주씩 앓는다") 건망증을 보이거나("내가 열쇠를 어디에 두었더라?") 오후 세 시만 돼도 기력이 급격히 저하되는 것이다. 이런 경미하지만 성가신 건강 문제는 선천성 면역계가 지쳐서 약해졌음을 시사한다.

염증을 통제하는 것이 관건이다

선천성 면역계가 약해지면 대포가 더 자주 소환되어 항원을 공격하고 파괴하는 과정에서 '염증'을 형성하는 항체 수치가 높아진다(혈액 검사로 확인될 것이다). 염증은 면역력을 향상시키는 백혈구와 항체가 포함된 추가분의 혈액이 치료를 요하는 신체 부위나 뇌로 이동하여 만들어진다. 일부 경우에는 손에 난 작은 상처처럼 염증 장벽을 직접 보고 느낄 수 있다. 아마 그 부위가 무르고 붉어지면서 부풀어 오를 것이다. 그러나 대부분의 염증은 몸과 뇌 속에서 생겨난다. 매우 정밀한 혈액 검사로 찾아내지 않는 한, 염증이 그런 부위에 생겼다는 사실조차 알기 힘들 것이다. 그리

을 앓고 있으므로, 나는 이 책의 초점을 뇌에 맞추기로 했다. 과학적으로는 이미 명쾌한 결론에 도달했다. 뇌 퇴행성 질병으로 치닫기 전에 예방할 수 있다!

정리하자면, 우리 뇌에 불이 났고, 우리는 불을 꺼야만 한다. 그런데 어떻게 꺼야 할까? 어디에서 불이 났는지와 '휘발유'가 어디에서 흘러드는지를 확인하고 두 곳 다 손을 써야 한다. 우선 휘발유를 차단한 다음에 불을 끄고 손상된 부위를 회복시켜야 한다. 만성 염증을 일으키는 환경에서 항원을 제거하여 우리 뇌를 쉬게 해주고 재생시켜야 한다는 얘기다.

미국 알츠하이머병 연구센터(Alzheimer's Research Center)의 벅 노화연구소(Buck Institute for Research on Aging)를 운영하는 데일 브레드슨(Dale Bredesen) 박사는 현재 알츠하이머병을 호전시키는 치료를 진행 중이다. 그는 2014년 11월 의학저널 〈에이징(Aging)〉에 발표한 최초 논문에서 10명의 알츠하이머병 환자 중 9명을 5년 만에 완전히 회복시킨 연구 결과를 소개했다. 그의 환자들은 다시 일터로 돌아가거나 연구소에서 나와 가족들과 함께 집으로 돌아갔다. 그들은 완전히 원래 상태를 회복했는데, 이는 거의 기적에 가까운 일이다.

브레드슨은 대체 어떻게 한 것일까? 그는 질환의 원인이 되는 메커니즘을 살펴보고 문제가 되는 부분을 고쳤다. 본질적으로 기능의학의 원리에 따라 뇌 안의 불을 꺼트렸다. 염증을 일으키는 37가지 요인을 찾아내어 불을 끈 것이다. 이 책을 읽다보면 그가 어떤 방법을 사용했는지 정확히 알게 될 것이다.

자가면역 퍼즐의 한 조각 : 분자 모방

우리가 알아야 할 항체에는 두 종류가 있다. 하나는 우리가 노출된 항원(외부 침입자)에 반응하는 항체이다. 다른 하나는 자가 항체, 즉 체내에서 생성되어 자신의 조직을 공격하는 항체이다. 우리 몸에서 매일 일부 세포들이 손상된다. 노화부터 체내에서 분비되는 호르몬, 외부 화학물질, 때로는 너무 강한 햇빛까지 손상 이유는 다양하다. 그리고 우리는 7년마다 완전히 새로운 몸 하나를 구성할 만큼의 세포를 새롭게 생성한다. 일부 세포는 매우 빠르게 교체되어, 장 내벽 세포는 3~7일마다 바뀐다. 반면 다른 세포들, 예를 들어 뼈나 뇌를 구성하는 세포들은 훨씬 느린 속도로 교체된다.

우리 몸은 오래되고 손상된 세포를 제거하여 새 세포가 생겨날 공간을 만든다. 이렇게 세포를 보충하는 한 가지 방법은 자가 항체를 이용하는 것이다. 우리 몸의 적정 자가 항체 수가 정해져 있어 면역계는 매일 손상된 특정 세포를 제거하기 위해 정확한 개수의 자가 항체를 생성한다. 하지만 우리 몸이 환경적 독소(과민한 음식, 곰팡이, 스트레스, 호르몬, 벌레 등)에 노출되면 선천성 면역계(최초 반응자)가 가동되어 염증을 일으키고, 독소 노출이 지속되면 선천성 면역계로는 감당이 안 돼 적응성 면역계(대포)가 소환된다.

그런데 독소에 맞서는 항체는 강력하긴 하지만 자가 항체만큼 정확하지는 않다. 악당을 뒤쫓으며 기관총을 마구 쏘아대는 '터미네이터'를 떠올려보자. 독소에 맞서는 항체가 이런 식이다. 즉, 악당을 쏴 죽이는 데 성공하기는 하지만, 그 과정에서 총알을 잔뜩 퍼부어 온갖 파편을 사방에 남긴다. 이렇게 체내에 남겨진 파편에는 면역계가 파괴하려고 열심히 뒤쫓던 항원의 찌꺼기와 조각들뿐 아니라 손상된 세포들도 뒤섞여있다. 나는 이런 잔해를 면역 반응의 '부수적 손상(collateral damage)'이라고 부른다.

우리 몸은 손상된 세포를 제거하기 위해 자가 항체를 만들어 이런 부수적 손상에 대응한다. 이것은 정상적인 현상이다. 그러나 항원에 계속해서 노출되어(예를 들어 매일같이 밀을 먹는 경우) 부수적 손상이 과도하게 발생하면, 몸은 자가 항체를 과도하게 만들어야 한다.[5] 그러면 자신의 조직에 대한 자가 항체가 증가하여 더 많은 염증이 생기게 된다. 이처럼 자가 항체 수준이 높아지면 자가면역 스펙트럼상에 놓이게 된다. 이런 과정이 지속될 경우 체내 조직에 더 큰 손상을 입히고, 결국 심하게 손상된 조직에서 증상이 나타나기 시작한다. 조직 손상이 너무 심각해 기능장애가 나타나면, 우리는 그제야 의사를 찾아가 자가면역질환이 본격화된 상태라는 진단을 받는다. 기억하자. 이 메커니즘은 이미 수년 전에 시작되었다. 그리고 어느 부위든 간에 유전 사슬의 약한 고리에서 계속 병이 발생할 것이다.

이제 매우 중요한 개념인 분자 모방(Molecular Mimicry)에 대해 살펴보자. 분자 모방은 뇌기능장애(알츠하이머병, 우울증, 불안, 발작, 조현병 등)의 가장 일반적인 원인 중 하나인데도 대부분의 의사들은 이 개념을 대학에서 배우지 않는다. 항체와 자가 항체는 독소와 매우 비슷하게 생긴 다른 분자를 독소로 착각하여 파괴하기 쉽다. 병원체, 식품, 박테리아는 인체 조직과 구조적으로 유사하여 우리 몸의 면역계를 종종 혼란에 빠뜨린다.

예를 들어 진주 목걸이처럼 생긴 단백질이 있다고 가정해보자. 소화계의 기능은 효소를 분비하는 것으로, 효소란 진주 목걸이 단백질을 아미노산이라는 각각의 진주알로 잘라내는 가위 역할을 하는 화학물질이다. 그러면 몸에서는 아미노산을 이용하여 하나하나의 세포를 만든다. 그런데 우리 몸에는 밀 단백질을 진주알로 분해하는 효소가 존재하지 않는다. 우리 몸에서 대응할 수 있는 최선의 방법은 밀 단백질을 '펩티드'라는 진주알 덩어리 단위로 잘라내는 것이다. 그런데 밀 펩티드에는 모든 사람의 면역계에서 위협 요인으로 인식하는 특성이 있어서, 우리 몸은 밀 펩티드에 대한 항체를 형성하게 된다. 면역계가 맞서 싸우는 가장 흔한 밀 펩티드는 알파 글리아딘으로, 이는 33개 아미노산의 특징이다.

알파 글리아딘의 펩티드 아미노산 서열을 A−A−B−C−D라고 부르

기로 하자. 각 알파벳은 다른 아미노산을 나타낸다. 알파 글리아딘 분자
가 혈류 속으로 들어가면, 면역계에서는 A-A-B-C-D에 대한 항체
를 만들기 시작한다. 이것은 바람직한 일이다. 면역계가 우리 몸을 이물
질로부터 보호하기 때문이다. 이 항체는 혈류를 따라 이동하며
A-A-B-C-D가 보이는 곳마다 미사일을 발사한다. 문제는 우리 뇌
표면에 알파 글리아딘의 A-A-B-C-D와 비슷하게 생긴 단백질 특
성이 있다는 사실이다. 그래서 알파 글리아딘을 공격하기 위해 생성된
항체가 자칫 뇌 조직을 공격하게 된다. 원래 밀을 공격하려고 했지만, 이
제는 유전 사슬의 약한 고리인 소뇌나 미엘린(신경 주위를 둘러싸는 비닐랩) 등의
다른 뇌 조직을 공격하기 시작한 것이다. 이런 분자 모방 메커니즘은 뇌
항체를 만들어내는 가장 일반적인 면역 유발 인자다.

분자 모방은 조직 내의 염증을 증가시켜 조직을 손상시키고, 결국 장
기마저 손상시킨다. 그러면 몸에서 손상된 장기 세포를 제거하기 위해
자가 항체를 생산한다. 자가 항체의 생산 자체는 별 문제가 아니지만, 독
소에 지속적으로 노출되어 최초의 항체(이 경우에는 알파 글리아딘)가 계속 공급
된다면 얘기가 달라진다. 예를 들어 아침에는 토스트, 점심에는 샌드위
치, 저녁에는 파스타를 1년 365일 매일같이 먹지만 않는다면 문제가 되
지 않을 수 있지만, 우리가 내내 밀을 섭취하여 독소에 노출되는 상태가
지속된다면, 항체가 계속 장기에 손상을 입혀 장기 조직이 손상될 테고,
손상된 장기 세포를 제거하기 위해 손상된 장기 조직에 대한 자가 항체
가 생산되고, 결국 장기에 대한 자가 항체가 생산되는 일이 끊임없이 되
풀이될 것이다. 그러면 증상이 나타날 뿐 아니라 자가면역반응이 본격
화 단계로 접어들게 된다.

이론적인 수치이긴 해도 명확한 이해를 돕기 위해 예를 하나 들어보
겠다. 당신이 밀 과민성이 있는 10대라고 가정해보자. 당신이 매일 수차
례 밀을 먹는다면, 본인도 모르게 매일 2천만 개의 뇌세포 가운데 500개

씩 죽이는 셈이다. 2천만 개 중에 500개는 많지 않아 보이지만, 이런 일이 매일 발생한다면 한 주에 3,500개의 세포를 죽이게 될 것이다. 사실이 정도도 2천만 개에 비하면 대수롭지 않아 보인다. 그러나 이런 식으로 1년이 지나면 (주당 3,500개의 세포에 52주를 곱하여) 18만 2,000개가 죽을 것이고, 20년이 지나면 364만 개의 세포가 죽게 될 것이다. 그 결과 당신은 30대 중반에 뇌세포 기능의 18.2%를 상실하게 된다. 이는 전체 뇌세포의 거의 5분의 1에 해당하는 수치다. 이 정도의 뇌세포가 사라지면, 뇌기능이 손상될 수밖에 없다. 당연히 생각이 적어지고 잠이 적어지고 감정 기복에 대한 탄력성이 줄어들고 불안감이 커지게 된다. 우리는 끊임없이 새로운 뇌세포를 생산하지만, 밀을 섭취하거나 다른 환경적 독소에 노출되어 정상적인 손실분보다 더 많은 뇌세포를 죽인다면 매일 새로 생성되는 것보다 더 많은 뇌세포를 죽이게 되어 그 부족분만큼 뇌기능이 저하될 것이다. 바로 이것이 35세에도 열쇠를 놓아둔 장소를 기억하지 못하는 젊은이들이 생겨나는 메커니즘이다.

1997년에 나는 내 환자 316명이 전원 참여하는(연령은 2세부터 92세까지 다양했다) 치료법 연구를 진행했다. 이들을 대상으로 여러 다양한 조직에 대한 항체 수치를 체크하는 매우 정교한 혈액 검사를 실시했다. 연구 참여자들의 몸에서 밀, 유제품, 옥수수, 콩, 달걀에 대한 항체와 뇌 조직에 대한 자가 항체를 찾기 위해서였다. 연구 결과는 놀라웠다. 밀에 대한 항체 수치가 높은 참여자 가운데 26%가 소뇌에 대한 항체 수치도 높았다. 이는 그들이 보행실조증(균형에 영향을 미치는 자가면역질환으로 소뇌에 의해 통제된다)이 나타날 위험이 있는 자가면역 스펙트럼상에 있음을 의미한다. 또 밀에 대한 항체 수치가 높은 참여자 중에 22%는 신경을 보호하는 비닐랩 기능을 하는 수초염기성단백질(MBP)에 대한 항체 수치도 높았다. 미엘린 기초 단백질에 대한 항체가 증가하는 것은 자가면역질환인 다발성경화증이 발병하는 주요 메커니즘이다. 연구 참여자의 약 25%는 유전 사슬의 약한 고리가 뇌였기 때문에, 그들의 뇌는 명백히 밀에 대한 항체가 증가하는 데 영향을 받았다.

이 수치는 무시무시한 결과다. 소뇌는 근육의 움직임과 협응력(여러 신경 기관, 운동 기관, 근육이 서로 호응하며 조화롭게 움직일 수 있는 능력–옮긴이)을 통제한다. 주변에서 70대에도 우아하고 편안하게 계단을 오르내리는 사람을 몇이나 보았는가? 많지 않다. 그 이유가 바로 여기에 있다. 문제는 근육이 아니라 뇌에 있고, 특히 근육 운동을 통제하는 소뇌에 있다. 노인들의 걸음걸이가 불안정한 것은 대개 오랫동안 증가된 항체의 끊임없는 공격으로 뇌 조직이 죽고, 그 결과 소뇌가 위축되었기 때문이다. 이것이 분자 모방의 전형적인 사례다. 밀에 대한 과민성이 뇌 손상을 일으키는 것이다.

이미 자가면역 스펙트럼에 해당되는가?

하루아침에 갑자기 혈관이 막혀서 심혈관 질환이 생기고 심장 발작을 일으키는 사람은 없다. 건강은 서서히, 보이지 않게 악화된다. 혈관이 막히는 것은 오랜 세월에 걸쳐 혈관 벽속에 조금씩 '노폐물'을 축적하는 자가면역 메커니즘 때문이다. 같은 이치로 하루아침에 갑자기 알츠하이머병에 걸리는 사람도 없다. 알츠하이머병도 진단을 받을 만큼 중증 뇌기능장애가 나타날 때까지 수십 년간 여러 단계에 걸쳐 진행된다. 자가면역과 모든 자가면역질환은 오랜 시간에 걸쳐 진행된다. 사소한 불균형에서 비롯된 스펙트럼이 결국 수십 년 동안 심각한 문제로 발전하는 것이다.

앞서 말했듯이, 위험 요소로부터 몸을 보호하고 죽은 세포를 치우기 위해 존재하는 항체와 자가 항체의 적정 수준은 미리 정해져 있다. 그렇지만 조직에 대한 항체가 증가하면 새로 만드는 세포보다 더 많은 세포를 죽이게 된다. 이렇게 생산 가능한 수준보다 더 많은 세포가 소실되면

'장기 퇴화(organ deterioration)'의 시작 단계에 있다고 본다. 아직 증상이 나타나기 전이지만 자가면역 스펙트럼으로 분류한다. 우리 몸의 어떤 장기나 조직도 상당량의 세포를 잃어버리면 더 이상 제대로 기능하지 못한다. 자가면역 메커니즘이 지속되면, 우리는 심각한 증상에 이르게 된다. 결국 자가면역질환으로 진단받게 되는데, 이는 스펙트럼에 따라 계속 병이 진행되고 있다는 의미다.

우리가 자가면역 스펙트럼상에 있는지 확실히 알 수 있는 방법은 항체 수치를 검사하는 것으로, 이 방법은 2장에서 자세히 다룰 것이다. 항체 수치가 약간 올랐는데도 눈에 띄는 증상이 나타나는 사람도 있고, 항체 수치가 매우 높은데도 아무런 증상이 나타나지 않는 사람도 있다. 그래서 자각 증상의 유무는 별로 중요하지 않다. 항체 수치가 높아지면 조직의 변성과 질환이 촉진된다. 그리고 유감스럽게도 우리는 대부분 유독성 환경에 더 자주 노출되면서 면역계에서 우리 몸을 보호하려고 노력한 결과 자가면역 스펙트럼상 더 위험하고 더 먼 쪽으로 나아가고 있다.

우리가 자가면역 스펙트럼상에 있는지 알아보는 가장 좋은 시기는 언제일까? 장기가 충분히 손상되어 눈에 띄는 증상이 나타날 때까지 기다리겠는가? 아니면 조직이 심하게 손상되어 치료가 필요해지기 전에 미리 조직의 퇴화 상태를 확인하겠는가? 뇌에 관한 한, 이것은 답이 명백하다. 스펙트럼의 한쪽 끝에는 불안, 우울증, 건망증, 피로감 등 매일 겪는 성가신 증상이 있다. 다른 쪽 끝에는 다발성경화증, 파킨슨병, 알츠하이머병 등 일상생활에 극단적인 영향을 미치거나 우리를 죽게 만드는 질환이 있다.

우리는 누구나 완벽하게 뇌 건강을 유지하기를 바란다. 나는 이 책에서 뇌의 퇴행을 막을 수 있을 뿐 아니라 건강한 뇌를 회복하고 뇌기능을 향상시키는 일도 가능함을 보여주고자 한다. 당신은 소용돌이에 빠졌을 때 필요한 구명조끼를 입는 프로토콜을 이해하고 이를 적용한 다음, 거기서 빠져나와 상류로 거슬러 올라가 면역계가 어떤 위협 요인으로부터 당신을 지키려고 노력하는지 알아내면 된다.

나이가 들수록 뇌는 말 그대로 속도가 느려진다. 20세가 지나면 매년 7~10밀리초씩 뇌의 처리 속도가 감소한다. 뇌의 처리 속도가 줄어들면 자연히 기억을 떠올리고 주의를 기울이는 능력에 영향을 받겠지만, 나이 들어서도 새로운 외국어를 습득하는 수많은 노인을 보면 당신 뇌가 벌써 명백히 진단 가능한 뇌 증상을 경험할 정도까지 기능이 떨어지는 것은 정상이라 할 수 없다. 만약 생활에 영향을 미치는 뇌기능장애 증상이 하나라도 있다면, 당신은 이미 자가면역 스펙트럼상에 있을 가능성이 높다.

5장에서 소개할 항체 혈액 검사를 이용하면, 양성 예측도(positive predictive value)—질병이 진행되고 있는 현재의 취약도—와 대략 언제쯤 조직 손상이 심각해져 해당 질병에 대한 양성 진단을 받게 될지 확인할 수 있다. 이런 능력을 '예측적 자가면역(predictive autoimmunity)'이라고 부른다. 나는 2007년부터 이와 관련된 연구 논문을 읽고 기능의학자들과 이야기를 나누어왔는데, 전통 의학은 이제 막 이 분야에 발을 들여놓고 있다. 실제로 예측적 자가면역 연구는 이제 면역학의 하위 범주로 인식되며, 의사들도 자가면역의 세계에 점점 더 많은 관심을 기울이고 있다.[6]

피로감, 에너지 부족, 기억력 감퇴, 감정 기복 등의 증상이 반복되는 것은 면역계에서 우리에게 어딘가 균형이 깨졌다고 신호를 보내는 것이다. 우리가 독소에 노출되어 점차 죽어가고 있고, 우리 몸의 군대가 몸을 보호하려고 애쓰고 있다는 신호다. 이런 뇌 증상들도 스펙트럼상에서 발생한다. 가벼운 피로감을 느낀다는 것은 아침에 일어나기 위해 힘을 쥐어짜내야 한다는 의미이고, 언젠가는 완전히 기능이 상실되어 침대에서 꼼짝도 못하는 상태로 발전할 수 있다는 얘기다.

뇌에 초점을 맞추자

뇌질환이라고 하면 왠지 두렵고 무섭기까지 하다. 심장 발작을 일으켰다가 이를 극복하고, 식단을 바꾸고 운동을 시작한 후 현재 잘 살고 있는 사람들은 많다. 암으로 고통 받다가 살아난 사람들도 많다. 하지만 뇌질환을 진단받고 나서 그 증상이 멈추거나 개선된 사람은 드물다. 지금은 이게 현실이지만 앞으로는 바뀔 것이다. 이 책에서는 기능의학자들에게 인지 기능 저하 및 알츠하이머병을 멈추고 호전시키는 방법을 가르치는 데일 브레드슨 박사의 주목할 만한 연구에 대해 자세히 살펴볼 것이다. 그렇다, 방금 잘못 말한 것이 아니다. 알츠하이머병은 현재 우리가 가진 지식으로도 병의 진행을 멈추고 많은 경우 호전될 수 있는 면역 반응 질환이다.

이제 자가면역에 대해 충분히 이해했으니, 사다리의 다음 단계로 올라갈 준비가 되었다. 이번 장의 목표는 자가면역이 우리 뇌에 미치는 영향에 대해 큰 그림을 제시하는 것이었다. 이 주제에 대해 더 많은 내용을 알고 싶다면 내 첫 번째 저서인 《자가면역 개선책》을 읽어보길 권한다.

다음 장에서는 뇌의 구조와 기능에 대해 더 자세히 설명할 것이다. 그러면 당신이 겪는 증상의 원인을 정확히 이해하고, 그런 증상이 당신이 먹는 음식이나 환경, 나아가 생활 방식과 어떤 관련이 있는지 알게 될 것이다. 이것들을 새겨두기만 해도 당신은 계속 안타를 칠 수 있다.

실행 단계 1주차 : 몸에서 하는 말에 귀 기울이기

우리 몸과 뇌에서 무슨 말을 하는지 주의를 기울여 들어보자. 신체 언어는 결코 거짓말을 하지 않는다. 영어와 프랑스어에 능통하거나 스페인어가 유창한 사람은 있어도 자신의 신체 언어를 잘 아는 사람은 거의 없다. 신체 변화가 건강을 위협하는 요인으로 바뀌기 전에 미리 알아차릴 수 있도록 신체 언어에 귀 기울이는 법을 알려주는 것이 이 책의 목표 중 하나다. 현재 겪는 증상이 그저 성가실 뿐 일상생활에 별로 지장을 주지 않더라도, 그 증상을 진지하게 받아들여야 한다.

다음과 같은 현상을 한 번이라도 경험한 적이 있는가? 다음 현상은 사고장애의 초기 단계부터 더 심각한 기능장애까지 등장하는 순서대로 나열되어 있다.

- 열쇠처럼 친숙한 물건을 어디에 두었는지 잊어버리는가?
- 예전에 잘 알던 이름을 잊어버리는가?
- 방 안에 들어가서도 왜 들어왔는지 기억이 안 나는가?
- 낯선 곳을 여행할 때 길을 잃은 적이 있는가?
- 가족이나 동료가 당신의 작업 수행 능력이 예전 같지 않다고 느끼는가?
- 당신이 단어나 이름을 떠올리는 데 문제가 있음을 가까운 사람들이 분명히 느끼는가?
- 책 한 구절을 읽어도 기억에 남는 정보가 거의 없는가?
- 새로운 사람을 소개받을 때 이름을 기억하는 능력이 감소했는가?
- 소중한 물건을 잃어버리거나 엉뚱한 장소에 둔 적이 있는가?
- 집중력 저하에 대해 검사받은 적이 있는가?
- 가볍거나 중간 정도의 불안감을 느끼는가?

2

새는 뇌

당신이 가장 좋아하는 음식을 만든다고 상상해보자. 전에도 수없이 만들어본 음식이라 맛과 냄새를 정확하게 알고 있다. 그런데 왠지 평소와 냄새가 다른 듯하여 양념을 더 친다. 그리고 나서야 평소와 같은 좋은 냄새가 난다. 당신은 이것이 나이 먹은 탓이라고 여기고, 다음번 의사에게 진찰 받을 때 코가 좀 이상한 것 같다고 말한다. 의사는 한번 살펴보더니 코는 정상적이라고 대답한다('정상적'인 것과 '일반적'인 것의 차이를 곧 알게 될 것이다). 아니면 의사가 자세히 살펴본 후에 이비인후과 의사를 소개시켜주고, 그가 다시 더 자세히 검사한 뒤에 아무 이상도 없음을 확인해줄 수도 있다.

사실 두 의사 모두 옳다. 당신 코에는 아무 문제가 없다. 냄새를 잘 못 맡는 것은 코가 아닌 뇌의 문제니까 말이다. '냄새가 평소 같지 않다'는 느낌은 몸에서 당신에게 무언가를 알리려고 보내는 신호다. 당신 신체 계기판의 온도계에 '빨간불'이 들어오기 전에 내부 상태가 어떤지 점검하라는 신호 말이다.

실제 최신 연구 결과를 통해 70세 이상인 사람이 후각을 잃으면 어떤 이유로든 향후 5년 이내에 사망할 위험이 48% 증가한다는 것이 밝혀졌다.[1] 후각의 상실은 혈액 검사와 마찬가지로 '근원적인 생리적 과정이나 병적 측면'을 드러내는 일종의 생체지표로, 지난 수년간 뇌기능이 서서히 악화되어왔음을 알려준다. 생체지표는 질환으로 진단받기에 앞서 표시되는 경고등인 셈이다. 후각 피질은 파킨슨병과 알츠하이머병의 영향을 받는 뇌 영역인 흑질과 연결되어있다. 후각을 잃는 것은 정상적인 일은 아니지만 일반적인 일로, 우리 뇌가 모든 신체 기능에 어떻게 관여하는지를 보여주는 수천 가지 사례 중 하나다.

그런데 2017년 한 연구에서 연구 참여자들이 후각을 상실했고 부검 결과 알츠하이머병의 소인이 발견되었는데도 전반적으로 건강 상태가 좋아서 생전에 치매 증상을 보이지 않았다는 사실을 발견했다.[2] 놀랍도록 좋은 소식이 아닌가! 그래서 내가 몸을 개선하면 뇌도 개선할 수 있다고 말하는 것이다.

뇌와 몸의 깊은 연관성을 이해하려면 약간의 지식이 필요하다. 지금부터는 뇌의 해부학, 즉 뇌가 작동하는 방식을 먼저 알아본 다음에, 질

톰 박사의 조언
후각 검사를 받아보자

후각 검사를 받아보자. 센소닉스 인터내셔널(Sensonics International)에서는 집에서도 해볼 수 있는 4개 항목으로 구성된 쉽고 간단한 후각 검사를 제공한다. 특정 냄새를 식별할 수 있는지를 측정하는 것으로, 대부분 검사지 바탕을 긁어 냄새를 맡아보고 '예, 냄새를 맡을 수 있습니다' 또는 '아니요, 냄새를 맡을 수 없습니다' 중 하나를 선택하는 '스크래치 앤 스니프(scratch and sniff)' 기술을 사용한다. 이 특수한 검사법은 저렴하고, 오랫동안 냄새 연구를 선도해온 펜실베이니아 대학교의 연구를 토대로 개발한 것이다. 만약 의사가 후각 검사지를 구하지 못하거나 주문하기를 꺼린다면, 내 웹사이트 theDr.com/smell에 방문하여 직접 주문할 수 있다.

병에 걸리기 전에 뇌기능(과 기능 장애)을 측정하려면 어떤 '온도계'나 생체지표를 알아야 하는지를 살펴볼 것이다. 나이가 들수록 뇌질환에 걸릴 위험을 줄이려면 이를 잘 알고 있어야 한다.

뇌의 해부학

뇌는 대뇌, 소뇌, 뇌간의 세 부분으로 이루어져있다. 대뇌는 뇌에서 가장 큰 부위로, 대뇌 피질이라고도 불린다. 인간의 가장 고차원적인 뇌기능인 '생각'이 바로 대뇌에서 이루어진다. 우리가 뇌를 떠올릴 때, 그려지는 것이 대뇌다. 대뇌는 불룩하게 접힌 회백질이 모여있는 부위로, 대장처럼 주름져 좁은 공간 안에 매우 넓은 표면적이 들어있다. 대뇌는 기억, 주의, 인식, 사고, 언어, 의식에 핵심적인 역할을 한다.

소뇌는 대뇌의 아래쪽과 뒤쪽에 위치한 공 모양의 조직이다. 소뇌는 감각 정보(촉각과 균형 감각 등)를 해독하고 근육과 결합하여 움직임을 조절한다. 소뇌에서 보내는 메시지 덕분에 인간은 다른 종과 다른 방식으로 몸을 구부리거나 비틀 수 있다. 내가 오래전에 삼림 감시원에게 들었는데, 인간은 언덕의 비탈을 가로질러 곧장 달릴 수도 있지만, 곰은 언덕을 위아래로만 달릴 수 있다고 한다(이런 지식을 알아두면 곰을 피해 도망칠 때 유용하다). 끝으로 뇌간은 뇌와 척수를 연결한다. 뇌간은 심박동수, 혈압, 호흡 같은 신체 기능을 제어한다.

대뇌 아래에는 변연계를 구성하는 몇 가지 작은 구조가 있다. 변연계는 뇌에서 가장 원초적인 부위로, 공포, 분노, 쾌락 등의 정서와 동기를 해독하는 데 관여한다. 또 변연계의 특정 구조들은 기억을 생성하고 유지하는 데도 관여한다. 그중 하나인 편도체는 기억을 뇌의 어디에 어떻게 저장할지를 결정한다. 해마는 단기 기억이 저장되는 장소로, 알츠하이머병에 영향을 받는 뇌의 주요 영역 중 하나다.

시상하부는 감정, 섭식, 수면을 조절한다. 시상은 척수에서 뇌로 메시지를 전달한다. 이런 뇌 부위들은 다음 장을 읽을 때 기억해야 할 중요한 부분이다. 다음 장에서는 장내의 박테리아가 뇌의 다양한 영역에 어떻게 영향을 미치는지를 설명할 것이다. 예를 들어, 장내 박테리아의 불균형은 혼란스러운 감정, 수면 부족, 단기 기억 상실 등을 초래한다. 이 내용은 뒤에서 더 자세히 이야기하겠다.

각각의 뇌 영역은 신경들로 이루어진다. 신경은 뉴런으로 구성된다. 뉴런은 뇌 작업의 기본 단위로, 다른 신경세포나 근육, 샘세포(gland cell, 샘이 분비하는 부분(샘체)을 구성하는 세포. 넓은 뜻으로는 현저한 분비 기능을 갖는 세포를 말한다)로 정보를 전달하도록 설계된 특수한 세포다. 뇌에는 1천억 개의 개별 뉴런이 있으며, 우리 몸은 끊임없이 오래되고 손상된 뉴런을 제거하고 새로운 뉴런을 생성한다. 뉴런은 뇌 호르몬인 신경전달물질을 통해 서로 정보를 전달하고 처리한다. 이런 일련의 시스템에서 어느 한 부분이라도 손상되면 뉴런의 메시지가 한 세포에서 다른 세포로 제대로 이동하지 못한다. 이 내용을 기억해두어야 다음 장에서 신경전달물질 정보의 흐름을 향상시키는 음식에 대해 이야기할 때 이해가 될 것이다.

신경은 미엘린 수초(myelin sheath)라는 일종의 비닐랩 같은 물질로 보호된다. 미엘린 수초는 전선을 감싸는 소재와 매우 유사한 절연체로, 신경이 화학성 메시지를 다음 신경에 전달할 때까지 이를 보존할 수 있게 도와준다. 자동차 배터리에서 헤드라이트까지 연결된 전선을 생각해보라. 전선 일분의 절연체를 벗겨내면 전선이 외부에 노출된다. 그렇게 노출된 전선이 자동차 프레임에 닿으면 라이트가 켜졌다 꺼지며 깜빡거리기 시작한다. 전선에는 아무 문제가 없고 라이트에도 아무 문제가 없지만, 절연체가 손상되어도 라이트가 깜빡이는 문제가 발생하는 것이다. 이 같은 일이 뇌에서 벌어질 때 우리는 다발성경화증(MS)으로 향하는 스펙트럼상에 놓이게 된다. 그렇기 때문에 수초염기성단백질(MBP)과 미엘린 희소돌기아교세포 당단백질(MOG)에 대한 항체의 생체지표 검사는 매우 중요하다. 이 검사는 신경의 절연체가 파괴되는 메커니즘을 가장 먼저 확인할 수 있는 방법으로, 검사 결과 수치가 상승하면 다발성경화증으로 향하는 자가면역 스펙트럼상에 놓여있다고 볼 수 있다.

뇌는 지속적으로 영양을 공급하는 뇌척수액과 혈액, 혈관으로 둘러싸여있고, 모세혈관이라 불리는 혈관들은 각 뉴런에 연결되어있다. 모세혈관의 길이를 끝에서 끝까지 재보면 400마일(약 644km)에 달한다.[3] 일부 모세혈관은 너무 가늘어서 한 번에 단 하나의 적혈구만 통과할 수 있다. 혈액은 매일 24시간 쉬지 않고 돌고, 온몸 구석구석을 순환하는데, 20~25%는 언제 어느 때든 머리 쪽에 몰려있다. 많은 혈액이 뇌에 집중되는 것은 뇌가 매 초당 수만 개의 메시지를 처리하기 위해 필요한 연료를 혈액에서 계속 공급받아야 하기 때문이다.

간략한 주요 뇌 구조

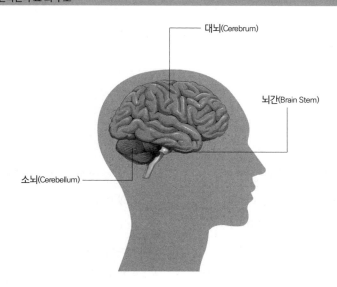

대뇌(Cerebrum)

뇌간(Brain Stem)

소뇌(Cerebellum)

B4 : 혈액뇌장벽 손상

이번 주제인 혈액뇌장벽(뇌척수액과 혈액을 분리시키는 장벽) 손상(B4)은 이 책에서 가장 중요한 시사점 중 하나다. 우리는 뇌에 대해 이야기하고 있는데, 이 이야기는 장에서 시작된다(뇌와 장의 관계에 대한 자세한 내용은 다음 장에서 살펴볼 것이다). 혈액의 성분은 우리가 호흡하는 공기를 통해 받아들이는 것, 피부와 눈, 귀를 통해 흡수하는 것 그리고 섭취한 음식에 의해 결정된다. 입을 통해 몸속으로 들어온 물질들은 우선 소화관을 통과하며 분해, 소화, 흡수되고, 그 결과 생명을 유지하는 유익한 영양분이 되어 혈액 속으로 들어가 몸 전체를 순환한다. 이 과정에서 소화계는 불완전하게 소화된 음식은 물론, 독소와 자극물이 혈액에 흡수되는 것을 막는데, 1차 방어벽 역할을 하는 것이 바로 소장 상피이다. 이것이 일종의 거름망 기능을 하여 아주 작은 분자만 혈류로 들어갈 수 있다.

뇌 안에도 이와 유사한 기능을 하는 자체 보호 거름망이 있다. 구성 물질도 거의 동일하다. 혈액뇌장벽(BBB)이라는 이 방어벽의 주된 역할은 큰 분자들이 혈액을 통해 뇌로 들어가지 못하게 막는 것이다. 뇌의 거름망은 소장의 거름망에 비해 훨씬 미세하다. 그런데 장 내벽이 찢어지면 창자가 새어나올 수 있듯, 뇌의 거름망이 찢어지면 뇌가 새어나올 수 있다. 학자들은 이렇게 찢어진 상태를 혈액뇌장벽 손상(Breach of the Blood‒Brain Barrier)이라 하고, 나는 'B4'라고 부른다.

뇌 누수(leaky brain)는 다양한 이유로 발생한다. 특히 머리가 외상을 입는 경우에 그렇다. 뇌진탕을 입으면 뇌의 거름망이 약간 찢어진다. 더 작은 외상을 반복적으로 입어도 거름망이 찢어질 수 있다(축구 연습에서 헤딩슛을 하는 경우만 하더라도 하루에 수십 번씩, 거의 매일 발생할 수 있다). 외상으로만 혈액뇌장벽이 찢어지는 것은 아니다. 흔들린 아이 증후군(shaken baby syndrome, 보통 2세 이하의 유아가 울거나 보챌 때 아이를 심하게 흔들어서 생기는 뇌·눈의 내출혈과 골절 등의 질환‒옮긴이)이나 과격한 운동도 뇌에 손상을 입힐 수 있다.[4] 그래서 나는 마라톤, 트라이애슬론 같은 지구력 운동의 장기적 효과에 대해 의문이 든다. 물론 나도 젊어서는 마라톤을 했고, 이 책을 쓰는 지금도 왜 주자들이 달릴 때의 기분을 쿵쾅거리며 거리를 누빈다고 표현하는지 잘 안다. 적당량의 운동은 뇌기능에 도움이 되고 혈액뇌장벽을 강화하며 혈류에 있을지 모를 종양 세포가 뇌 안으로 침투하는 것을 막는다.[5] 결국 균형의 문제이다.

혈류로 들어간 식품 거대 분자로부터 우리를 보호하기 위해 면역계가 만든 항체로 인한 염증도 혈액뇌장벽을 손상시킬 수 있다. 가장 악명 높은 식품은 밀과 유제품이다.[6] 기생세균, 바이러스성 기생충, 자가면역질환 등 다양한 원인으로 생겨난 염증 역시 혈액뇌장벽을 손상시킬 수 있다. 심지어 설탕을 입혀 바삭하게 만든 빵 껍질이나 크렘 브륄레(차가운 크림 커스터드 위에 유리처럼 얇은 캐러멜 토핑을 얹은 디저트) 표면도 최종당화산물(AGEs)이란 새로운 분자를 생성하는데, 이것 역시 장과 뇌의 거름망을 손상시켜 B4를 유발한다.[7] 새까맣게 탄 고기는 물론 바비큐 껍데기도 우리 뇌에 작은 구멍을 낼 수 있다는 사실은 두말할 여지가 없다.

보통 혈액뇌장벽은 4시간 이내에 빠르게 치료된다.[8] 그러나 외상이 반복되면 B4 상태가 유지되어 거대 분자가 민감한 뇌에 침투하게 된다. 그 결과 평소에는 조용한 뇌 면역계의 교세포들이 우리 몸을 보호하기 위해 과민반응하며 바주카포를 계속 발사해대어 많은 부수적 손상을 입히고 만다. 부수적 손상이 발생하면 면역계는 일단 혈액뇌장벽을 통과하는 거대 분자에 대한 항체뿐 아니라 손상된 세포를 제거하기 위한 항체도 생성하는데, 이 항체는 혈액뇌장벽을 통과할 수 있는 분자 크기보다 훨씬 더 크다. 그래서 이론상으로는 혈액뇌장벽에 대한 항체가 증가하면 문제가 발생하고, 뇌 안에서 염증성 연쇄 반응을 부추기게 된다.

간단한 혈액 검사를 통해 당신이 B4 척도에서 어디쯤에 위치하는지를 확인할 수 있다. 응급실에서 혈액뇌장벽의 심한 외상을 치료할 때 사용하는 두 가지 생체지표는 S100B[9]과 뉴런특이적 에놀라아제(NSE)[10]이다. 두 지표의 수치가 높으면 S100B와 NSE가 혈류로 새어나오고 있다는 뜻이다. 혈류 속에 S100B와 NSE가 오랫동안 높은 수준으로 유지되면(예를 들어 축구를 꾸준히 하는 경우), 몸은 그 초과분을 제거하기 위해 S100B와 NSE에 대한 항체를 만든다. 따라서 S100B와 NSE에 대한 항체 수치가 높으면 혈액뇌장벽이 계속 찢어져있는 상태일 가능성이 높다. 두 가지 수치는 신체적인 외상뿐 아니라 어떤 원인으로든 혈액뇌장벽이 손상되었음을 알려주는 매우 정확한 생체지표다. 이런 지표들은 혈액뇌장벽이 뚫려서 거대 분자가 뇌 안으로 침투할 수 있고 그 결과 면역 반응이 활성화되어 염증이 생겨 뇌 안개, 건망증, 주의력결핍 과잉행동장애(ADHD), 발작, 불안, 우울, 조현병, 양극성 장애와 종국에는 치매, 파킨슨병, 다발성경화증, 알츠하이머병 등이 발현될 수 있음을 시사한다.

일단 B4를 겪게 되면 뇌 안의 모든 조직이 영향을 받을 수 있다. 당신이 지금껏 어떻게 살아왔고 어떤 독소에 노출되었으며 그 독소가 어디에 축적되었는지, 그리고 어떤 유전적 특성을 물려받았는지가 당신의 약한 고리를 결정한다. 결국 그것이 당신이 걸리기 쉬운 가장 취약한 질병이 된다. 유일한 차이는 분자 모방이 어느 부위에서 발생하느냐는 것뿐이다. 만약 밀의 A-A-B-C-D가 소뇌와 유사하게 보이면, 소뇌에 대한 항체가 증가하여 소뇌 조직이 파괴되고, 소뇌 변성의 징후가 나타날 것이다(더 이상 한 번에 '두 계단씩' 오르내릴 수 없는 노인들처럼).[11] 만약 유제품의 A-A-B-C-D가 미엘린 수초와 유사하게 보이면, 수초에 대한 항체가 증가하여 수초 조직이 파괴되면서 수초 변성의 징후(감각 마비와 따끔거림)가 나타나고 운동 기능이 상실되어 다발성경화증으로 번질 것이다. (플라스틱 물병, 비닐랩, 저장 용기, 테이크아웃용 컵 뚜껑 등에서 발견되는) 독성 화학물질인 비스페놀 A에 대해 분자 모방이 일어난다면, 뇌의 여러 부위에 대한 항체가 증가할 것이다.[12] 옥수수, 토마토, 시금치, 콩, 담배에 대해 분자 모방이 일어난다면, 뇌신경과 시신경에 있는 아쿠아포린-4(aquaporin-4) 세포에 대한 항체가 증가하여 뇌기능장애와 함께 시력에도 문제가 생길 것이다.[13]

메커니즘은 대부분의 만성 뇌기능장애에서 매우 유사하게 나타난다. 먼저 혈액뇌장벽 손상이 발생한다. 그러면 우리가 노출된 독소가 우리 몸을 보호하는 면역계의 반응을 자극하여 해당 독소에 대한 항체가 증가하는데, 그런 독소는 우리 몸의 조직과 매우 유사하여 항체들이 자신의 조직을 공격하게 만든다. 이런 메커니즘이 오랫동안 지속되면, 공격받은 조직이 더 이상 정상적으로 기능하지 못하고 증상이 나타나며, 미미하던 증상이 점차 악화되는 것이다.

자녀의 주의력 결핍 장애, 부모님의 기억력 상실, 본인의 만성적인 뇌 피로 등 어떤 문제로 고민하든 간에, 이 메커니즘을 해결해야 치유, 재생, 뇌기능 개선이 가능해진다. 애당초 우리가 물에 빠져 하류로 흘러가다 폭포를 타고 떨어져 증상의 소용돌이에 빠지게 된 원인을 파악하는 것이 첫 번째 단계다. A−A−B−C−D는 무엇이었을까? 수은, 밀, 유제품, 유독한 공기였을까? 무엇이 체내에 축적되어 뇌 안에 염증을 일으키는 것일까?

구명조끼가 익사(즉 증상 악화)를 막아주겠거니 기대하며 무작정 증상에 대한 약만 복용하는 실수를 막기 위해, 우리는 먼저 B4가 발생했는지를 확인한 다음에, 혈액뇌장벽을 복원하고 노폐물이 뇌 속으로 침투하는 것을 막고 염증성 연쇄반응을 진정시키기 위한 환경을 조성해야 한다. 이것이 알츠하이머병과 그 밖의 뇌기능 악화를 역전시키는 근본적인 지침이다. 유발 인자를 파악하여 제거하고, 최상의 신경을 재생하기 위한 적절한 환경을 조성하는 것이 바로 뇌 건강을 회복하는 길이다.

> ### 스스로 체크하는 생체지표 3
>
> 손발이나 뺨, 혀가 가끔씩 저리거나 따끔거리는가? 다리 한쪽이 가끔씩 마비된 듯 꼼짝도 안 하는가? 이것은 뇌에서 신경 조직까지의 신경 흐름이 중단되는 신경퇴행의 징후이거나 다발성경화증의 맨 처음 눈에 띄는 증상일 것이다. 다시 말하지만, 이 경우에는 수초염기성단백질(MBP)과 미엘린 희소돌기아교세포 당단백질(MOG)에 대한 항체의 생체지표 검사를 해야 한다.

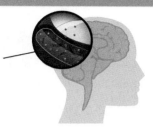

B4는 머리 외상, 감염, 독성 분자, 식품 과민성, 혈류 속 염증 등에서 비롯된다.

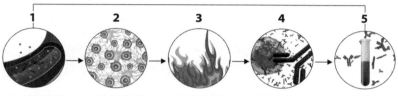

1. B4로 인해 혈류 속에 있는 거대 분자가 뇌 조직으로 침투한다.

2. 뇌 안에서 특화된 면역계(교세포)가 활성화되어 뇌로 침투한 거대 분자와 싸우며 초강력 화학 총탄을 발사한다.

3. 면역계가 거대 분자를 파괴하기 위해 염증을 일으킨다. 주변의 일부 조직이 손상된다.

4. 면역계가 손상된 조직을 제거하기 위해 항체를 생산한다.

5. 단순한 혈액 검사로 손상된 뇌 조직에 대한 항체가 증가했음을 확인할 수 있다.

톰 박사의 조언
뇌 염증 유발 인자 찾아내기

의사에게 바이브런트 웰니스(Vibrant Wellness) 실험실에서 나온 '뉴럴 주머(Neural Zoomer)' 혈액 검사를 요청하자. 이 최첨단 검사는 현재 뇌 항체를 확인할 수 있는 가장 민감한 생체지표다. 이 검사에는 기준으로 삼을 만한 가장 중요한 6가지 범주가 모두 포함된다. 즉, 탈수초화(다발성경화증과 관련된 뇌 속 신경 상태), 혈액뇌장벽, 말초신경병증(감각 마비와 따끔거림), 뇌 자가면역(뇌 조직에 대한 항체), 포진(단순 포진 바이러스 1형과 알츠하이머병의 연관성 연구가 100건도 넘는다), 알츠하이머병 유전자 등이 포함된다. 나는 이 검사가 현재 상황의 판도를 바꾸어 놓을 것으로 믿는다. 이 검사는 퇴행성 뇌질환을 일으킬 수 있는 진행 중인 메커니즘을 미리 수년 전에 확인할 수 있다. 너무 많은 조직이 손상되어 증상으로 발전하기 전에 미리 확인할 수 있다면, 어떤 치료법이든 시도해볼 기회의 창이 열리는 셈이다.

만약 의사가 이 검사를 구하지 못하거나 주문하기를 꺼린다면, 내 웹사이트 theDr.com/zoomers에 방문하여 직접 검사를 요청할 수도 있다.

관류 저하는 혈액 순환이 감소된다는 의미다

심장 기능이 뇌에 미치는 영향은 엄청나다. 알다시피 뇌가 심장에 보내는 신호보다 심장이 뇌에 보내는 신호가 더 많다. 이런 신호는 뇌로 오가는 혈류량을 조절한다. 목에서 뇌로 올라가는 2개의 정원 호스(경동맥)가 있다고 가정해보자. 이 호스는 뇌 전체에 혈액을 배분하는 잔디 스프링클러에 연결되어있다. 여름에 잔디밭에 물을 충분히 줘야 푸른 잔디가 멋지게 자라듯, 우리 뇌에도 충분한 혈액을 공급해야 뇌기능이 활발해진다. 실제 뇌로 흐르는 혈액의 양과 질에 따라 뇌가 얼마나 잘 돌아갈지가 결정된다.

혈액의 흐름을 '관류'라고 한다. 혈액의 흐름이 부족하면 저관류, 즉 관류 저하가 된다. 뇌에 관류 저하가 생기면, B4가 발생한다.[14] 뇌로 흐르는 혈액이 부족해지면, 뇌가 자체적으로 염증을 생성하여 뇌의 신경 조직을 죽이기 시작한다. 한 뉴런에서 다른 뉴런으로 전달된 메시지가 중간에 소실되거나 누락되어 뇌기능장애가 일어날 수도 있다("내가 열쇠를 어디다 두었더라?"란 식으로). 뇌의 뒤편에 충분한 혈액이 공급되지 않으면, 사람들이 발작을 일으키기도 한다. 또 뇌의 앞쪽에 혈액 공급이 부족해지면 불안과 우울증에 걸리기 쉽다.

의학전문지 〈바이오메드 센트럴 소아과학(BMC Pediatrics)〉에 실린 2009년 한 연구는 뇌로 가는 혈류를 추적하는 SPECT(단일광자 단층촬영)를 통해 뇌 혈류 부족과 자폐증 사이의 연결고리를 발견했다. 자폐증 아동의 75%가 뇌로 가는 혈류량이 부족한 것으로 나타난 것이다. 또한 혈류가 부족한 뇌의 각 영역마다 다른 증상이 나타났고, 혈류가 부족한 신체 부위는 특정한 행동과 유의미한 상관관계를 보였음을 밝혔다. 예를 들어 30명의 아동은 시상이란 뇌 영역에 관류 저하가 있었는데, 자폐증의 특징인 반복적인 행동 패턴을 보이는 아이들이었다. 23명의 아이들은 오른쪽 측두엽에 관류 저하가 나타났는데, 이는 동일성에 대한 강박적인 욕구와 연관성이 있었다. 항상 똑같은 셔츠를 입어야 하거나 특정 화장실만 사용해야 하는 것도 자폐증의 또 다른 특징이다. 45명의 다른 아이들은 왼쪽 측두엽에 관류 저하가 나타났는데, 자폐증의 또 다른 특징인 사회적 상호 작용 및 의사소통의 장애와 관련이 있었다. 이 아이들이 가장 심각한 자폐 증상을 보였다.[16]

관류 저하가 왜 생기는지 궁금하다면, 우리가 그동안 이야기해온 유력한 용의자들을 살펴보자. 예를 들어 식품 과민성도 뇌 전체에 관류 저하를 유발할 수 있다. 글루텐에 민감한 어떤 사람이든 관류 저하가 생길수 있지만, 셀리악병(몸 안에 글루텐을 처리하는 효소가 없어서 생기는 질환-옮긴이) 환자의 73%가 관류 저하를 보이고, 뇌의 12개 영역 중 평균 4군데에서 관류 저하가 나타난다. 뇌의 3분의 1이 혈액에서 얻어야 할 모든 좋은 성분, 특히 산소, 포도당, 아미노산(새로운 세포의 기초 구성요소) 등을 제대로 얻지 못하여 제대로 작동하지 못하는 것이다. 그런데 셀리악병 환자를 대상으로 연구한 결과, 밀을 제외한 식사를 시작한 지 1년 만에 한 명을 제외한 모든 환자가 정상으로 돌아왔고, 뇌기능장애 증상도 사라졌다.[17] 이런 결과가 나온 것은 그들의 면역계가 더 이상 밀에 대한 항체를 생성하지 않아 염증이 정상 수준으로 돌아오면서 혈류가 증가했기 때문이다.

관류 저하는 또 다음과 같은 다양한 행동과 질병[18]으로도 발생할 수 있다.

- 알레르기 반응
- 아나필릭시스 쇼크(초과민반응 쇼크)
- 헌혈
- 탈수
- 우울증

- 당뇨병

- 설사

- 이뇨제

- 정서적 스트레스

- 피로

- 공포

- 머리 외상

- 심장 기능부전

- 심장약

- 출혈

- 황달

- 장기 요양

- 심한 화상

- 뱀에 물린 상처

- 수술

- 독성 쇼크 증후군

- 외상

- 구토

톰 박사의 조언

관류 저하는 어떤 느낌일까

관류 저하의 예로 이런 경우를 상상해보자. 혹시 지금 앉아있다면 두 다리를 꼬아보라. 그런 자세로 3시간 동안 가만히 있어보라. 그런 다음 일어나서 뛰어보라. 바로 뛸 수는 없을 것이다. 다리에 충분한 혈액이 공급되지 않았기 때문이다.

글루텐에 민감한 아이에게 아침 식사로 토스트를 먹이고 학교에 보낸다면, 아이는 공부에 집중할 수 없다. 아이의 뇌가 제대로 작동하기 위한 충분한 혈액이 뇌에 공급되지 않기 때문이다. 그래서 셀리악병과 주의력결핍 과잉행동장애(ADHD)를 함께 진단받은 모든 아이가 글루텐 프리 식단으로 바꾼 지 6개월 이내에 ADHD의 12개 지표 모두에서 유의미한 개선을 보였다(이것은 정말 놀라운 일이다!). ADHD 지표에는 주의 기울이지 않기, 자주 중단하기, 불쑥 대답하기, 조용히 앉아있지 못하기 등이 포함된다.(#15)

밀에 과민한 사람들의 주된 증상이 뇌기능장애라는 점을 고려하면, 뇌기능장애의 주요 유발 인자가 모든 셀리악병 환자의 73%가 보이는 관류 저하와 관련 있음을 알 수 있다.

스스로 체크하는 생체지표 4

신체의 기능장애가 어떻게 뇌에도 이상이 있다는 신호가 될 수 있는지 예를 들어보겠다. 심부전증과 심장 질환은 이런 병의 치료 약물과 마찬가지로 뇌에 관류 저하를 일으키는 주범 중 하나다. 계단을 올라갈 때 숨이 가쁘다면 심혈관계뿐 아니라 뇌에도 기능장애가 있다는 초기 단서일 수 있다.

네오에피토프: 자가면역 스펙트럼이라는 최초 인식

면역계가 뇌에서 자가면역 연쇄반응을 일으키게 하는 아주 흔한 유발 인자는 네오에피토프(neo-epitope)이다. 네오에피토프는 외부 화합물이 체내 조직에 달라붙어 완전히 새로운 화합물을 형성할 때 만들어진다. 예를 들어 뜨거운 여름날 차 안에 물병을 놔두었을 때를 상상해보자. 당신이 차로 돌아왔을 때 몹시 갈증을 느껴 물병에 든 물을 몇 모금 마셨는데, 물맛이 달라졌고 약간 플라스틱 맛이 난다는 사실을 알아챘다. 뜨거운 열로 플라스틱 속 화학물질이 물에 녹아든 것이다. 그러니까 당신은 방금 BPA란 명칭으로 더 잘 알려진 비스페놀 A를 조금 삼킨 것이다.

BPA는 체내에 축적되는 해로운 독소로, 플라스틱 식품 용기, 장난감, 아기 젖꼭지, 의료 제품, 캔 내부, 커피 컵 뚜껑, 감열영수증 등 다양한 형태로 널리 사용되는 합성물질이다. 이것은 몸 전체의 인간 단백질에 들러붙어 우리 몸의 새로운 독소인 네오에피토프를 형성한다. BPA는 내분비계(호르몬) 교란물질로 태아, 어린이, 성인 건강에 영향을 줄 가능성이 있다. BPA 화학물질은 에스트로겐과 테스토스테론 호르몬 수용체에 결합하여 네오에피토프를 생성함으로써 수용체의 정상적인 기능을 철저하게 방해하는 것으로 밝혀졌다. 이것이 무슨 의미일까? 남성에게는 테스토스테론 저하, 발기 부전, 정자 수 감소, 임신 불가를 유발하고, 여성에게는 에스트로겐 증가나 감소, 프로게스테론 증가나 감소, 골다공증, 유방암 및 기타 호르몬 관련 암을 유발한다는 뜻이다.

그동안 많이 연구된 네오에피토프 중 하나는 글리아딘 트랜스글루타미나아제 합성물 또는 글리아딘 트랜스글루타미나아제 네오에피토프다. 이 합성물에 대한 항체가 증가하면 셀리악병으로 발전하는 경로를 따르게 된다. 연구에서는 이것이 비셀리악 글루텐과민성(NCGS)의 최초 지표로서 당신이 셀리악병 스펙트럼상에 있음을 의미하고, 보통은 병으로 발전하기 7년 전부터 확인할 수 있다고 설명한다.[19] 글리아딘 트랜스글루타미나아제 네오에피토프가 글루텐 관련 장애로 발전하는 주요 메커니즘이다.

네오에피토프는 바로 이런 식으로 작동한다. 소화가 잘 안 되는 식품의 여러 가지 펩티드가 몸속 조직에 달라붙어 네오에피토프라는 새로운 화합물을 생성한다. 예를 들어 밀, 콩, 땅콩, 렌틸콩, 버섯, 감자, 강낭콩, 작두콩 등의 응집소(입자가 서로 달라붙게 하는 물질)와 렉틴(세포 바깥에 달라붙는 당 결합 단백질의 일종)은 종종 몸 전체의 다양한 조직에서 네오에피토프를 형성한다.[20] 65쪽의 그래프는 각종 식품이 어떻게 서로 다른 조직과 결합하여 네오에피토프를 생성하는지를 보여준다. 네오에피토프는 우리 몸의 일부가 아니므로, 면역계는 이것을 외부 위협 요소로 본다. 즉, "내 갑상선이나 내 머리나 내 고환에 달라붙은 이것은 내 몸의 일부가 아니고 내 신체 조직도 아니다"라고 생각하여 이 새로운 화합물을 공격할 항체를 만든다. 땅콩의 렉틴이 전립선과 결합하면, 면역계는 전립선에 대한 항체를 만들 것이다. 땅콩의 렉틴이 유방 세포와 결합하면, 면역계는 유방 세포에 대한 항체를 만들 것이다. 그밖에도 뇌하수체, 눈, 근육, 간 등 다양한 부위와 결합할 수 있으니 그래프를 참조하라. 이 부위들이 바로 항체로 인해 생긴 염증 때문에 결국 증상이 나타날 곳들이다. 우리가 신체 조직에 달라붙는 음식을 계속 먹어서 계속 네오에피토프를 생성한다면, 계속 자기 조직에 대한 항체를 만들게 될 것이다. 이 과정에서 염증성 연쇄반응이 일어나 결국에는 조직의 기능장애, 증상, 마침내 질환을 얻게 된다.

다양한 신체 조직 및 세포에 결합하는 일상 식품의 렉틴과 응집소									
렉틴이 결합 가능한 (그 결과 네오에피토프를 생성하는) 인간 세포	WGA (소맥 배아 응집소)	SBA (대두 응집소)	PNA (땅콩 응집소)	LA (렌틸콩 응집소)	MA (버섯 응집소)	TA (토마토 응집소)	PA (완두콩 응집소)	POT A (감자 응집소)	KBA (강낭콩 응집소)+JBA (작두콩 응집소)
피부	✓	✓	✓	✓				✓	✓
코 내벽과 목구멍	✓								
입 안쪽 내벽	✓	✓	✓	✓					
위	✓								
벽세포(염산 생성)		✓	✓			✓			
소장장 내벽 (솔 가장자리)	✓	✓				✓			✓
대장 내벽	✓			✓					
결합 조직	✓			✓			✓		✓
갑상선	✓	✓		✓				✓	✓
연골	✓	✓	✓						

렉틴이 결합 가능한 (그 결과 네오 에피토프를 생성하는) 인간 세포	WGA (소맥 배아 응집소)	SBA (대두 응집소)	PNA (땅콩 응집소)	LA (렌틸콩 응집소)	MA (버섯 응집소)	TA (토마토 응집소)	PA (완두콩 응집소)	POT A (감자 응집소)	KBA (강낭콩 응집소)+ JBA (작두콩 응집소)
간	✓	✓	✓						✓
췌장	✓				✓				✓
신장	✓			✓				✓	✓
전립선	✓		✓	✓					
골격근	✓	✓	✓				✓		
심근	✓	✓							
유방	✓	✓	✓						
뇌하수체			✓						
눈	✓	✓	✓				✓		✓
뇌(수초)	✓			✓					✓

톰 박사의 조언

렉틴에 대한 생체지표

렉틴은 일부 소화된 밀이나 다른 음식의 펩티드로 조직과 결합하여 네오에피토프를 생성하는 것으로 악명 높다. 렉틴은 밀 과민성이 자가면역 메커니즘을 가동하게 하는 주범이다. 의사에게 사이렉스 랩(Cyrex Labs)의 검사(Array 10)를 요청해서 당신의 렉틴 항체 수치를 확인해달라고 하라.

LPS에 대한 몇 마디

동맥경화증은 심장을 오가는 혈류를 감소시키는 메커니즘 중 하나로, 면역계에서 우리 몸을 보호하려는 또 다른 시도다. LDL이 '나쁜 콜레스테롤'이라는 이야기는 많이 들어봤을 것이다. 하지만 이 말은 정확하지 않다. 나쁜 콜레스테롤은 '산화된' LDL 콜레스테롤이다. LDL 콜레스테롤은 갑상선 호르몬, 에스트로겐, 프로게스테론, 세로토닌, 코르티솔, 기타 스트레스 호르몬을 구성하는 원료다. 간에서 여분의 LDL 콜레스테롤을 생성하는 주된 이유도 호르몬의 필요성에 맞게 원료를 공급하기 위해서다. 콜레스테롤 수치를 낮추기 위해 처방되는 대부분의 스타틴 계열 약물은 간에서 LDL 콜레스테롤을 생성하는 기능을 중단시키는 방식으로 콜레스테롤 수치를 낮춘다. 그런데 에스트로겐이나 갑상선 호르몬, 스트레스 호르몬이 더 필요한 경우라면 이런 종류의 약물을 처방하는 것이 과연 현명한 일일까?

LDL 콜레스테롤에는 긍정적인 기능이 하나 있다. 지질다당류(LPS)는 결코 혈류에 들어가서는 안 되지만 장 누수로 인해 종종 혈류로 새어드는 박테리아의 부산물이다.[21] 대부분의 의료계 종사자들이 모르는 LDL 콜레스테롤의 결정적인 기능은 바로 LPS와 결합해 LDL/LPS 네오에피토프를 생성함으로써 LPS의 위험성을 감소시킨다는 것이다. 즉, LPS로부터 우리 몸을 보호하기 위해 LDL 콜레스테롤이 증가하기도 한다.

LDL/LPS 네오에피토프가 혈관벽에 붙어 침투하면, 면역계는 몸을 보호하기 위해 네오에피토프에 대한 항체를 만들어 공격에 나선다. 그러면 의사들이 말하는 산화된 LDL이 생겨난다. 이는 나쁜 콜레스테롤이다. 이 보호 메커니즘에서 생성된 염증은 거품세포를 만들고, 이 세포가 혈관벽 내부에 축적되면 혈관이 부풀어 오르기 시작한다.[22] 혈관이 팽창하면 관상기관이 막히고 혈류가 수축된다. 막힌 혈관이 늘어남에 따라 동맥이 더 경화되고 심장은 혈액을 밀어내기 위해 훨씬 더 열심히 일해야 한다. 그 결과 고혈압이 발생한다. 이 과정은 오랜 기간에 걸쳐 서서히 조용하게 이루어진다. 그렇게 어느 날 혈압 검사 결과 의사에게 이제는 위험 신호가 왔으니 혈압약을 복용해야 한다는 말을 듣게 되는 것이다.

LDL 자체는 전혀 나쁠 게 없고 오히려 몸을 보호하려는 콜레스테롤임을 이제 이해할 것이다. 진짜 나쁜 것은 혈류에 포함된 높은 LPS 수준이다. LPS 수준이 낮아지면 기능의학자들이 환자에게 혈압약을 처방할 필요성이 줄어들고 궁극적으로는 사라질 것이다.

특히 LPS가 내장벽을 통과하여 혈류에 들어가면 체내 독소인 내독소로 분류되기 때문에 더욱더 위험하다. 면역계 전체가 반응하여 전신 염증을 유발하기 때문이다. 또한 혈류에 포함된 LPS 농도가 충분히 높으면 패혈증으로 발전할 수 있는데, 패혈증은 생명을 위협하는 반응으로, 조직 손상, 장기 부전, 급기야는 사망으로 이어질 수 있다. 내 어머니가 LPS의 침투로 인한 패혈증으로 돌아가셨는데, 나는 더 이상 이런 일이 재발하지 않기를 바란다.

혈류 속으로 침투한 LPS는 독특하고 예상치 못한 방식으로 몸을 공격한다. 69쪽의 그래프는 이 사실을 보여준다. 일례로 LPS는 치주 질환과도 관련이 있다. 2013년의 한 연구에서 근관(치아뿌리관) 치료를 받는 연구 참여자의 100%가 양성 반응을 보여 혈류에 LPS가 포함된 것으로 밝혀졌다.[23]

건강한 사람의 경우에도 LPS는 체내에서 빠르게 움직인다. LPS로 인한 손상은 건강상 가장 약한 고리에서 시작되어 다발성장기부전증후군(MODS) 상태로 몸 전체로 퍼져나간다.[24] 패혈증은 미국 병원에서 집계된 주요 사망 원인으로 매년 25만 8,000명의 미국인을 사망으로 몰아가고, 그전까지는 환각, 정신착란, 인지 기능 상실 등으로 뇌 건강에 부정적인 영향을 미친다. 패혈증은 거의 항상 장 누수로 인해 새는 뇌로 침투한 LPS 때문에 발병하여 점점 심각해지는 비극적인 병이다.[25]

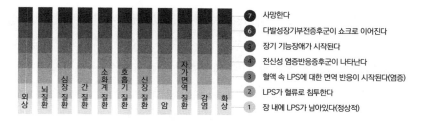

장 내에 남아있는 LPS는 건강에 거의 위협적이지 않으며, 보통 배변을 통해 제거된다. 그러나 장을 통과해 혈류로 침투하는 LPS 양이 증가할수록 그에 대응하는 염증 수치도 높아져 점차 조직 손상과 조직 기능장애, 장기 부전을 일으키며 결국에는 사망으로 이어진다.

마카크원숭이를 만나보자

과학자들은 마카크원숭이를 관찰하기를 좋아한다. 인간과 장 구조가 매우 비슷하기 때문이다. 오늘날 HIV 감염자들이 정상적인 삶을 살 수 있는 프로토콜을 개발하는 데도 마카크원숭이가 이용되었다. 마카크원숭이속에 속하는 원숭이는 22종으로, 각자 소화력에 따라 고유한 특성을 지닌다. 일부 원숭이는 다른 원숭이들보다 설사를 자주 한다. 전 세계 세 군데 실험실에서 각기 실험한 결과, 돼지꼬리원숭이는 51%가 장 투과성을 보인 반면, 히말라야원숭이는 11%만 장 투과성이 있는 것으로 나타났다. 연구자들은 그 이유를 알아내기 위해 장 내벽의 상피 변연(epi-thelial border)을 연구했다.[26] 이유는 밝혀지지 않았지만, 돼지꼬리원숭이는 장 누수가 있고, 히말라야원숭이는 장 누수가 없었다. 돼지꼬리원숭이는 장 투과성 때문에 온몸과 뇌 안에 LPS가 잔뜩 퍼져있어 전신 염증 수준이 높았지만, 히말라야원숭이는 그렇지 않았다.

돼지꼬리원숭이는 식단을 바꿀 수 없으므로 장 누수를 치료할 수 없지만, 우리 인간은 식단을 바꿀 수 있다. 다음 장에서 자세히 살펴볼 장 투과성을 치료하면, LPS의 침투가 줄어들어 온몸과 뇌 전체의 전신 염증이 감소할 것이다. 이 역시 신체 개선을 통해 뇌를 개선하는 또 하나의 사례다.

스스로 체크하는 생체지표 5

식품 과민성은 전신 체액 저류의 매우 흔한 원인이다. 혹시 전날에는 없었던 양말 자국을 발견한 적이 있는가? 속옷 자국을 발견한 적은? 당신이 너무 꽉 끼는 옷을 입었기 때문이라 생각할 수 있지만, 그럴 가능성은 희박하다. 그보다는 당신이 체액 저류를 유발하는 음식을 먹고 있어서 몸이 당신을 보호하려고 이런 음식의 독성을 희석시키고 있다는 신호일 가능성이 더 높다. 양말 자국은 무언가가 당신 몸의 반응을 유발하고 있다는 생체지표이고, 그 범인은 식품 과민성일 확률이 높다. 9장에서 소개할 제거 식이요법은 어떤 식품이 이런 문제를 일으키는지 파악하는 데 도움이 될 것이다.

알츠하이머병의 재정의

알츠하이머병(AD)은 자가면역과 뇌의 관계를 보여주는 좋은 예로, 워낙 이용할 만한 연구 자료가 많아 이 책 전반에서 언급될 것이다. 미국 알츠하이머협회에 따르면, 알츠하이머병은 일상생활을 방해할 만큼 기억, 사고, 행동에 심각한 문제를 일으키는 치매의 특수한 유형이다. 알츠하이머병은 보통 천천히 진행되며 시간이 지날수록 악화된다. 가장 일반적인 초기 증상은 새롭게 배운 정보를 기억하기 힘들다는 것인데, 이는 알츠하이머병에 따른 신체적 변화가 대체로 해마에 영향을 미치기 때문이다. 해마는 단기 기억을 담당하는 뇌 영역이다. 알츠하이머병이 뇌 전반으로 확대될수록 방향 감각 상실과 혼란, 기분과 행동 변화, 가족·친구·전문 간병인에 대한 근거 없는 의심, 말하고 삼키고 걷는 일에 대한 어려움 등 점점 더 심각한 증상으로 발전하다가 궁극적으로 죽음에 이르게 된다. 이 병은 미국에서 세 번째로 흔한 사망 원인이다. 여성의 경우 알츠하이머병을 앓을 확률이 유방암에 걸릴 확률보다 더 높다.[27]

알츠하이머병은 정상적인 노화 과정의 일환은 아니지만, 환자의 대다수가 65세 이상이어서 대개 이 병을 노령에 따른 질환으로 여긴다. 그렇지만 65세 미만의 미국인 약 20만 명이 조발성 알츠하이머병을 앓고 있다. 알츠하이머병의 정확한 원인은 밝혀진 바가 없지만(그래서 이 병을 멈추거나 치료할 약도 아직 개발되지 못했지만), 항원을 유발 인자로 지목하는 연구는 수백 건에 달하고, 그 항원의 종류도 글루텐에서 박테리아, 포진 바이러스에 이르기까지 다양하다. 그리고 이 모든 항원의 공통점은 B4로 나타난다.[28]

알츠하이머병은 오직 부검을 통해서만 양성 진단을 내릴 수 있다. 알츠하이머병 환자의 뇌에는 보통 두 가지 특징이 나타난다. 반점(plaques)과 매듭(tangles)이다. 반점은 뉴런 간의 공간에 쌓이는 베타아밀로이드(beta-amyloid)라는 단백질 파편의 침전물이다. 매듭은 뉴런 세포 안에 쌓이는 또 다른 단백질의 엉킨 섬유다. 학자들은 알츠하이머병에서 반점과 매듭이 정확히 어떤 역할을 하는지는 알지 못해도, 대부분 이것이 신경세포 간의 교류를 차단하는 데 결정적인 역할을 한다고 믿는다.

불을 끄기 위해 100명이 줄지어 서서 물이 든 양동이를 옆 사람에게 전달하는 장면을 그려보자. 뉴런도 이런 식으로 작동한다. 각각의 뉴런은 연결된 뉴런에서 받은 화학적 메시지를 다음 뉴런으로 전달한다. 한 사람이 대열에서 빠져 나가면 양동이를 전달하기가 조금 힘들어지듯, 뇌 기능장애가 시작될 때 우리 몸은 하나의 뉴런에서 다음 뉴런으로 메시지를 전달하는 능력을 상실하게 된다. 처음에는 "내가 열쇠를 어디에 두었더라?"를 묻는 정도로 가볍게 느껴질 수도 있다. 그러다 두 사람이 대열에서 빠져 나가면, 양동이를 전달하기가 거의 불가능해지듯, 뇌에서 메시지 전달이 중단되면 신호등의 노란불에 신속히 반응하지 못해 본의 아니게 빨간불에 뛰쳐나가는 식으로 행동하거나 갑자기 멍해지는 순간을 경험하게 된다. 그러다 더 많은 뉴런이 죽거나 뇌 안에 베타아밀로이드 반점이 축적되면, 뉴런은 서로 소통하기가 점점 더 어려워져 제대로 양동이를 전달할 수가 없게 된다(이쯤 되면 "열쇠는 어디에 쓰는 거지?"라고 묻게 될 것이다). 이런 상태가 알츠하이머병의 스펙트럼상에 있는 것이고, 종국에는 알츠하이머병으로 발전하게 된다.

사실 베타아밀로이드는 우리 몸을 보호하기 위한 면역 반응의 배출물이다. 베타아밀로이드가 어디에서 갑자기 튀어나오는 것이 아니라는 얘기다. 베타아밀로이드 반점에서 다양한 항원(LPS, 박테리아, 잘 소화되지 않은 음식의 독성 펩티드, 바이러스 등)에 대한 항체들이 발견되는 점으로 미루어 이 사실을 확인할 수 있다. 예를 들어, 베타아밀로이드 반점에서 매우 흔한 항원은 포진 바이러스에 대한 IgM(면역글로불린M) 항체다. 이것이 무슨 의미일까? 입술에 물집이 잡힌 적이 있을 것이다. 이는 포진 바이러스에 옮은 것인데, 면역계가 항상 그 바이러스를 억제할 수는 없다. 내부 면역계가 바이러스를 억제할 수 없어 바이러스가 외부로 자라기 시작할 때 입술에 물집이 생긴다. 우리는 대부분 체내에 포진 바이러스를 보유하고 있을 가능성이 높다. 이는 우리가 유독한 세상에 사는 이상 치러야 할 대가다. 그런데 이 바이러스가 면역계의 손상으로 억제되지 않고 자라는 경우에도 입술에 물집이 생기게 된다. 이 경우 B4 때문에 포진 바이러스가 뇌로 침투할 위험에 처하게 되고, 그러면 면역계가 활성화되어 베타아밀로이드 반점이 생성되기 시작할 것이다.[29]

단순 포진 바이러스 1형과 알츠하이머병의 연관성을 입증하는 연구는 100건이 넘는다는 사실을 기억해두자. 이 경우에도 메커니즘은 마찬가지다. 우리 몸을 보호하려고 면역계가 활성화된 결과 베타아밀로이드 반점이 생성된다. 이는 전혀 의도하지 않은 결과지만, 꼭 알아두어야 할 사실이다. 이제는 알겠지만, 우리는 적절한 행동을 취할 수 있다. 이 책을 읽고 나면 현재 자신에게 B4가 발생했는지를 확인할 수 있고, 혈액뇌장벽을 치유하는 조치를 취할 수 있다. 또 면역계를 강화하여 입술에 물집이 생기는 과정을 막을 수도 있다.

데일 브레드슨을 만나보자

내 친구인 데일 브레드슨 박사는 알츠하이머병 같은 신경퇴행성 질환의 메커니즘 전문가로서 국제적으로 인정받고 있다. 그는 수년간 실험실 연구원으로 일하며 행복해했다. 직접 환자를 보게 될 줄은 꿈에도 몰랐다고 말하지만, 그의 연구가 워낙 영향력이 있다 보니 전면으로 나서서 환자들이 이 치명적인 질병을 극복하도록 돕지 않을 수 없었을 것이다.

그는 알츠하이머병에서 염증을 만들고 조직을 파괴하는 50가지 이상의 메커니즘(그가 2014년에 처음 발견한 37가지에서 더 늘어났다)에서 비롯된 개별적인 5개 범주의 뇌 퇴행을 확인했다. 또 원인을 고치면 알츠하이머병도 되돌릴 수 있다는 것도 보여주었다. 최초의 연구 참가자 집단을 대상으로 그들의 저하된 인지 능력을 호전하기까지 5년이 걸렸지만, 건강한 뇌를 되찾는 것보다 더 중요한 일이 어디 있겠는가?

집 안에 곰팡이가 생겨도 B4가 발생할 수 있다. 집 안 공기에 있는 곰팡이 분자가 우리 뇌에 침투하기 때문이다. 글루텐 과민성도 B4를 초래하여 글루텐 분자가 뇌에 침투할 수 있다. 머리 외상도 B4를 유발하여 장에서 혈류로 새어나온 거대 분자가 뇌로 침투할 수 있다. 혹은 혈류 속에 LPS가 있거나 박테리아에 감염된 경우에도 B4를 초래할 수 있어 LPS가 뇌에 침투하게 된다. 이상의 모든 예에서 혈액뇌장벽 안의 면역계는 교세포를 활성화시키고, 교세포는 우리를 보호하기 위해 바주카포를 쏘아댄다. 베타아밀로이드 반점은 곰팡이, 글루텐, 박테리아, 바이러스를 공격하는 교세포의 배출물이다. 이렇게 바주카포를 발사하면 부수적 손상이 발생하고, 그 결과 뇌 안에서 자가면역반응이 시작된다. 그래서 뇌 항체 수치를 확인하는 일이 매우 중요한 것이다. 내 머릿속에 B4가 발생했을까? 내 몸 안에 미엘린 항체가 있을까? 내 소뇌에 대한 항체도 있을까? 뇌에서 현재 손상이 진행되고 있다면, 5장에서 소개할 이런 유형의 생체지표가 결정적인 경고가 될 수 있다. 브레드슨 박사에 따르면 이러한 뇌 손상은 결국 알츠하이머병에 걸리기에 충분한 조직 기능장애로 이어진다. 그리고 이런 과정은 단계적으로 진행된다.

우리는 모든 잠재적인 병인이 자신에게 어떤 영향을 미치고 있는지 확인하기 위해 기능의학적 접근법을 취해야 한다. 집으로 돌아와 창문을 열고 환기를 시켜야 할까? 퀴퀴한 냄새가 난다면 곰팡이가 퍼져있을 수 있다. 글루텐 과민성이 있는가? 유제품 과민성이 있는가? 하룻밤에 적어도 7~8시간씩은 잠을 자는가? 운동은 매일 하는가?

브레드슨 박사는 그의 첫 번째 연구에서 5년에 걸쳐 알츠하이머병 환자 10명 중 9명을 호전시켰다. 이들은 다시 일터로 돌아가거나 가족과 함께 살게 되었다. 그 후 3년 사이 브레드슨 박사 덕분에 알츠하이머병이 호전된 이들이 100명도 넘는다.

　브레드슨 박사의 모든 연구는 이미 인지 기능이 저하되고 알츠하이머병으로 고통 받던 환자들과 함께 진행되었다. 그들은 하류까지 떠내려가다 폭포를 타고 떨어져 자가면역 스펙트럼의 소용돌이로 휩쓸려 들어간 상태였다. 그런 그들이 그곳에서 빠져나와 다시는 휩쓸리지 않게 된 비결은 뇌 안의 염증을 줄이고 불필요한 항체 생산을 제한하는 것이었다. 브레드슨 박사의 연구는 염증을 진정시키고 뇌가 스스로 치유되도록 하는 방법이 얼마나 유익한지를 보여준다. 그런데 우리는 더 많은 일을 할 수 있다. 굳이 인지 능력이 저하될 때까지 기다릴 이유가 없다. 적절한 검사를 통해 뇌 안에서 무슨 일이 벌어지고 있는지를 파악하여 적절한 치료 프로토콜을 밟아나갈 수 있다. 뇌기능장애의 격렬한 소용돌이 속으로 휩쓸리기 전에 물에서 나올 수 있다.

실행 단계 2주차 : 데일 브레드슨 박사의 연구 결과를 읽고 주치의와 공유하자
　데일 브레드슨 박사의 알츠하이머병 환자에 관한 연구와 임상 진료는 이 끔찍한 병의 원인이 단일하지 않다는 주장을 확인시켜준다. 실제로 그는 2014년의 획기적인 논문 〈인지 저하의 역전: 새로운 치료 프로그램 (Reversal of Cognitive Decline: A Novel Therapeutic Program)〉에서 37가지 다른 메커니즘을 식별했다.[30] 나는 이 논문이 매우 중요하다고 생각하여 누구나 무료로 논문을 다운로드할 수 있는 링크를 내 웹페이지 theDr.com/bredesen에 공유하고 있다. 이 논문을 읽으면 브레드슨 박사의 연구 결과를 이해할 수 있으니, 다음 건강 진단 때 이 논문을 의사에게 가져가서 보여주자.

3

건강한 뇌는 장에서 시작된다

뇌는 모든 신체 행위에 관여하는데, 이런 뇌를 관장하는 것은 놀랍게도 소화관, 즉 장(腸)이다. 장이 기분과 생각을 조절하는 역할을 한다는 사실은 거의 20년 전에 알려졌다. 1999년 마이클 거숀(Michael Gershon) 박사는 저서 《제2의 뇌(The Second Brain)》에서 장이 뇌를 조정하는 운전대를 잡고 있음을 입증했다. 이번 장에서는 뇌 문제를 다룰 때마다 가장 먼저 장을 살피는 이유에 대해 알아볼 것이다. 장이 건강해야 명확하고 의식적인 생각을 할 수 있다. 또 그 반대도 성립한다. 우울한 기분이 든다 싶으면 장을 먼저 살펴봐야 한다. 뇌의 기능을 향상시키고 싶다면, 장에 주의를 기울이자.

장과 뇌의 작용은 양방향으로 이루어진다. 이는 매우 중요한 깨달음이다. 장은 뇌에 메시지를 보내고 뇌는 장에 메시지를 보낸다. 스트레스를 받으면 복통이 일고, 소화불량으로 스트레스를 느끼게 된다. 자, 나쁜 태도와 나쁜 건강—내가 고약한 생각이라 부르는 것— 사이의 관계

든 치료 프로토콜에 반드시 장 기능이 적절한지를 확인하는 절차를 포함시키기를 바란다. 장 기능이 정상화될수록 신체의 모든 시스템이 향상된다. 그리고 몸이 개선되면 뇌도 개선될 것이다. 삶의 전망이 밝아질 것이고 생산성도 높아질 것이다. 더 많은 에너지를 갖고 더 잠을 잘 잘수록, 인생의 어려움에 보다 신속하게 반응할 수 있고, 더 활기찬 삶을 살게 될 것이다.

장내 마이크로바이옴(Microbiome)

우리의 정신 상태는 상당 부분 개별적인 뇌 호르몬의 작용으로 통제된다. 그런데 놀라운 사실이 있다. 뇌 호르몬이 장에 서식하는 박테리아, 곰팡이, 바이러스 같은 미생물에 의해 제어된다는 점이다. 미세융모는 각각의 털 사이에 가득 차있는 박테리아로 덮여있다. 장에는 무수히 많은 박테리아가 있다. 아마 박테리아가 인체의 모든 세포보다 거의 10배 이상 많을 것이다.

이런 미생물 군집을 장내 마이크로바이옴(미생물군유전체)이라고 부르는데, 이것이 몸 전체에 영향을 미치는 것으로 추정된다. 우리는 실제로 몸 안팎에 수많은 마이크로바이옴을 보유하고 있다. 피부와 각 장기에도 마이크로바이옴이 존재한다. 유방암에 걸린 여성의 경우, 암이 있는 유방에는 암이 없는 유방과는 다른 마이크로바이옴이 존재할 것이다.

장내 마이크로바이옴의 무게는 5파운드(약 2.3kg)로 뇌의 거의 2배에 달한다. 마이크로바이옴 안에 있는 각각의 미생물은 세포와 유전자로 구성된 살아있는 유기체다. 인간 게놈(DNA)에는 약 2만 3,000개의 유전자가 있다. 유전자는 활성화되면 우리 몸에 실행 명령을 내린다. 그것이 인간 유전자인지 박테리아 유전자인지는 중요하지 않다. 활성화된 박테리아 유전자는 박테리아의 종류에 따라 장에 단백질을 생성하고, 효소를 만들고, 염증을 일으키거나 억제하라고 명령한다.

장내 마이크로바이옴의 주된 기능은 장내 방어벽을 만들고 조절하며 유지하는 것이다. 장내 마이크로바이옴은 비타민 합성, 신진대사, 혈당 조절과도 관련이 있고, 유전 정보의 발현과 뇌 화학물질의 생산에도 영향을 준다. 그런데 마이크로바이옴에는 인간 게놈보다 바이러스 유전자가 100~150배나 더 많으므로, 박테리아가 더 많은 명령을 내려 우리 건강에 더 큰 영향을 미친다는 것을 알 수 있다.

우리는 저마다 유전자, 선행사건(지금까지 어떻게 살아왔는지), 환경, 식단의 선택에 영향을 받아 완전히 독특한 마이크로바이옴을 구성한다. 장내 마이크로바이옴에 번식하는 박테리아는 대부분 유익한 효과가 있는 것으로 여겨진다. 박테리아 종류는 매우 다양한데, 크게 두 집단으로 분류된다. 박테로이데테스(Bacteroidetes)는 '좋은' 박테리아(유익균)로, 우리 몸에 서식하는 지배적인 박테리아 집단이다. 또 다른 집단은 퍼미큐티스(Firmicutes, 유해균)로, 위험하지는 않지만 농도가 높아지면 박테로이데테스를 압도하고 장악할 수 있다. 장에서 유익균과 유해균이 적절한 균형을 이룰 때 공생 상태가 된다. 마이크로바이옴의 불균형은 장내 세균 불균형이라 불리며, 장과 몸 전체에서 염증이 생기는 주요 원인이 된다. 피로감 역시 장내 세균 불균형의 두드러진 증상이다.

장에서 면역세포는 마이크로바이옴과 같은 표면에 위치하여 마이크로바이옴의 지대한 영향을 받는다. 마이크로바이옴은 뇌 호르몬 생성에 영향을 미치는 것과 거의 유사한 방식으로 면역세포의 작동 방식도 조절하고 통제한다. 좋든 싫든, 문제라고 느끼든 간에, 마이크로바이옴이 우리의 모든 신체 기능을 조종하고 있는 것이다.

마이크로바이옴 구성물은 우리가 섭취하는 음식물에 따라 건강한 면역 반응을 형성할 수도, 몸을 질병에 취약한 상태로 만들 수도 있다.[4] 불균형한 마이크로바이옴은 장 투과성 또는 장 누수를 유발하는 염증성 환경을 조성한다. 장 누수는 뇌와 관련해서도 나쁜 염증을 일으키고 뇌 호르몬 생성에 영향을 미칠 수 있어, 우울증, 불안, 인지 기능장애, 사회적 기능장애로 이어질 수 있다.[5] 그러면 뇌와 신체 전반에서 염증이 증가하여 알츠하이머병, 불안, 기억력 상실, 뇌 안개, 감정 기복 등이 나타날 위험이 높아진다. 또 분자 모방이 발생하는 환경을 만들어, 해로운 음식과 분자 구조가 비슷한 자신의 뇌 영역을 항체들이 공격하게 만든다.

우울증을 해소하기 위해 항우울제를 복용하면 뇌 호르몬의 불균형을 화학적으로 무효화하여 일시적으로 기분이 나아질 수 있다. 이런 약물은 훌륭한 구명조끼다. 약이 필요하다면 복용하라. 그렇더라도 당신은 여전히 내면의 격렬한 폭포에 맞서 허우적댈 것이다. 애초에 호르몬 불

당신의 뇌에서 약한 고리는 어디인가?

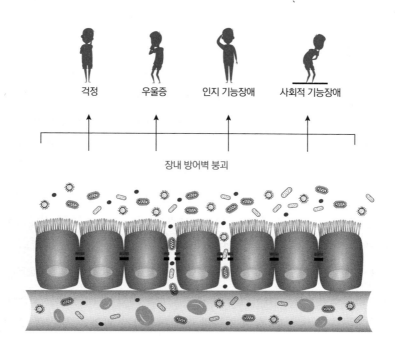

균형의 근본 원인을 해결하지 않았기 때문이다.

마이크로바이옴은 혈액뇌장벽 손상(B4)에도 직접적인 영향을 미친다. 장과 혈액뇌장벽에는 일부 동일한 구성 요소가 포함되어있다. 그래서 장 누수가 생겨 장내 방어벽에 대한 항체가 생기면 그 항체들이 혈액뇌장벽도 공격하여 B4로 이어질 수 있다.

뇌와 장의 대화

자가면역 증상의 소용돌이에서 벗어나려면 뇌와 장이 어떻게 소통하는지를 정확히 이해해야 한다. 뇌를 자신의 관할 경찰서(호르몬 생성)에 모든 지시를 내리는 경찰청장이라고 생각하자. 장내 미생물군(microbiota)은 경찰 관할 도시의 시장이다. 시장은 경찰청장에게 어떤 일에 주력할지를 알려주고 모든 시민을 안전하게 지키기 위해 해야 할 일을 설명한다. 시청의 모든 부서에서 이 같은 일이 벌어진다. 시장이 항상 운전대를 잡고 있는 것이다.

뇌(경찰청장)에서 장내 마이크로바이옴(시장)으로 1개의 메시지가 내려갈 때마다, 장에서 뇌로는 9개의 메시지가 올라온다. 기억해두자. 뇌와 장의 작용은 양방향으로 이루어진다. 이런 메시지는 스트레스 상황에 대처하는 뇌의 반응, 뇌 호르몬 생성, 뇌의 면역계 활성화, 새로운 뇌세포의 성장(신경 발생)과 학습 능력(신경 가소성)에 영향을 미친다.

우리가 먹는 음식은 장내 미생물군에 중대한 영향을 미치고, 그 영향은 단 하루만에도 확연히 나타난다. 장내 미생물군에서 뇌로 전달하는 메시지도 그만큼 빠르게 변화한다. 마이크로바이옴 내의 박테리아는 섭취된 음식의 아미노산을 분해하여 몸에서 필요로 하는 다른 뇌 호르몬이나 신경전달물질로 변환하는 효소의 기능을 촉진한다. 뇌 호르몬은 두뇌 속도(주의력과 관련)부터 감정 기복과 신진대사까지 뇌의 각종 작동 방식을 제어한다. 만약 현재 우울증을 앓거나 불안감을 느낀다면, 장에서 시작된 신경전달물질의 불균형을 겪고 있는 것이다. 우리 몸에서 분비되는 모든 세로토닌(기분과 사회적 행동, 식욕과 소화, 수면, 기억, 성욕 및 성기능과 관련된 중요한 호르몬)의 90%가 뇌가 아니라 장에서 분비되고 저장된다.

스트레스는 뇌와 장의 양방향 대화이다

장내 세균 불균형은 오염, 화학물질, 방사선 등의 유해 환경 노출부터 일상생활 스트레스에 이르기까지 다양한 신체 스트레스에 의해 유발될 수 있다. 이제는 장내 미생물군이 운전대를 조종하며 우리 몸이 생활 스트레스에 반응하는 방식을 전체적으로 통제한다는 사실이 과거 어느 때보다 과학적으로 명확해졌다.[6] 작동 원리는 다음과 같다. 장내 미생물군이 척수를 따라 혈류를 통해 화학적 메신저를 뇌로 보낸다. 이 메시지는 인지된 스트레스에 대처하는 방법을 시상하부에 알려준다. 시상하부는 뇌하수체에 스트레스 요인의 우선순위를 알려주고, 뇌하수체는 각 기관에 생산해야 할 호르몬을 지시하는 메시지를 보낸다.

예를 들면, 아카만시아(Akkermansia)는 장에서 발견되는 박테리아의 일종이다. 아카만시아는 유익균 중 하나로 알려졌다. 이 균이 부족하면 제1형 당뇨병과 비만을 일으킬 위험성이 매우 높아진다. 그런데 코르티솔, 카테콜아민(에피네프린과 노르에피네프린) 같은 스트레스 호르몬은 아카만시아 수치를 감소시킨다. 만약 당신이 새 책의 초안을 4주 안에 완성해야 하고(스트레스), 아직 해야 할 작업이 엄청나게 많이 남았다고 가정해보자. 출판사에서는 당신이 초고를 제때 보내야 할 중요한 이유를 강조해왔는데(스트레스), 새 책을 휴가 전에 꼭 출간하기 위해 모든 부서가 출판 프로세스가 원활히 진행되도록 일정을 맞춰놓은 상태라고 한다(스트레스). 당신은 매일 4시 반에 일어나서(스트레스), 뇌가 더 이상 말도 안 되는 소리를 지껄이기 시작할 때까지 종일 일하고(스트레스), 마트에 장 보러 갈 시간도 없어서(스트레스), 주로 통조림에 든 정어리에 샐러드드레싱을 끼얹어 발효 피클을 곁들여 식사를 해결한다(yum j). 당신과 가장 오랫동안 함께 일한 직원 하나는 갑자기 부모님 한 분이 돌아가셔서 큰 충격에 빠져있다(스트레스). 당신은 내일 '건강한 라이프스타일로 사는 법'에 대해 강연을 해야 하는데, 발표 자료는 아직 준비도 못 했다(스트레스).

잠시 숨을 돌리면서 생각해보면, 이 모든 일이 제1세계의 문제(소위 선진국에 거주하는 사람들이 일상생활에서 겪는 아주 사소한 불편함)라는 것을 깨닫게 된다. 당신에겐 충분한 음식과 물이 있다. 당신 머리 위에는 멋진 지붕이 있다. 당신이 사랑하는 사람들은 모두 행복하고 비교적 건강하다. 이번 책은 당신이 항상 꿈꾸어왔던 작품이다. 갑자기 당신 얼굴에 커다란 미소가 피어나고, 스트레스 호르몬이 진정되면서 깊은 명상에서 비롯되는 기분 좋은 엔도르핀으로 대체되며, 세상의 모든 일이 좋아진다.

만약 당신의 장내 미생물군의 균형이 깨지면(아카만시아 감소), 잠에서 깨어날 때의 불안이 사라지지 않고 오히려 일하는 동안 증가할 것이다. 뇌를 진정시키기 위한 장의 지원(적절한 미생물군)이 없다면 스트레스가 2.8배나 높아지고 스트레스 호르몬도 계속 유지되거나 강화된다. 하지만 9장에서 소개할 발효 식품을 비롯해서 더 좋은 음식을 선택하여 미생물군을 보강하면 정서적인 탄력성이 높아진다. 이런 좋은 습관을 하나씩 들여나가자. 발효 피클도 하나씩 꾸준히 챙겨 먹고.

마이클 마에스를 만나보자

마이클 마에스(Michael Maes)는 20년 전에 염증이 환자의 정서적, 인지적 문제를 치료하는 데 결정적인 요소임을 밝혀낸 정신과의사다. 그는 장 투과성으로 인한 뇌 안의 염증을 만성피로증후군, 요즘 병명으로는 전신성활동불내성질환(Systemic Exertion Intolerance Disease, SEID)과 연관시킨 최초의 인물이다.[7]

마에스 박사는 장내 방어벽이 붕괴되면 장내 마이크로바이옴의 유해한 박테리아가 장내 신경계로 화학적 메시지를 보낸다는 사실을 입증했다. 이 신경계는 척수와 연결되어있어 동일한 메시지를 뇌로 전달한다. 이 경로는 이제 뇌－장－미생물군 축(brain－gut－microbiota axis)이라고 불린다.

그러면 우선 사이토카인을 생성하는 선천성 면역계가 활성화되어 전체적인 염증성 연쇄반응이 촉발되고, 그 정도 반응으로도 충분하지 않아 상태가 악화될 경우 악성 박테리아에 대한 항체를 생성하는 적응성 면역계가 가동된다.

그런데 마에스 박사는 자신의 '장 누수 식단(Leaky Gut Diet)'을 따른다면 장누수를 해결하는 동시에 뇌기능장애를 호전시킬 수 있음을 알았다. 그의 식단은 우리가 앞으로 시도할 식단과 매우 유사하다. 글루텐, 유제품, 설탕이 함유되지 않은 식품으로, 이 내용은 9장에서 살펴보겠다.

식품도 종종 분자 모방을 유발한다

앞서 2장에서 분자 모방을 이야기하면서 밀에 대한 항체가 어떻게 글리아딘이나 잘 소화되지 않은 밀의 다른 거대 분자 A－A－B－C－D와 유사한 다른 뇌 조직을 공격하는지를 설명했다. 이런 항체들은 또 글루탐산카르복실제거효소(GAD)라는 효소도 공격할 수 있다. 이 효소는 밀 등의 여러 식품에 압도적으로 많이 함유된 아미노산인 글루타민을 감마 아미노부티르산(GABA), 즉 마음을 진정시키고 불안과 우울을 줄여주는 것으로 알려진 신경전달물질로 전환하는 데 필요하다.

밀에 민감한 사람은 글루탐산카르복실제거효소(GAD)에 대한 항체가 생길 수 있다. 이 항체는 효소의 작용을 억제한다. GAD 효소가 충분하지 않으면 글루탐산을 GABA로 전환할 수 없어 GABA 수치가 낮아지고 불안해진다. 이것은 분자 모방의 한 예다.

2013년에 건강상 아무 문제가 없다고 보고한 사람들을 대상으로 획기적인 연구가 실시되었는데, 연구 결과 400명의 연구 참여자 중 거의 절반이 밀에 대한 항체가 증가하여 GAD 효소를 공격하고 있는 상황이었다. 또 참여자의 상당 비율은 카세인(우유에 든 단백질)에 대한 항체 수치가 높았고, 동시에 다발성경화증의 생체지표인 수초염기성단백질과 수초올리고당단백질에 대한 항체 수치도 높았다. 드러나는 증상이 있든 없든 간에 효소 수치가 높으면 새로 생성하는 세포 수보다 더 많은 세포를 죽이고 있다는 의미임을 기억하자. 그런데도 이 연구 참여자들은 건강하다고 여겨졌다(아직 증상이 안 나타났기 때문이다). 이들은 '통제 집단'이었다.[8] 이 연구 결과는 밀과 유제품의 과민성이 뇌에 얼마나 만성적인 영향을 미치는지, 또 얼마나 잠재적으로 위험한지를 보여준다.

주변에서 나이가 들어서도 계속 더 많은 것을 배우고 새로운 분야를 탐구할 만큼 뇌기능이 왕성한 노인을 몇이나 보았는가? 내가 추측하기로는 그리 많지 않을 것이다. 다발성경화증 수준까지 이르든 그렇지 않든 간에 항체가 증가하여 뇌기능이 악화되는 일은 많은 사람에게서 아무 증상 없이 조용히 일어나고 있다. 그렇기 때문에 노년기까지 건강한 두뇌를 유지하려면 당신의 뇌세포가 서서히 죽어가고 있는지 어떤지 확인하는 검사를 받아야 한다.

연령 스펙트럼에서 노인의 반대편에 있는 자폐 아동에게서 글루텐에 대한 항체가 발견되었다. 우리는 앞서 2장에서 자폐증에 대해 이야기하며 자폐증이 관류 저하(뇌로 가는 혈류의 부족)와 어떻게 연관되는지를 알아보았다. 자폐증은 워낙 복잡한 병이라 이제 막 여러 가지 원인들이 밝혀지기 시작했다. 자폐증은 뇌에 영향을 미치는 식품 과민성 측면에서 분자 모방이 어떤 역할을 하는지를 보여주는 한 예다. 나는 〈영양 신경과학(Nutritional Neuroscience)〉 저널에 발표한 한 연구 논문에서 자폐 아동의 87%가 글루텐, 달걀, 유제품에 대한 항체를 보유하고 있음을 발견했다. 이에 비해 자폐가 아닌 아동은 1%만이 그런 항체를 보유하고 있었다.[9] 항체 및 그와 관련된 염증이 초래하는 손상이 아마도 자폐 아동이 보이는 몇 가지 신경 증상의 원인일 것이다.

해로운 빵 : 밀과 글루텐의 문제

곡물은 세계에서 가장 풍부한 식량 자원으로 인간의 행동과 정신 건강에 영향을 미칠 수 있다. 소화 과정에서 밀은 뇌에 다양한 반응을 일으키는 여러 화학물질로 분해된다. 첫째, 밀은 뇌에 침투하면 정신착란을 일으킬 수 있는 아편과 유사한 '엑소르핀(exorphins)'이라는 분자를 배출한다. 미국인은 1인당 연간 132.5파운드(60kg)의 밀을 소비한다. 하루에 거의 165g을 소비하는 셈이다. 유럽인은 하루에 평균 10~20g의 밀을 소비하고, 많게는 50g 넘게 소비하는 것으로 알려졌다. 미국인이 다른 서구권 사람보다 글루텐을 3배 이상 섭취하며, 이는 역대로 가장 높은 수준이다.

그런데 밀을 섭취할 때마다 오피오이드수용체(아편유사제수용체)를 자극하게 된다. 영화를 보거나 친구들과 함께 놀며 마지막으로 크게 웃었던 때를 기억하는가? 아마도 너무 많이 웃어서 배가 아팠던 적도 있을 것이다. 그렇게 웃고 나면 기분이 얼마나 좋아졌는지도 기억나는가? 이는 아편제수용체가 자극 받아서 더 많은 엔도르핀이 생산되어 혈류를 순환하게 되었기 때문이다. 초콜릿도 아편제수용체를 자극한다. 그래서 초콜릿을 먹으면 기분이 좋아진다. 밀을 먹을 때도 마찬가지다. 만족스럽고 기분이 좋아진다. 처음에는 말이다.

날마다 밀가루 음식을 잔뜩 먹는다면, 예컨대 아침에는 토스트, 점심에는 샌드위치, 저녁에는 파스타를 먹는다면, 엑소르핀이 다량으로 생성되고 쉴 새 없이 아편제수용체를 자극하게 된다. 매일 매끼 밀가루를 섭취하다 보면 아편제수용체가 둔해져서 약효가 떨어지고 만다. 그러면 수용체가 더 이상 원활히 작동하지 않고, 내성이 생길 것이다. 결국 우리는 동일한 좋은 기분을 맛보기 위해 더 많은 밀가루 음식을 먹으려 들 것이다. 이것이 중독성 행위다.

오늘날 우울증이 우리 사회에 만연한 이유가 이해될 것이다. 우울증에 걸린 일부 사람들은 평생 동안 빵을 먹으면서 아편제수용체를 손상시켜왔다. 오늘날 미국은 세계에서 인도와 중국에 이어 세 번째로 우울장애가 많이 발생하는 국가다. 미국정신질환자연맹(National Alliance on Mental Illness)에 따르면, 미국 성인 5명 중 1명이 매년 일종의 정신 질환을 경험한다.[10]

둘째, 밀에서 발견되는 화학물질 중에 벤조디아제핀 계열이 있다. 이것은 정신질환을 치료하는 약제에 사용되는 화학물질과 동일하다.[11] 제2차 세계 대전 직후에 수행된 연구를 예로 들어보자. 밀과 글루텐이 뇌에 영향을 미칠 수 있다는 첫 번째 단서는 전쟁 중에 밀이 부족해지자 여러 국가에서 그에 비례해 조현병 환자의 입원율이 감소했다는 관찰 결과였다. 전쟁이 끝나고 2년도 안 되어 조현병 환자의 입원율은 원래 수준으로 돌아갔다. 하지만 서양 곡물이 다시 유입되자 3만 명 중 1명꼴이던 조현병 환자 수가 100명 중 1명꼴로 대폭 증가한 것이다.

인체에는 밀, 호밀, 보리에서 발견되는 글루텐 단백질을 완전히 소화할 수 있는 효소가 없다. 그래서 우리가 이런 곡물을 섭취할 때마다 염증과 장 투과성이 심해진다. 내 친구이자 동료인 알레시오 파사노(Alessio Fasano) 박사는 밀의 글루텐이 모든 사람에게 장 투과성을 유발한다는 사실을 입증하는 논문을 발표했다.[12] 밀과 글루텐의 거대 분자가 뇌를 포함해 예상치 못한 부위로 이동하여, 면역계가 밀과 글루텐 분자나 그와 비슷하게 생긴 물질을 모두 공격하게 만든다는 것이다.

셀리악병(CD) 환자의 절반 이상이 여러 정신질환이나 글루텐 운동실조증을 앓고 있다.[13] 글루텐 운동실조증은 소뇌에 대한 항체로 인해 걸을 때 균형 감각을 잃는 증상이다. 이탈리아에서 글루텐 관련 질환을 치료하는 34개 센터를 대상으로 실시한 획기적인 연구를 통해 셀리악병을 앓지 않지만 글루텐 과민성이 있는 환자들에게 가장 자주 나타나는 증상이 피로(64%)와 행복감 부족(68%)임을 발견했다. 그밖에도 두통(54%), 불안(39%), 뇌 안개(38%), 사지 마비(32%) 등 신경정신병적 증세도 많이 발생했다.[14] 이 연구 결과는 밀 과민성이 뇌에 얼마나 많은 영향을 미치는지를 보여준다.

또 셀리악병을 앓는 사람들은 다른 음식을 소화하고 영양분을 적절히 흡수하기가 어렵다. 영양분을 잘 흡수하지 못하면 아미노산이 결핍되고, 적당량의 아미노산이 없으면 뇌기능의 균형을 유지하는 데 필수적인 뇌 호르몬인 신경전달물질도 적절량을 생성할 수 없다. 한 연구에서는 아미노산 결핍이 셀리악병 환자들의 정신질환을 유발한다는 사실이 밝혀졌다.[15] 신경전달물질의 부족은 파킨슨병, 주의력결핍장애, 조현병, 중독성성격장애, 섬유근육통 및 우울증과 직결된다.

톰 박사의 조언
자기 얼굴을 자세히 들여다보라

역사적으로 수렵·채집인의 전통적인 식단이 곡물 위주의 식단으로 대체된 지역마다 거주민들의 수명과 신장은 감소한 반면, 영아 사망률, 전염병, 골다공증, 치아 질환은 증가한 것으로 밝혀졌다. 인간의 얼굴과 턱, 치아도 부드러운 식감의 빵을 씹는 데 적응하여 점점 작아졌다. 턱과 치아가 이전처럼 힘들게 일할 필요가 없으니 더욱 작아졌을 수도 있다.

또 잘 알려졌듯이 셀리악병 환자는 불균형할 정도로 이마가 넓은 경우가 많다. 2005년의 한 연구에서는 셀리악병 성인 환자의 86%가 이마가 넓어졌다는 것을 입증했다. 당연히 이마가 넓어진 사람이 전부 셀리악병에 걸린 건 아니지만, 생체지표들을 보면 추가로 검사해볼 필요가 있다.[16] 왜 이런 검사가 필요할까? 밀 과민성이 있는 아이들은 이마가 넓어질 위험이 있지만, 만약 5세 이전에 밀을 완전히 끊는다면 머리가 자라는 동안 두개골이 보다 균형적으로 발달할 가능성이 높아진다.

켈리를 만나보자

켈리는 내 환자는 아니었지만, 나는 켈리의 이야기를 잘 알고 있다.[17] 나는 연구 자료에서 켈리의 이야기를 읽고 유해한 식품이 얼마나 건강을 해칠 수 있는지 보여주는 완벽한 예라고 생각했다.

켈리는 겨우 14세 때 뇌기능장애 증상을 보이기 시작했다. 점점 짜증이 늘고 매일 두통과 집중력장애를 겪었다. 4개월이 지나자 증상이 더욱 악화되었다. 두통이 더욱 심해졌고 수면 장애, 행동 변화, 아무 이유 없는 한바탕 울음, 무기력증을 겪었다. 학교 성적 역시 떨어졌다. 어머니는 켈리에게 전에 없이 심한 구취가 난다는 것을 알아챘다. 결국 켈리는 감정 기복이 너무 심해져 정신과 외래환자 클리닉에 가게 되었고, 벤조디아제핀이라는 매우 강한 항정신병약물을 처방받았다.

6월 학기말 시험을 치르는 동안 켈리는 정신병 증상을 경험했으며, 증상은 산발적이었지만 점점 더 심각해졌다. 켈리는 TV 속 사람들이 자기를 겁주려 TV 밖으로 쫓아 나오고 있다고 믿었고, 복잡한 환각을 경험하기 시작했다. 또 체중 감소, 복부 팽창, 심한 변비를 겪었다. 하지만 그녀를 진찰한 의사 중 누구도 이런 증상의 원인을 검사하지 않은 채 켈리를 정신과병동에 입원시켰다.

병원에서는 각종 검사를 실시했지만 모든 결과가 정상 범위로 나왔다. 글리아딘 항체 검사도 해봤는데 항체 수치가 높지 않았다. 사실 많은 연구실에서는 글리아딘 하나만 시험하지만, 잘 소화되지 않은 밀에는 켈리 같은 반응을 유발하는 펩티드가 62가지나 존재한다. 아쉽게도 켈리가 입원한 병원에서는 글리아딘 항체 수치만 검사했고 그 결과가 정상으로 나왔기 때문에, 의사들은 켈리에게 밀 과민성이 있다고는 전혀 생각하지 못했다.

그 외에 CT 스캔을 포함한 모든 검사에서 켈리의 건강은 전반적으로 정상으로 판정되었다. 다만 갑상선에 약간의 기능 저하가 있었고, 뇌전

도검사(EEG) 결과 뇌파가 느려지는 서파 활동에서 가벼운 비특이적 이상이 나타났을 뿐이다. 만약 의사들이 이런 결과의 의미를 깨달았다면, 이는 결정적인 단서가 됐을 것이다. 느린 뇌파 패턴은 밀에 대한 과민성을 나타내는 숨길 수 없는 신호이기 때문이다. 하지만 의사들은 이런 발견을 어떻게 해석해야 할지 몰랐으므로 이 결과를 무시하고 켈리의 비정상적인 자가면역 파라미터와 갑상선 기능, 정신병 증상에 초점을 맞추었다. 의사들은 켈리가 희귀성 자가면역 뇌염—뇌에 불이 난 상태—이라고 진단했고, 스테로이드를 처방하고는 집으로 돌려보냈다. 스테로이드가 염증을 감소시켜 일시적으로 일부 증세가 호전되는 듯했으나 켈리의 정신병 증상은 계속되었다. 켈리는 감정둔마(감정이 없어져버린 듯한 무감정 상태-옮긴이), 사회적 위축, 자기 방치 상태를 보였다.

9월에 켈리는 파스타를 먹고 나서 갑자기 아무런 이유 없이 울기 시작했다. 한바탕 울고 나서는 혼란, 보행 곤란, 심한 불안, 편집증적 정신착란을 보였다. 켈리는 다시 정신과병동으로 보내졌고, 이후 수개월 동안 수차례 더 입원을 했다. 의사들은 척수 MRI, 요추 천자(척추 아랫부분에 바늘을 꽂아 골수를 뽑아내는 방법-옮긴이) 외에 다양한 검사를 했지만, 가벼운 빈혈과 위장의 염증만이 검사 결과로 나왔을 뿐이다.

1년 후 켈리의 상태는 더욱 나빠졌다. 더 강력한 항정신병 약물이 처방되었지만 그녀의 정신병 증상은 계속되었다. 이때쯤에 켈리는 1년 만에 체중이 15%나 줄어 영양사와 식이요법을 상의해야 했다. 영양사는 켈리의 소화 장애를 고려하여 글루텐 프리 식단을 처방했다. 그러자 뜻밖에도 1주일 만에 켈리의 모든 증상이 극적으로 개선되었다.

그 후 켈리는 글루텐 프리 식단에 따르려고 최선을 다했음에도 가끔 의도치 않게 글루텐에 노출되어 몇 시간 만에 정신병 증상이 재발하곤 했다. 하지만 켈리의 증상은 2~3일이 지나면 가라앉았다. 켈리는 수차례 셀리악병 검사를 받았지만, 결과는 언제나 음성이었다. 켈리의 경우는 셀리악병이 아닌 글루텐 과민성이 뇌에 중대한 영향을 미치는 전형적인 사례다. 마침내 켈리와 그녀의 어머니는 밀을 완전히 피하려면 세심한 주의가 필요하다는 것을 깨달았다. 그리고 켈리는 상태가 좋아졌다. 연구자들은 이 사례를 다음과 같이 요약했다.

> 몇 년 전까지만 해도 글루텐 관련 질환 스펙트럼에는 셀리악병과 밀 알레르기만 포함되어있었기 때문에 이 환자는 '정신병 환자'로 진단받고 집으로 돌려보내졌고, 평생 동안 항정신병 약물로 치료를 받았다. … 글루텐과 관련된 일부 신경증·정신병 증상은 글루텐의 불완전한 분해로 형성된 오피오이드 펩티드(아편유사제수용체와 특이하게 결합하여 모르핀과 유사한 진통 작용을 하는 펩티드-옮긴이)를 과도하게 흡수한 결과로 추정된다. 장 투과성이 증가하는 '장 누수 증후군'은 이런 펩티드가 위장막을 거쳐 혈류로 침투하여 혈액뇌장벽을 통과함으로써 신경계 내의 신경 전달과 내인성 아편제 시스템에 영향을 미치게 한다.

이 어린 소녀는 영양사를 만나지 못했다면 평생 정신과병동에서 보낼 뻔했다. 오늘날에도 밀 과민성이 셀리악병을 유발하지 않고도 뇌 건강 문제를 일으킬 수 있다는 사실을 모르는 의사들이 너무 많아 안타깝다. 이 사례 연구는 그다지 특이한 경우가 아니다. 많은 사람에게 유전 사슬의 약한 고리는 뇌다. 그렇기 때문에 이 책에 소개된 정보를 이해하는 일이 당신뿐 아니라 당신 주변 사람들을 위해서도 대단히 중요한 것이다.

소젖에는 문제가 너무 많다

장 누수와 뇌 누수를 일으킬 수 있는 식품은 밀뿐만이 아니다. 인간은 소젖을 소화하는 데도 대단히 어려움을 겪는다. 유제품 단백질은 소화

과정에서 개별 아미노산으로 완전히 분해되지 않아 펩티드라는 덩어리로 남는데, 펩티드는 위장에 염증을 일으키고 거름망을 찢어 거대 분자가 혈류에 들어가게 한다. 이런 거대 분자 중 하나는 밀에서 발견되는 분자와 마찬가지로 체내의 아편제수용체를 자극하는 엑소르핀이다. 우유는 카소모르핀(casomorphin)이라는 엑소르핀이 함유된 단백질 카세인(casein)으로 분해된다. 2큰술 분량의 소젖에 들어있는 단 1그램의 카세인조차 뇌기능에 부정적인 영향을 미칠 정도로 많은 카소모르핀을 함유하고 있다. 소젖의 카소모르핀은 인간 모유에서 발견되는 것보다 10배나 더 강하다.[18]

인간 모유에도 아편제수용체를 자극하는 엑소르핀이 함유되어있다. 왜 그럴까? 모유가 아편제수용체(기분 좋게 해주는 수용체)를 자극하는 것은 아기가 젖을 빠는 데 흥미를 갖게 만드는 확실한 방법이기 때문이다. 아기가 엄마 젖을 빨고 싶어 해야 생존할 수 있으니 말이다.

소젖에 들어있는 오피오이드(아편유사제)는 인간 모유에 비해 10배나 강할뿐 아니라 카소모르핀에 농축된 오피오이드 종류도 모르핀에 비해 뇌에 10배나 강력한 영향을 미치는 것으로 밝혀졌다. 이제는 생명에 위협적인 뇌의 영향과 소젖의 연관성을 밝히는 많은 연구를 카소모르핀과 연결 지어 생각해볼 수 있다. 그중 특수한 유형인 소 카소모르핀 7(BCM-7)은 자폐증과 조현병 같은 정신질환 발병과 뇌기능 파괴에 영향을 미친다. 또 다른 유형은 뇌의 아편제수용체와 결합하는 것으로 추정되어, 많은 연구가 이 유형을 유아돌연사증후군(SIDS)과 연관시키고 있다.[19, 20, 21]

카소모르핀은 음식 알레르기의 히스타민 방출을 부추기고, 더 많은 고지방 음식을 갈망하도록 자극하며, 주의력결핍 과잉행동장애(ADHD)부터 자폐증에 이르기까지 다양한 인지 기능을 감소시킨다.[22] 이 모든 이야기가 무섭게 들린다는 것을 잘 안다. 그리고 실제로도 무서운 일이다. 우리 몸의 면역계는 카소모르핀 수치가 적정 수준을 넘어 위협적이라고 판단되면 카소모르핀에 대한 항체를 만든다. 우리는 현재 먹고 있는 식품의 영향을 알아야 한다.

> ### 나는 그저 피자를 먹고 싶을 뿐이다
>
> 당연히 먹어도 된다! 누가 당신을 비난할 수 있겠는가? 다만 피자는 아편제수용체를 자극하는 밀과 유제품의 엑소르핀이 합쳐진 최악의 조합이라 말 그대로 중독성이 강한 식품이다. 나는 한 번도 피자를 안 먹으면 어떤 증상이 나타난다는 연구를 본 적이 없다. 이제 당신은 피자가 위험을 무릅쓸 가치가 있는지 결정할 수 있을 것이다. 일단 이런 음식이 당신에게 어떤 영향을 미치는지 이해하고 나면 올바른 식단을 선택할 수 있게 된다.

더 또렷한 정신을 원한다면 설탕을 피하라

가공 설탕을 먹으면 전신에 염증이 증가한다. 설탕 섭취가 미치는 영향을 이보다 더 정확하게 말할 수 없을 것이다. 정제된 설탕은 섭취량에 관계없이 가장 많은 염증을 일으키는 식품이다. '소량'만 먹으면 건강에 도움이 되는 설탕이란 세상에 없다. 뇌기능을 유지하거나 향상시키길 원한다면, 설탕이 들어간 음식을 완전히 끊어야 한다. 그래야 뇌와 몸이 재생할 기회가 생긴다. 설탕만 안 먹어도 불안, 우울증, 과민성 등 많은 정서적 문제가 사라지는 것을 발견하게 된다. 아주 간단한 일이다.

이 정보만으로 충분하지 않다면 또 다른 정보도 있다. 아마 이것이 설탕을 먹는 습관에서 당장 벗어나야 할 가장 큰 이유일 것이다. 잘 알다시피 설탕을 너무 많이 먹으면 당뇨병에 걸릴 수 있다. 당뇨병에는 두 가지 유형이 있는데, 제1형 당뇨병은 자가면역질환으로 알려져 있고, 항체가 너무 많은 췌장 세포를 파괴하여 충분한 인슐린을 생성하지 못할 때 발생한다. 제2형 당뇨병은 수년 동안 설탕을 과도하게 섭취하여 당 조절 시스템이 손상된 경우에 발병한다. 제2형 당뇨병 환자는 추가 인슐린이

막염은 의사가 근육을 파괴하는 감염원을 찾을 수 없을 때 발생한다. 사비나는 매우 유명한 스웨덴 카롤린스카 연구소(Karolinska Institute)에서 치료를 받고 있었다. 이곳은 세계에서 가장 크고 가장 유서 깊은 의과대학 중 하나다. 사비나는 근육병 분야의 세계적인 전문가들에게 치료받고 있었고, 그곳 의사들이 그녀의 근육을 죽이는 면역 반응을 중단하기 위해 스테로이드와 화학요법을 처방했음에도 그녀의 병세는 하루가 다르게 악화되어갔다.

내 아내가 먼저 사비나의 메일을 읽고 '여보, 제발 도와줘요'라는 제목을 덧붙여 나에게 전달했다. 그래서 나는 사비나의 가족에게 이렇게 답장을 보냈다.

"나는 인생을 잘 사는 비결 중 하나가 항상 아내의 말에 따르는 것이라고 배웠습니다. 당신들이 내 아내의 마음을 움직였으니, 나도 최선을 다해 도와드리겠습니다."

나는 사비나에게 표준 섭취 양식을 작성해달라고 보냈고, 답을 기다리는 동안 메일에 첨부된 사진을 들여다보며 혹시라도 단서가 없을지 살폈다. 사비나는 사랑스러워 보이는 젊은 여성이었다. 검은 물방울무늬가 있는 칠부 소매의 흰색 블라우스와 검은색 바지를 입고 있었고, 그녀의 아들은 검은색 셔츠와 검은 물방울무늬가 있는 흰색 바지를 입고 있었다. 나는 사비나의 팔, 손, 발이 드러난 부분을 유심히 살펴보다가 그녀의 팔뚝에서부터 손가락 끝까지 문신이 있다는 것을 깨달았다. 또 무릎 관절과 발목 사이, 발등에도 문신이 있었다. 목에도 문신이 있어 얼굴 바로 아래까지 이어져 있었다. 나는 사비나의 몸이 온통 문신으로 덮여있다고 상상할 수밖에 없었지만, 설령 그렇지 않더라도 일련의 질문을 시작하기에 매우 좋은 단서를 얻은 셈이었다.

문신을 했을 경우 잠재적인 문제점은 무엇일까? 몇 가지가 있지만, 전부 다 잘 알려진 것은 아니다. 첫째, 개봉하지 않은 문신 잉크병의 10%

와 개봉해놓은 잉크병의 17%가 감염원으로 알려진 박테리아로 오염되어 있다.[2] 덴마크의 연구 결과에 따르면, 문신을 한 직후 박테리아 감염으로 10명 가운데 4명이 만성적이거나 경미한 통증을 겪는다. 또 이런 감염은 문신을 한 사람 10명 중 2명에게 햇빛 알레르기를 유발한다.[3]

둘째, 잉크와 그 안에 번식하는 모든 박테리아는 문신한 부위에만 머물지 않고, 체내에 흡수되어 온몸을 돌아다니면서,[4] 문신과 먼 부위에도 질병을 일으킬 수 있다. 예를 들어, 폐, 피부, 림프절에서 보통 발생하는 육아종이라는 작은 염증성 세포들의 집합체인 사르코이드증(유육종증)은 문신을 한 사람들에게 영향을 미치는 것으로 알려졌다.[5]

셋째, 문신을 하나만 새겨도 C형 간염 등 다른 면역 질환에 걸릴 위험이 3배 가까이 증가하고, B형 간염에 걸릴 위험은 48%나 증가한다.[6] 사비나의 경우에도 문신이 괴사성 근막염에 이르는 면역 반응을 유발했을 수 있었다.[7] 또 일반적인 문신 잉크에는 유독성 중금속과 프탈레이트라는 내분비계 교란 물질이 다량 포함된다.[8] 우리가 문신으로 우리 몸을 이런 고농축 독성 화학물질에 노출시키면, 면역계는 이런 독소로부터 우리를 보호하려고 노력한다.

나는 사비나의 자가면역질환을 초래했을 만한 요인을 상당히 명확하게 추측하게 되었다. 문신 속의 잉크가 서서히 주변 조직으로 침투하여 네오에피토프를 형성해 면역계의 공격을 촉발했을까? 독성 박테리아가 조직으로 침투했던 것일까? 물론 그럴 수 있었다. 잉크에 든 독성 화학물질이 면역 반응을 유발한 것일까? 물론 그럴 수도 있다.

그런데 사비나를 진찰한 어떤 의사도 그녀의 면역계가 왜 자신의 근육을 공격하고 있는지 알아보지 않았다. 사비나는 세균이나 독성 화학물질에 대한 면역 반응 검사를 받지 않았다. 대신 의사들은 용감하게 스테로이드와 화학요법으로 면역계를 억제함으로써 그녀에게 가능한 최고의 구명조끼를 주었다. 하지만 그런 처방은 효과가 없었다. 사비나의 면역계는 공격을 이어갔고 그녀는 여전히 익사하는 중이었다.

문신의 독성 효과에 대해 생각하는 사람은 거의 없다. 설사 있다고 해도 괴사성 근막염의 전문가는 분명 아닐 것이다. 나는 사비나 가족에게 답장이 올 때까지 기다릴 수가 없어서 다시 메일을 보내어 중금속과 프탈레이트 독성, 그리고 박테리아 검사를 즉시 받아봐야 한다고 전했다.

불행히도 나는 사비나의 가족에게 딱 한 번 더 소식을 들었다. 그들은 사비나가 매우 아프고 너무 힘든 시간을 보내어 의사를 찾아갈 수 없다고 말했다. 나는 사비나가 죽었을까 봐 두렵고, 또 진심으로 문신의 독성이 병의 원인이고 아마도 주요한 원인이었을 것이라고 확신한다.

물론 많은 사람이 전신(또는 전신에 가까운) 문신을 하고도 이 정도로 아프지 않다는 것을 잘 안다. 이번 장에서는 바디버든(body burden, 몸속에 축적된 유해 물질의 총량 – 옮긴이)의 개념과 대부분의 사람에게는 무해해 보이는 환경적 노출에 일부 사람들의 면역계가 과잉 활성화되는 이유를 알아볼 것이다. 나는 한두 개의 문신을 원하는 사람들의 욕망을 비판할 생각이 없다. 그러나 문신에는 분명 독소가 존재하고, 면역계에 과부하가 걸리면 치명적인 결과를 초래할 수 있다. 사비나의 유전 사슬에서 약한 고리는 근육이었을 가능성이 높지만, 우리 몸을 독성 물질로부터 보호하는 메커니즘은 어느 신체 부위에도 영향을 미칠 수 있고 특히 뇌에 영향을 줄 수 있다. 더욱이 이번 장에서 설명하는 몇 가지 메커니즘은 다양한 종류의 독소에 동일하게 발생한다.

우리가 직면한 최대의 건강 문제, 즉 우리 몸을 보호하려는 면역계의 활성화 문제는 해독을 통해서는 해결할 수 없다. 이 말을 오해하지 마라. 해독은 반드시 해야 하고, 체내에 축적된 찌꺼기와 파편은 모두 제거해야 한다. 그러나 해독은 반창고일 뿐이다. 문신 잉크, 독성 화학물질, 독성 식품에 계속 노출되는 상황에서 해독만으로 생명력 넘치는 건강을 얻는 건 불가능하다.

자가면역을 유발하는 세 가지 필요조건 가운데 앞에서는 유전학과 장기능장애에 대해 살펴보았다. 이제는 세 번째 요소인 환경적 노출이 어떻게 면역 반응을 일으키는지 알아볼 것이다. 이번 장에서는 우리가 살고 있는 유독성의 세계, 체내에 독소가 축적되는 방법, 그리고 체내의 독소가 우리 사고와 건강에 미치는 영향에 대해 소개할 것이다.

톰 박사의 조언
꼭 문신을 해야겠다면

나는 개인적으로 문신을 권유하지 않는다. 문신은 체내의 독소 주머니로서 이 독소들이 순환계에 침투하여 면역 반응을 활성화시킬 수 있기 때문이다. 그래도 꼭 문신을 해야겠다면,

✓ 시술자가 새 바늘을 사용하는지 확인하라. 그렇지 않으면 직접 준비해가라.
✓ 시술자가 문신 바늘을 이미 사용하던 잉크병 안에 집어넣지는 않는지 확인하라. 그럴 바에는 직접 잉크를 구입하라.
✓ 식물성 문신 잉크를 구하면 좋겠지만, 그리 흔하지는 않다.

우리가 무슨 짓을 저지른 걸까?

나는 몇 달 전 텍사스주 오스틴 강연을 마치고 돌아오는 비행기 안에서 매우 충격적인 기사를 읽었다. 세계야생생물기금(World Wildlife Fund)이 두 대학교와 공동 연구한 결과, 지구상의 모든 야생동물이 1970년에서 2010년 사이에 평균 52% 감소했다는 보고서를 발표했다는 소식이었다.[9] 나는 "아, 너무 심각하군"이라고 생각하며 신문을 넘겼다. 그런데 샌디에이고에 도착해서 고속도로를 타고 집으로 운전해가던 중에 급브레이크를 밟을 뻔했다. 갑작스레 너무 놀랐던 것이다. "잠깐만, 그럼 아까 읽은 기사는 불과 40년 만에 지구에서 야생동물이 52%나 감소했다는 말인가? 그게 대체 가능한 일인가?"

스템을 해독하여 불난 데 휘발유를 뿌리는 행위를 멈추는 것이다.

바디버든의 개념

인간의 몸은 하루도 빠짐없이 독성 물질에 노출된다. 독소는 호흡하는 대기 중에도 있고, 먹는 음식에도 있어 피부 속으로 흡수된다. 우리는 끊임없이 물이 채워지는 유리잔 같은 독소 노출을 처리하며 살아간다. 이미 물이 절반쯤 찬 유리잔이 있다고 해보자. 그 잔에 계속 물을 부으면 결국 물이 넘치게 된다. 유리잔이 가득 차기 전에 몸에서 자체적으로 독소를 제거하고 처리할 수 있다면, 독소가 면역 반응을 유발하여 건강 문제를 일으킬 가능성은 낮아질 것이다. 그러나 유리잔이 완전히 채워져 물이 사방으로 넘친다면 우리 몸의 해독 메커니즘이 압도당하여 임계점을 넘어섰다는 의미다. 몸의 자연적인 해독 메커니즘이 압도당하면, 독소를 제거하지 못하여 남은 독소가 체내에 축적되기 시작한다. 이렇게 되면 외부 환경 독소가 이제 체내의 내독소로 변한다. 2장에서 알아본 LPS와 네오에피토프와 마찬가지로, 내독소도 혈류를 타고 순환하여 제거하기가 무척 어렵다.

다행히 몸에서 독소에 대한 방어 메커니즘이 자연적으로 작용해 제거하지 못한 독소는 순환계에서 내보내진다. 뇌에 접근하지 못하게 되는 것이다. 대신 한곳에 저장되는데, 흔히 지방 세포에 저장된다. 이로 인해 복부 주변에 군살이 생긴다. 중금속 같은 독소는 뼈 속에 저장되기도 한다.

독소가 뇌에 도달하면 그 결과는 정말 치명적일 수 있다. 미국 질병통제예방센터(Centers for Disease Control and Prevention, CDC)의 자폐증 및 발달장애 모니터링 네트워크(Autism and Developmental Disabilities Monitoring Network)는 2014년 미국 어린이의 68명 중 1명꼴로 자폐스펙트럼장애를 앓고 있다고 보고했다.[18] 내가 1980년에 치료를 시작하던 때 자폐증 유병률은 대략 1만 명 중 1명꼴이었다. 매사추세츠 공과 대학(MIT)의 스테파니 세네프(Stephanie Seneff) 교수는 살충제의 광범위한 사용에 따른 글리포세이트(glyphosate, 제초제로 세계보건기구 산하 국제암연구소에서 발암물질 2군으로 지정한 물질) 노출과 자폐증의 연관성을 연구하면서, '현재의 속도대로면 2025년에는 2명 중 1명의 어린이가 자폐증을 앓게 될 것'이라고 공언했다.[19] 몸의 해독 시스템을 혹사시키는 유독성 식품과 화학적 독소 때문에 오늘날 자폐증 발병률이 그토록 높은 것일까? 아마 그럴 것이다.

성인의 뇌 역시 화학물질에 영향을 받는다. 하루에 사과를 한 개씩만 먹어도 의사와 멀어진다는 말은 이제 옛말이다. 사과에는 다른 과일이나 채소보다 더 많은 살충제가 묻어 있다. 조셉 피조르노(Joseph Pizzorno) 박사는 저서 《독소 솔루션(The Toxin Solution, 국내 미출간)》에서 미국에서 재배된 사과의 80%에 디페닐아민이란 화학물질(잘 알려진 신경독소)이 묻어있고, 이것이 암을 유발하는 니트로사민으로 분해된다고 설명한다. 니트로사민의 증가는 알츠하이머병 및 파킨슨병의 발병률 증가와 관련이 있다.

그렇다고 해서 모든 사과가 우리 모두한테 똑같은 영향을 미치지는 않는다. 우리는 저마다 독특하고 뚜렷이 구별되는 개인이듯, 신체의 임계점이나 바디버든도 제각기 다르다. 일부 사람들은 유전적 요소 덕분에 다른 사람보다 해독을 더 잘한다. 그들은 몸의 해독 능력을 혹사시키지 않고 독성 화학물질을 처리하는 것도 가능하다. 그렇지만 요즘에는 누구나 끊임없이 쏟아지는 독성 화학물질에 노출되고, 또 매일같이 몸이 민감한 식품에 노출되다 보니 각자가 가진 유리잔의 크기에 상관없이 물이 넘칠 가능성이 더 높아졌다.

우리는 바디버든을 줄여야 한다. 두 가지 방법이 있다. 첫 번째는 독소 노출을 줄이는 것이다. 두 번째는 독성 화학물질을 분해하는 간 기능을 향상시키는 것이다. 간의 해독 경로를 2단계 해독이라고 부른다. 2단계 해독을 증진시키는 가장 좋은 방법은 매일의 식단에 십자화과채소를 포함하는 것이다. 면역 반응을 일으킬 수 있는 유독성 식품을 제거하고 식단을 변경하면, 그동안 체내에 축적된 강한 독소를 몸 밖으로 배출할 기회를 얻게 된다. 십자화과채소를 적어도 하루에 한 번씩 섭취하는 것으로 간 기능을 향상시켜 독성 화학물질을 쓸어버릴 수 있다.

바디버든을 낮추는 것은 다음번 독소 노출에 더 잘 대처할 준비를 하는 것과 같다. 그러면 대부분의 식품 과민성 같은 미약한 독소는 큰 문제가 되지 않는다. 만일 우리의 임계점이 하루에 20개 독소를 제거하는 것인데 한꺼번에 100개 독소의 폭격을 받는다면, 우리 몸의 신진대사는 유독성 물질에 압도될 것이고, 저마다 가장 취약한 (유전 사슬의 약한 고리인) 자가면역질환에 걸릴 것이다. 그러나 만일 우리가 노출되는 독소를 80개 줄인다면, 나머지 20개는 몸에서 수월하게 처리할 수 있게 된다. 목표는 우리 몸의 해독 능력보다 더 많은 독소에 노출되는 적자 상태를 면하는 것이다. 이것이 납, 수은, 폴리염화비페닐(PCBs) 등 아직 분해되지 않고 축적되어있는 독소를 제거하는 해독 프로그램의 주요한 장점이다.

내가 늘 접하게 되는 시나리오는 이렇다. 한 환자가 해독 프로그램에 대해 처음 알고 나서 흥분한다. 그는 더 많은 정보를 원하여 인터넷에서 해독 전문가가 게시한 동영상을 찾아본다. 그는 자신의 생체지표를 확인하여 자신이 노출되었을 가능성이 있는 독소를 파악한다. 그런 다음 체내의 독소를 제거하기 위해 3주간의 해독 프로그램에 따르면서 세상을 다 얻은 듯한 기분을 느낀다. 그런데 6개월이 지나자 다시 몸이 아프기 시작한다. 그는 내 진료실로 찾아와서 "무슨 일이 일어난 거죠?"라고 묻는다. 내 대답은 그가 최선의 노력을 다했음에도 불구하고 여전히 몸에서 처리할 수 있는 양보다 더 많은 독소에 매일같이 노출되고 있다는 것이다. 어떤 해독 프로그램을 끝마쳤건 간에, 그는 다시 해독을 시작해야 한다. 바디버든 때문에 이 유독한 세상에서 우리는 끊임없이 싸워나가야 하는 것이다.

간의 2단계 해독력을 향상시키는 십자화과채소		
루콜라	청경채	브로콜리
브로콜리라베	로마네스코 브로콜리	방울양배추
양배추	콜리플라워	차이니즈 브로콜리
호배추	콜라드 그린	일본무(다이콘)
큰다닥냉이	서양고추냉이	케일
콜라비	소송채	나도냉이
미즈나	겨자 - 씨와 잎	배추
무	루타바가	다채(비타민채)
순무 - 뿌리와 무청	고추냉이	물냉이

톰 박사의 조언
비타민 C의 숨은 장점

아질산염과 질산염은 비타민 C가 없으면 위험한 니트로사민으로 전환된다. 1980년대 후반에 내 아들이 어렸을 적에는 길모퉁이 서브웨이(Subway)에서 파는 미트볼 샌드위치가 최고의 외식이었다. 아들이 거기에 가고 싶어 하면, 나는 항상 문밖으로 나가기 전에 아들에게 씹어 먹는 비타민 C를 주었다. 육류를 먹은 지 15~20분 내에 뱃속에 비타민 C가 들어가면 그것이 발암성 니트로사민으로 전환될 위험을 크게 줄이거나 막을 수 있다. 가끔씩 소풍이나 야구장에 가서 핫도그, 햄버거, 절인 고기를 먹게 된다면, 반드시 비타민 C를 미리 섭취하자.[20] 이밖에도 식단에 마늘[21], 쿠르쿠민(강황 향신료에 들어있는 활성 항염증제)[22], 자색 고구마[23], 십자화과채소와 딸기류[24] 같은 식품을 포함시키면, 니트로사민이나 다른 많은 환경 독소의 유해한 영향을 줄일 수 있다.

면역계는 환경 유해물질에 어떻게 대처하는가?

밴더빌트 대학교에 있는 내 친구 마크 휴스턴(Mark Houston) 박사는 "몸은 무수한 종류의 유해물질에 대처하는 한정된 종류의 선택지만 가지고 있

있다. 이 화학물질은 꼭 호르몬처럼 생겨서 호르몬 수용체 부위로 몰래 들어가 포수의 미트를 막음으로써 호르몬의 균형을 교란시킨다. 어떤 때는 세포로 들어가는 문도 열지 않은 채 그냥 수용체 부위에 앉아서 포수의 미트를 꽉 채우고 있다. 몸에서 이런 내분비계 교란물질을 제거하지 못하면, 포수의 미트인 수용체 부위에 이런 화학물질이 축적된다. 예를 들어 염소, 불소, 브롬 같은 물질은 갑상선 호르몬의 수용체 부위를 채우는 것으로 알려졌다. 이런 물질이 수용체 부위를 막고 있으면 호르몬이 세포 안으로 들어갈 수 없어 기능성 갑상선 호르몬 결핍증을 일으킬 수 있다. 혈중 호르몬 수치는 정상이지만 호르몬이 수용체 부위에 가서 문을 열고 세포 안으로 들어갈 수 없어, 세포는 호르몬 결핍 상태로 기능하게 된다. 이럴 경우 갑상선 기능이 저하된 신호—수족냉증(잘 때 양말을 신고 침대로 들어갈 정도), 만성 피로감, 체중감량 불가, 뇌 안개 등—처럼 보이지만, 갑상선 증상인 줄 알고 의사에게 찾아가 혈액 검사를 받아보면 혈중 갑상선 농도는 정상으로 나올 것이다. 문제는 갑상선이 아니라 갑상선 수용체에 일어났으니 말이다.

자가면역질환은 남성보다 여성에게 9배 더 흔하게 나타난다. 내분비계 교란물질이 뇌, 자궁, 난소, 유방 조직의 에스트로겐 수용체 부위에 주로 집중되기 때문에 남성보다 여성에게 훨씬 더 큰 영향을 주는 것이다. 에스트로겐 포수의 미트가 가득 차면(수용체 부위가 독성 화학물질로 가득 차있다면) 에스트로겐이 수용체 안으로 들어갈 수가 없다. 그러면 에스트로겐은 세포 부위에서 튕겨져 나오고, 세포 조직에서는 에스트로겐 결핍이 발생한다.

남성의 경우에는 내분비계 교란물질이 테스토스테론 저하, 고환암, 고환 크기 발달 부진, 정자 수 감소 등으로 남성 불임을 유발하는 건강 문제를 야기할 수 있다. 불임 진단을 받은 남성은 이런 내분비계 교란물질의 독성 수준을 확인해야 한다.[26] 오늘날 남성의 테스토스테론 수치는 평균적으로 할아버지 세대의 3분의 1 수준이다. 앞서 언급했듯이, 2017 년 연구에서는 지난 40년간 세계 남성의 정자 수가 50% 이상 감소한 것으로 나타났다. 같은 달 발표된 두 번째 논문은 이런 남성 생식력 감소가 내분비계 교란물질과 관련 있음을 보여준다.[27] 그리고 내 친구인 조머콜라(Joe Mercola) 의사가 보고했듯이, 덴마크의 연구원이자 소아과 의사인 닐스 스카케벡(Niels Skakkebaek)은 연구 결과에 대해 분석하며 이렇게 말했다.

> 이 새로운 두 논문은 남성 생식력 건강 문제의 부정적인 변화 추세를 지적한 기존 연구에 상당한 내용을 추가한다. … 여기 덴마크에서는 불임이 전염병 같다. 덴마크 남성의 20% 이상이 자녀를 갖지 않는다. 가장 걱정스러운 점은 정액의 질이 전반적으로 매우 낮아져서 평균적인 덴마크 젊은 남성이 조부모 세대의 남성에 비해 정자 수가 훨씬 적고 정자의 90% 이상이 비정상이란 사실이다.

남성의 테스토스테론이 데시리터당 550나노그램 미만인 경우(아직은 정상 범위), 수정이 어려운 한계점을 향해 조금씩 다가가는 셈이다. 더욱이 그들은 테스토스테론이 데시리터당 550나노그램 이상인 남성들처럼 심장마비 위험이 30% 감소하는 혜택도 누리지 못한다. 왜 그럴까? 테스토스테론이 심혈관을 청소하는 '좋은' HDL 콜레스테롤을 돕는 역할을 하기 때문이다.[28]

여성은 난소 낭종, 자궁 근종, 유방암과 기타 호르몬 관련 암, 나아가 뇌기능 장애의 위험에 직면한다. 그래서 자가면역질환을 앓는 일부 여성은 임신하면 몸 상태가 훨씬 좋아졌다고 느끼기도 한다. 여성은 임신 중에 호르몬 함량이 더 높아지는데, 호르몬 수치가 높을수록 세포 안으로 들어갈 확률이 높아지기 때문이다.

일례로 폴리염화비페닐(PCBs)은 전 계열이 내분비계 교란물질인 독성 화학물질이다. 원래 산업적으로 사용되던 PCBs가 먹이사슬로 침투하는 경로를 발견했다. PCBs는 에스트로겐 수용체와 결합하는 것으로 알려져 있다. 유방 조직에는 에스트로겐을 좋아하는 세포들이 대거 집중되어 있어, 내분비계 교란물질이 축적되기 쉽다. 아기를 출산하면 유방의 유선 세포가 활성화되어 최초의 초유와 모유를 생성한다. 오늘날 대부분의 여성, 특히 첫 출산한 여성의 초유와 모유에는 PCBs가 포함된 수준을 넘어 아예 가득 차있다. 젖을 빠는 아기는 즉시 엄청난 양의 PCBs에 노출되고, 뇌에 독성을 지닌 PCBs는 아기의 뇌 발달과 뇌기능에 악영향을 미친다. 오늘날 자폐 아동이 터무니없이 증가한 원인 중 하나가 이런 PCBs라고 볼 수 있을까? 충분히 가능한 이야기다. 연구자들은 독성 화학물질이 뇌 발달과 갑상선, 에스트로겐, 면역 기능에 영향을 미친다는 사실을 확인했지만, 소아과 의사들은 여전히 모유 수유의 장점이 독소 노출의 위험성보다 월등히 크다는 데 동의한다.[29] 이런 관점에서 보면, 엄마가 독성 화학물질에 노출될 위험을 줄일수록 모유에 함유된 독성 물질도 줄어들 것이다. 나는 모든 가임기 여성이 임신하기 전에 몸을 해독해야 한다고 주장한다. 그러면 장래 태어날 아기가 잘 발달된 두뇌를 가질 모든 기회를 얻게 될 것이다.

독소가 뇌 건강에 영향을 미치는 8가지 방법

독소는 염증, 산화 스트레스, 감염, 알레르기 등을 유발할 수 있다. 기능성 의학을 창시한 조셉 피조르노 박사는 저서 《독소 솔루션(The Toxin Solution, 국내 미출간)》에서 환경 독소가 우리의 뇌 건강에 영향을 미치는 8가지 기본 메커니즘을 소개했다.

1. 효소는 세포 안에서 모든 화학 반응의 속도를 높이는 분자다. 독소는 효소를 오염시켜 효과성을 떨어뜨린다.

2. 독소는 구조의 무기질을 대체하여 뼈를 약하게 만든다. 독소가 뼈의 칼슘을 대체하면 이중의 결과가 나타난다. 즉 골격 구조가 더 약해지고, (폐경기 여성 등이) 골세포를 잃기 시작할 때 독성 방출량이 증가할 위험이 생기는 것이다. 뼈가 손실되어 방출된 독소는 이제 몸 전체를 순환하며 궁극적으로 뇌에 영향을 미쳐 노년기에 염증과 뇌세포 감소를 가중시킬 수 있다.

3. 독소는 혈액뇌장벽 손상(B4), 분자 모방, 네오에피토프 생성에 따른 부수적 손상 등을 일으켜 뇌 같은 기관을 손상시킨다. 예를 들어 염소가 갑상선 수용체 부위에 결합하면 네오에피토프를 형성한다. 그러면 면역계가 그 염소 갑상선 네오에피토프에 대한 항체를 만든다.

4. 독소는 DNA를 손상시켜 노화와 세포 퇴행 속도를 증가시킨다. 흔히 사용되는 많은 살충제, 프탈레이트(플라스틱을 부드럽게 하기 위해 사용하는 화학 첨가제), 제대로 해독되지 않은 에스트로겐, 벤젠이 포함된 제품이 DNA를 손상시킨다.

5. 독소는 유전자 발현을 변형한다. 유전자는 체내와 외부 환경의 변화에 적응하기 위해 스위치를 켜고 끈다. 많은 독소가 바람직하지 않은 방식으로 유전자를 활성화하거나 억제시킨다. 이는 개인의 뇌 건강 문제(우울증과 치매 등)를 유발할 뿐 아니라 세대에 걸쳐 유전되는 결과를 초래할 수도 있다.

6. 독소는 (포수의 미트를 채워 호르몬이 못 들어가게 막음으로써) 세포 수용체 부위의 기능에 직접적인 영향을 미친다. 이 세포들이 손상되면 중요한 메시지를 받지 못하여 불안을 유발할 수 있다.[30]

7. 독소는 내분비계 교란물질 등으로 작용하여 호르몬을 방해하고 불균형을 초래한다. 또 비스페놀 A(BPA) 같은 독소는 호르몬을 유도하고 억제하며 모방할 수도 있다.

8. 독소는 실제로 해독 능력을 손상시킨다. 이것이 무엇보다 심각한 최악의 문제점이다.

우리가 피해야 할 독소

우리는 매일 수천 가지의 독소에 노출되지만, 여기에서는 최악의 독소들만 언급할 것이다. 뇌에 해로운 독소들은 신체에도 악영향을 미칠 수 있다. 어떤 물질이 체내에 얼마나 오랫동안 머무는지를 측정하기 위해 과학자들은 물질의 반감기라는 기준을 사용한다. 약물이나 화학물질의 반감기란 몸속에서 그 활성 성분의 절반이 제거되거나 분해되는 데 걸리는 시간이다. 벤젠의 반감기는 1일이다(연료 탱크를 채울 때 벤젠 가스를 흡입하면, 하루 종일 폐와 혈류에서 염증성 연쇄반응이 일어난다). 수은의 반감기는 2개월이다(참치 샌드위치를 먹으면 위장에서 2개월 동안 염증이 생길 위험이 있다). 폴리염화비페닐(PCBs)의 반감기는 체내에 침투한 유형에 따라 20~30년이다.[31] 이 말은 비유기농 사과 한 알만 먹어도 자칫하면 체내에 이런 내분비계 교란물질이 침투하여 최대 30년간 면역 반응을 활성화하고 더 많은 염증을 유발할 수 있다는 의미다.

이제 모든 독소 노출이 얼마나 심각한 문제인지를 이해하겠는가? 내가 아는 한, 지금 당장 우리가 이 문제에 손쓸 수 있는 유일한 방법은 추가적인 독소 노출을 줄이고, 우리 몸이 체내에 축적된 독소를 제거하도록 도우며(해독), 앞으로 섭취할 영양분과 음식물의 올바른 선택을 통해 해독 능력을 향상시키는 것뿐이다.

BPA : 커피 컵이 당신을 죽이고 있다?

비스페놀 A(BPA), 즉 플라스틱을 성형 및 경화시켜 식료품 용기, 캔 수지 라이닝, 접착제, 건축 자재, 광학 렌즈, 플라스틱 치아충전재, 젖병, 물병, 커피 컵 뚜껑, 그밖에 수천 가지 제품을 만들 수 있는 이 화학물질은 내분비계 교란물질에 속하는 최악의 독성 물질 중 하나다. 개별 분자로만 따지면, BPA는 가장 강한 에스트로겐인 에스트라디올만큼 강

독소	반감기
비소	2~4일(CDC)
벤젠	0.5~1일
카드뮴	16년
클로르데인	3~4일
DDT	6~10년
디엘드린	2~12개월
에탄올	시간당 15%
납	1~1.5개월 (뼈 속은 20~30년)
수은	2개월(CDC)
독소에 대한 항체 생성	조직 내 독소가 임계치를 넘을 때
독소에 대한 항체	3~8주

력하다.[33]

비스페놀 A가 체내에 침투하면 에스트로겐 수용체 부위에 결합할 수 있다. 몸은 임계점을 넘으면 즉각적으로 반응하므로, 면역계는 비스페놀 A에 대한 항체를 만들기 시작한다. 항체는 유방 세포나 난소 세포, 뇌세포의 수용체 부위에 붙어있는 비스페놀 A를 공격하여 해당 세포 자체를 손상시킨다. 몸을 보호하기 위해 항체에서 만든 염증 역시 세포에 부수적 손상을 입힌다. 그러면 우리 몸은 또 손상된 세포에 대한 항체를 만들어야 한다. 손상된 세포가 뇌세포라고 가정해보자. 면역계는 그 뇌세포를 공격한다. 면역계는 비스페놀 A를 없애는 과정에서 뇌세포에 부수적 손상을 입힌다. 뇌에 대한 항체 수치가 높아지면, 새롭게 생성되는 양보다 더 많은 뇌세포를 죽이고 있다는 의미다. 혹시 임신부의 BPA 수치가 높으면(요즘은 거의 다 그렇다) 아들의 고환이 엄마 자궁 속에서 제대로 발달하지 못할 수 있고, 커서도 정자 생산에 문제가 생겨 남성 불임으로 이어질 수 있다. 딸인 경우에는 유방 세포가 제대로 발달하지 않아 수년 후에 유방암에 걸릴 위험이 훨씬 높아진다. 이것이 오늘날 우리가 신생아들과 다음 세대에 물려주고 있는 끔찍한 현실이다.

사슬을 잡아당기면 항상 가장 약한 고리부터 끊어진다는 것을 기억하라. 심장, 뇌, 간, 신장, 피부, 호르몬 어디든 유전적으로 약한 고리에서 문제가 발생한다. 어떤 사람은 비스페놀 A 같은 내분비계 교란물질에 노출되어 하시모토 갑상선질환에 걸린다. 어떤 사람은 비스페놀 A 수치가 높은 엄마의 모유를 먹고 자라 뇌기능장애가 발생한다.

오늘날 호르몬 관련 증상이 그토록 흔하게 나타나는 이유도 여기에 있을 수 있다. 매년 수백만 명의 여성이 피임, 폐경, 갑상선 기능 저하, 골밀도 저하 같은 이유로 호르몬을 처방받는다. 그런데 유감스럽게도 의사들이 대부분 환자의 호르몬 수치를 확인하지도 않고 호르몬 대체 요법을 처방한다. 나 같은 기능의학 의사들은 호르몬 수준이 정상인 환자에게서도 호르몬 관련 증상을 자주 접한다. 이 경우 호르몬 기능에 영향을 미치는 내분비계 교란물질의 독소가 과부하 상태는 아닌지를 고려해야 한다.

또 의사들은 환자들의 체내에 독소가 축적되었는지 확인하지 않는다. 대신 구명조끼를 나누어준다. 기억하자. 좋은 구명조끼가 필요하다면 호르몬을 복용하라. 단, 가장 안전한 호르몬을 복용하라(합성 호르몬보다 천연 호르몬을 선택하라). 구명조끼가 생겼으니 상류로 올라갈 수 있을 것이다. 이제 당신의 바디버든을 확인할 때다. 의사에게 체내에 내분비계 교란물질이 축적된 수준을 검사해달라고 요청하자.

10년 전에 미래를 내다본 많은 의사가 환자들의 BPA 수치를 확인해야 한다고 주장했다. BPA는 우리 환경에 널리 퍼져있는 독소인 만큼, 많은 피해를 입힐 수 있기 때문이다. 반면 오늘날 과학자들은 "모든 사람이 체내에 BPA를 보유하므로 BPA 수치 검사는 시간과 돈을 낭비한다"라고 말한다. 양쪽 다 옳은 말이다. 실제로 검사를 해보면 오늘날 모든 신생아의 소변에서 BPA가 검출된다. 아기는 임신 중에 BPA에 노출된 엄마에게서 이를 물려받고 태어난 후 플라스틱 젖병을 물고 플라스틱 젖꼭지를 빨면서 독소를 더 축적해나간다. 이제 과학자들은 우리에게 체내에 BPA가 존재하는지 여부보다 BPA에 대한 노출이 임계점을 넘어 면역계가 활성화되었는지 여부를 확인하라고 조언한다.

그렇다면 우리 면역계가 BPA와 열심히 맞서 싸우는데 왜 BPA가 문제가 될까? 그것은 승산 없는 싸움이기 때문이다. BPA에 대한 노출 정도가 너무 심해서 노출을 줄이려고 의식적으로 노력하지 않는다면 심각한 곤경에 빠질 확률이 더욱 높아진다.

톰 박사의 조언
새로운 샤워 꼭지를 구하라

어느 건물에 들어섰는데 그 층에 수영장이 있다는 사실을 냄새만으로 알 수 있는가? 수영장의 염소 냄새를 맡을 수 있다면, 당신은 염소 과민성이 있거나 당신 체내에 염소가 축적되어 있을지도 모른다. 그러니 염소 과민성이 있는지 항체 검사를 통해 확인하는 편이 좋다.

염소는 상수도 살균 처리에 사용되기 때문에 우리 모두가 노출되어있는 내분비계 교란물질이다. 염소는 갑상선 수용체 부위에 결합하여 갑상선 호르몬이 세포 안으로 들어가는 것을 막는다.[32]

염소에 대한 노출을 줄이면 도움이 되겠지만, 그러자고 마시는 물의 양을 줄여서는 안 된다. 대신 염소 샤워 필터를 사용할 수는 있다. 우리는 샤워 중에 가장 많은 염소에 노출되므로 이런 필터를 사용하는 것은 매우 효과적이다. 샤워하는 동안 우리는 수증기를 들이마시고, 수증기는 폐의 투과막을 통과하여 혈류로 침투하고 곧장 뇌까지 도달한다. 염소 샤워 필터는 염소가 우리 몸에 닿기 전에 염소를 제거한다.

염소 필터는 저렴하고 설치하기도 쉽다. 배관공을 따로 부를 필요도 없다. 단, 6개월마다 필터를 교체해야 한다는 것을 잊지 말자. 며칠만 사용해도 피부와 머리카락이 부드러워져서 염소 필터의 효과를 확인할 수 있다. 우리의 피부, 머리카락, 특히 갑상선 수용체 부위가 좋아질 것이다.

건강한 헌혈자를 무작위로 추출하여 혈액 검사를 실시한 결과, BPA 에 대한 IgG 항체(육균)가 연구 참여자의 13%에서 발견되었고, BPA에 대한 IgM 항체(해균)는 15%에서 발견되었다. 두 집단을 합하면 '건강한 사람들'의 28%(4명 중 1명 이상)가 BPA와 싸우고 있는 셈인데, 이 싸움은 온갖 부수적 손상을 입힐 것이다.[34]

BPA 등 많은 내분비계 교란물질에 대한 주요 해독 방법은 메틸화다. 인체는 더 많이 메틸화될수록 더 많은 독성 물질이 분해된다. 최고의 메틸화 물질로는 녹차(소량만 섭취해도 도움이 되지만 적어도 하루 3잔을 목표로 하라), 비타민 B12, 엽산(또 다른 비타민 B), 콜린, 베타인 등이 있다.

BPA 노출에 맞서는 싸움

커피 컵 뚜껑, 마시는 물병, 음식을 보관할 때 사용하는 비닐랩에는 모두 BPA가 들어있다. 우리는 수시로 이런 제품을 사용하고, 우리 건강을 해치는 실수를 저지르면서도 깨닫지 못하는 때가 많다. 일례로, 나는 독서를 할 때 종종 무언가를 생각하려고 안경을 벗었다가 얼마 지나 안경다리를 입에 물곤 한다. 나는 무심결에 안경다리를 씹기도 하고 그냥 입속에 문 플라스틱 느낌을 좋아하기도 한다(아마 20대 초반 흡연하던 시절의 친숙한 느낌 때문일 것이다). 내가 플라스틱을 씹는 동안 약산성인 내 침에 비스페놀 A가 조금씩 녹아든다. 그러다 나는 내가 무슨 짓을 하고 있는지 깨닫고는 화들짝 놀라 입에서 안경다리를 빼낸다.

독소 노출을 줄이기 위해 우리가 선택할 수 있는 작은 변화는 많다. 예를 들어 동네 카페에서 주문한 커피를 받을 때 컵 뚜껑이 덮여있으면 즉시 뚜껑을 버리거나 처음부터 뚜껑 없이 달라고 요청하자. 왜 그럴까? 뜨거운 커피에서 나온 김이 BPA로 제조된 컵 뚜껑 아랫면까지 올라갔다가 응결되어 비스페놀 A가 가득한 채로 다시 커피에 떨어지기 때문이다.(만약 컵 뚜껑에 'BPA 프리(free)' 표시가 있다면 제조업체가 BPA를 BPF로 대체한 것인데 이게 더 나쁠다.) 가장 좋은 방법은 스테인리스 머그잔을 들고 가 "여기에 담아주세요"라고 말하는 것이다. 대부분의 카페에서는 본인 컵을 가져오면 가격을 할인해주므로 커피 값도 절약할 수 있다.

다음으로는 모든 브랜드의 식품 포장용 비닐랩을 치우자. 남은 음식을 비닐랩으로 싸서 냉장고에 보관할 때마다 다음날 음식에서는 측정 가능한 수준의 BPA가 검출된다. BPA는 열을 통해서 옮겨질 뿐 아니라 추울 때도 음식의 산성에 녹아나온다. 비닐랩 대신 종이호일이나 황산지를 사용하고 고무줄로 포장지를 고정시키자. 아니면 비닐을 쓰지 않기 위해 유리 뚜껑이 달린 유리 저장용기를 사용해보자. 온라인 소매업체 마일스 킴벌(www.mileskimball.com)에서는 유리 뚜껑이 있는 다양한 크기와 모양의 용기를 판매한다.

플라스틱 젖병은 또 다른 문제를 유발한다. 부모들이 대개 전자레인지로 젖병을 데우다보니 가소제 화학물질이 우유에 침출되면서 대부분의 영양분이 파괴된다. 그러므로 언제나 유리병을 사용하는 편이 바람직하다. 모유 수유를 선택한 산모들은(모유는 아기의 건강에 결정적으로 중요하므로 현명한 생각이다) 자신의 혈액 속에 수십 년에 걸쳐 상당량의 BPA, 폴리염화비페닐(PCBs), 다이옥신이 축적되었고, 이런 물질이 수유 중에 아기에게 옮겨갈 가능성을 인정해야 한다. 아기들이 생후 5년 동안 섭취하는 독성 화학물질의 양을 129쪽 표에서 확인해보라. 생후 첫 6개월 동안의 충격적인 수치는 엄마의 유방에 축적된 독소가 모유를 통해 분비된 탓이다.

임신부의 혈중 BPA 수치가 측정 가능한 수준으로 높아지면, 아기의 호르몬을 조절하는 뇌 부위와 일생에 걸친 스트레스 반응이 제대로 성숙되지 않는다. 2015년에 연구자들은 BPA 노출과 연관된 시상하부 주변의 미엘린 보호막이 결핍된다는 사실을 확인했다.[35] 이는 호르몬과 감정을 조절하는 중요한 뇌 부위가 유전적으로 설계된 것만큼 잘 작동하지 않으리란 것을 의미한다. 그 결과는 불안, 우울증, 주의력결핍 과잉행동장애(ADHD)로 나타날 수 있다. 그러면 불안, 우울증, 과잉행동, ADHD로 진단받은 아이와 청소년들은 어떻게 될까? 그들은 약물을 처방받는다.

나는 ADHD 약을 복용하는 모든 어린이와 청소년이 폭력적인 성인이 된다고는 생각하지 않지만, 이런 약물이 지난 25년간 미국에서 일어난 모든 자살과 총기난사 사건의 단일한 최대 공통 요인인 것은 사실이다. 그런 사건을 저지른 사람들은 모두 불안, 우울증, 과잉행동, ADHD 등으로 약물 치료를 받고 있었다. 지난 10여 년간 진행된 신뢰할 만한 여러 과학적 연구 결과와 제약회사의 내부 보고서에 따르면, 선택적세로토닌재흡수억제제(SSRIs)라는 항우울제 계열에는 자살과 기타 폭력 행동을 비롯해, 이미 밝혀졌지만 보고되지 않은 여러 부작용이 있다. 내 말이 과장이라고 생각하는가? 영국 왕립의학회(Royal Society of Medicine)에서 이 주제를 다룬 연구 137건을 검토한 후에 발표한 요약문을 보라.

> 우리가 항우울제의 유해성을 과소평가했다는 점은 의심의 여지가 없다. 항우울제는 건강한 성인 지원자의 경우에도 자살과 폭력으로 이어질 수 있는 사건의 발생률을 두 배로 높인다.[36]

이는 거론하기 불편하지만 절대 저절로 해결되지 않는 일인 만큼 반드시 논의가 필요한 주제다. 상황은 점점 악화되고 있다. 그렇다면 우리는 무엇을 할 수 있을까? 첫째, 독성 화학물질에 노출될 때의 연쇄반응에 대해 교육받아야 한다. 둘째, 모든 가임기 여성은 임신하기 전에 먼저 해독을 해야 한다. 엄마 아빠들이여, 아이들 앞에서 보다 덜 해로운 선택을 하는 모범을 보일 때가 되었다.

혹시 금속 캔에 든 탄산음료를 즐겨 마신다면 다시 생각해보자. 금속 캔의 내부 코팅에도 BPA가 들어있다. 탄산음료는 산성이 강해서 더 많은 양의 BPA가 캔에서 음료로 침출된다. 탄산수 제조기 소다 스트림(Soda Stream)을 이용하면, 직접 여과한 물로 자신만의 탄산음료를 만들 수 있다. 이런 방법으로 세상에서 가장 깨끗한 음료를 얻을 수 있다.

출생부터 25세까지 남녀의 PCBs 및 다이옥신독성등가물(TEQ) 일일 섭취량 추정

연령대	남성		여성	
	일일 TEQ 총섭취량 (pg)	일일 TEQ 섭취량 (pg/kg bw)	일일 TEQ 총섭취량 (pg)	일일 TEQ 섭취량 (pg/kg bw)
출생~6개월	852	112	852	118
1~5세	110	6.5	102	6.3
6~10세	109	3.9	97	3.5
10~15세	144	3.0	129	2.7
16~20세	172	2.5	125	2.1
20~25세	171	2.4	126	2.2

* 단위 : pg - 피코그램(1조분의 1그램), pg/kg bw - 체중 1kg당 피코그램(kg bw=kilogram body weight) - 옮긴이 주
* 출처 : Dietary Exposure to Polychlorinated Biphenyls and Dioxins from Infancy until Adulthood: A Comparison between Breast-feeding, Toddler, and Long-term Exposure, Environ Health Perspect. Jan;107(1):45~51 수정(축약)

톰 박사의 조언
젖병 구입하기

✓ 재활용 번호 7과 'PC'라는 글자가 새겨진 투명한 플라스틱 젖병과 용기는 사용하지 말자. 대부분 BPA가 포함되어있다.
✓ 불투명한 플라스틱 병을 선택하자. (폴리에틸렌이나 폴리프로필렌으로 제조된) 이런 병에는 BPA가 포함되지 않는다. 또 재활용 번호가 2, 5인 제품을 찾아보자.
✓ 유리병이 대안이 될 수 있지만, 병을 떨어뜨리거나 깨뜨릴 때 부상당할 위험을 유의해야 한다.
✓ 열 때문에 플라스틱에서 BPA가 침출될 수 있으므로,
  » 폴리카보네이트 병을 끓이지 말자.
  » 폴리카보네이트 병을 전자레인지로 가열하지 말자.
  » 폴리카보네이트 병을 식기 세척기로 씻지 말자.[38]

신용 카드 영수증도 비스페놀 A로 뒤덮여 있다.[37] 영수증을 접는 동안 BPA가 우리 손에 묻어 혈류로 침투할 위험이 있다. 신용 카드 영수증은 휴대전화로 사진을 찍어 보관하고 만지거나 소지하지 말자. 그냥 탁자에 놓아두자.

중금속

중금속은 납, 카드뮴, 비소, 크롬, 수은 등 물리적으로 조밀한 천연원소다. 중금속은 뇌에 독성을 지니며 두통에서 피로, 신경 퇴행까지 다양한 뇌 건강 문제를 유발하는 것으로 알려졌다. 카드뮴과 납은 학습장애 및 지능지수(IQ) 감소와 연관이 있다. 납에 노출되면 또 충동성과 폭력적 행동도 부추길 수 있다. 수은은 주의력결핍장애, 학습장애, 기억력 손상, 운동기능장애와 관련된다.

어떤 중금속이든 대량으로 1회만 노출되어도 뇌 손상에 영향을 미친다는 상관관계를 뒷받침하는 연구들이 많다.[39] 아무리 소량이라도 수십 년에 걸쳐 지속적으로 중금속에 노출되면 마찬가지로 해로운 영향을 미친다. 더구나 몇 가지 중금속에 복합적으로 노출되면 극소량으로도 우리 건강에 악영향을 미칠 수 있다.

예를 들어 납은 아이와 성인 모두에게 영구적인 뇌기능장애를 일으킨다. 미시간주 플린트의 식수 위기*가 그토록 치명적인 이유도 여기에 있다. 그 지역 아이들은 결코 다시는 명확하게 생각하지 못할 것이다(그들 몸에서 납을 완전히 제거하고 더 건강한 뇌 조직을 재생하지 않는 한 말이다). 세계적으로 매년 약 80만 명의 아이들이 납에 노출되어 건강을 해치는 것으로 추산된다.[40] 세계보건기구(WHO)에 따르면 지능지수(IQ)의 저하도 초기 유년기의 납 노출에서 원인을 찾을 수 있다.

---

* 2014년 오래된 파이프 관으로 인해 갈색 수돗물이 나왔는데, 18개월이 지나서야 대책이 마련되어 해당 지역 주민들이 오래 납이 든 식수에 노출되었다 - 편집자

몸에서 납을 자연적으로 해독하지 못하면, 납이 뇌와 뼈 속에 축적된다. 여성이 폐경기에 호르몬 변화를 겪게 되면, 종종 에스트로겐이 결핍되고 골다공증에 걸릴 위험에 처한다. 단단한 뼈를 유지하려면 에스트로겐이 필요하기 때문이다. 골다공증이 생기면 뼈가 부서지기 시작한다. 이때 뼈 속에 납이 축적되어 있다면, 납 분자들이 다시 혈액 전체를 순환하다가 체내와 뇌에 축적되어 뇌의 퇴행을 가속화시킬 것이다. 그러면 치매가 발생한다.

1978년 이전에 지은 모든 주택에는 여전히 납 페인트와 납 배관시설이 남아있어, 거주자들이 매일 공기와 수돗물에 든 납 성분에 노출될 우려가 있다. 화장품, 장난감, 도자기, 납 크리스털, 집 주변 토양과 같이 전혀 예상치 못한 곳에서도 미량의 납이 발견된다. 또 비료를 뿌린 토양에서 재배한 식품과 뼈 육수에서도 납 성분이 발견된다. 유기농 식품에 중금속이 없다는 보장은 없어도 가급적 유기농 제품을 선택하는 것이 가장 안전한 대안이다.

수은은 치아 충전재, 화장품, 살균제와 살충제, 의약품, 일부 백신, 지방이 많은 큰 생선에 들어있다. 내가 아는 한, 이제 모든 참치에는 거의 유독한 수준의 수은이 축적되어 있다. 모든 참치가 그렇다. 어떤 생선이 먹기에 안전하며 왜 생선의 원산지에 따라 크게 차이가 나는지는 9장에서 알아볼 것이다.

치과용 아말감은 신경독성 수은에 노출되는 가장 큰 원인으로, 1억 2천만 명 이상의 미국인에게 영향을 미친다. 수은은 뇌 건강에 가장 밀접한 영향을 미치는 중금속으로서 가장 많이 연구되어 왔다. 세계보건기구(WHO)는 어린이들이 가벼운 수준부터 심각한 수준까지 수은 독성에 노출되어 뇌기능장애의 전 스펙트럼에서(경미한 ADHD부터 정신지체까지) 고통 받을 수 있다고 경고한다.[41]

《이상한 나라의 앨리스(Alice in Wonderland)》에 나오는 미친 모자장수를 기억하는가? 당시 모자장수들은 모자를 빳빳하게 만들려고 수은 통에 모자를 담가놓았다. 오랜 세월에 걸쳐 수은이 그들의 피부로 흡수되거나 코와 입을 통해 흡입된 탓에 모자장수의 뇌에 영향을 미쳤을 테고, 그 결과 그들이 변덕스럽고 예측 불허의 '미친' 행동을 보여 'mad hatter'나 'mad as a hatter(미친 듯이 화를 낸다)' 같은 영어 표현이 생겼을 것이다.

에이브러햄 링컨 대통령의 암살범인 존 윌크스 부스(John Wilkes Booth)를 죽인 보스턴 코빗(Boston Corbett)도 모자업계에 종사하며 아마 수은 중독으로 정신 건강이 좋지 않았을 것이다. 어렸을 때부터 모자를 만들어온 코빗은 점차 종교적 광신도가 되어 26세 때인 1858년에 리비도를 억제하기 위해 자신의 성기를 가위로 거세했다. 감히 정신 나간 사람이라고 말할 수 있다! 코빗은 미국 남북 전쟁 당시 북부 연합군 소속이었는데, 1865년 4월 14일에 워싱턴 DC의 포드극장(Ford's Theatre)에서 링컨이 부스에게 총격을 당하자 코빗이 속한 제16뉴욕기병연대는 도주한 암살자를 추적하라는 명을 받는다. 4월 26일 병사들은 버지니아 헛간에서 부스를 포위하는 데 성공했다. 그러나 코빗은 도망자를 생포하라는 명령에 불복하고 그를 사살했다. 코빗은 대통령의 암살자에게 복수했다는 이유로 군에서 처벌을 받지 않았고 대중에게 영웅 대접을 받았다. 결국 그는 노스이스트의 모자업계에서 다시 일하다가 캔자스주로 이주했고 1887년에 정신병원에 입원했다.

수은은 뇌의 중추신경계와 말초신경계 등에 유독하다. 체내의 수은 함량이 높으면, 똑바로 생각할 수 없고, 사고를 처리할 수 없으며, 뇌에서 근육으로 올바른 메시지를 보낼 수 없다. 다양한 수은 화합물을 흡입하고 섭취하거나 피부가 노출되면 신경계장애와 행동장애가 나타난다. 증상으로는 떨림, 불면증, 기억 상실, 신경근육에의 영향, 두통, 인지 및 운동 기능장애가 있다.

인체에서 가장 보호받는 조직은 엄마 뱃속에 있는 태아다. 엄마 몸에서 해독 및 여과 과정을 거치지 않고 아기에게 전해지는 물질은 없으니 말이다. 그런데도 요즘 태아들이 엄마의 혈액에서 수은을 흡수하고 특히 뇌의 수은 농도는 엄마보다 40%나 높아서 신경계 발달에 치명적이라니, 이 문제가 얼마나 심각한지 감이 올 것이다. 아기 몸의 수은은 대부분 엄마의 치아 충전재에서 나온 것이다. 내가 가임기 여성들이 임신 전에 수은 충전재(아말감)를 제거하고 반드시 해독을 해야 한다고 주장하는 이유도 바로 여기에 있다.[42]

카드뮴은 면역계 기능을 떨어뜨리고 신장 기능을 방해하며 고혈압 및 암을 유발한다. 전자 담배[43], 일반 담배[44], 노후한 배수관[45], 흰 빵[46], 흰 쌀밥[47] 등에서 카드뮴을 찾아볼 수 있다. 나는 임상 치료 과정에서 혈압약이 효과가 없는 환자의 경우 체내 카드뮴 함량이 높다는 사실을 발견했다.

중금속 노출을 줄이려면 무조건 피하는 것이 상책이지만, 만일 자신의 체내 중금속 함량이 높다고 생각하면 의사에게 이야기하고 5장에서 소개할 검사를 실시한 후에 체내의 중금속을 몸 밖으로 빼내는 킬레이트화 같은 치료법을 고려하는 게 좋다.

곰팡이

곰팡이독인 마이코톡신(mycotoxins)은 곤충, 미생물, 선충류, 방목 가축, 인간에 맞서는 화학적 방어 물질로서 발전해왔다. 마이코톡신은 항생제(페니실린)와 면역억제제(사이클로스포린) 등에서 여러 유익한 방법으로 사용된다. 그러나 한편으로는 질병을 유발하고 알레르기 반응을 일으키며 심한 경우 죽음을 부르기도 한다.[48, 49]

곰팡이가 건강 문제를 일으킨다는 사실이 쉽게 간과되는데, 감염과 뇌 과민상태를 촉발할 수 있다. 곰팡이에서 나오는 화학물질과 포자는 면역계를 교란하고 염증을 증가시킨다. 곰팡이는 신체의 어느 부위든 감

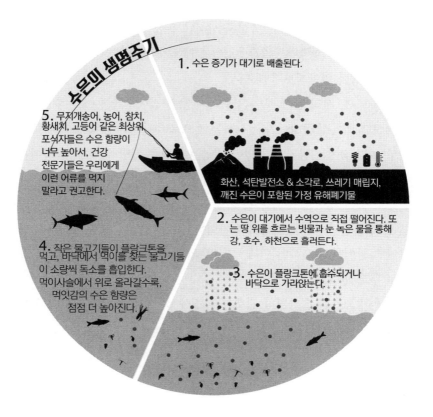

수은의 생명주기

1. 수은 증기가 대기로 배출된다.

화산, 석탄발전소 & 소각로, 쓰레기 매립지, 깨진 수은이 포함된 가정 유해폐기물

2. 수은이 대기에서 수역으로 직접 떨어진다. 또는 땅 위를 흐르는 빗물과 눈 녹은 물을 통해 강, 호수, 하천으로 흘러든다.

3. 수은이 플랑크톤에 흡수되거나 바닥으로 가라앉는다.

4. 작은 물고기들이 플랑크톤을 먹고, 바닥에서 먹이를 찾는 물고기들이 소량씩 독소를 흡입한다. 먹이사슬에서 위로 올라갈수록, 먹잇감의 수은 함량이 점점 더 높아진다.

5. 무지개송어, 농어, 참치, 황새치, 고등어 같은 최상위 포식자들은 수은 함량이 너무 높아서, 건강 전문가들은 우리에게 이런 어류를 먹지 말라고 권고한다.

염시킬 수 있다. 한 연구에서는 호산구(백혈구의 일종) 수치가 높거나 귀에서 진물(삼출액)이 나오는 아이들은 100% 귀가 곰팡이에 감염된 것으로 나타났다.[50] 이런 아이들과 귀 감염이 재발하는 아이들에게는 항생제가 효과가 없다. 항생제는 곰팡이 감염을 제거하지 못하기 때문이다. 곰팡이는 표준 혈액 검사에선 발견되지 않아도 위장, 콧구멍, 사실상 모든 신체 조직에서 자랄 수 있다.[51]

휴가를 마치고 오랜만에 집에 돌아와 당장 집을 환기시켜야 했던 경험이 있는가? 곰팡이는 주로 양탄자 밑이나 환기구 안, 벽 뒤쪽에 서식하므로, 우리는 곰팡이가 피는 것을 눈치 채지 못하고 곰팡이가 있다는 의심조차 못할 때가 많다. 욕실 구석이나 욕실 문을 여는 길목에, 혹은 샤워 커튼 위에 '어두운 반점'이 보이지 않는가? 미국 질병통제예방센터(CDC)의 국립산업안전보건연구원(National Institute for Occupational Safety and Health) 분석에 따르면, 우리 눈에 보이건 보이지 않건 간에 상업용 및 주거용 건물의 50%에 독성 곰팡이가 서식하는 것으로 추산된다. 무려 50%다! "그래도 우리 집에는 곰팡이가 없어요"라는 생각은 제발 버리자. 곰팡이는 주로 물기가 있는 욕실이나 주방에 발생하지만, 누수가 생겨 벽 단열재 안으로 물이 새어든 곳이나 집 바깥도 주의 깊게 살펴야 한다. 벽 단열재 안쪽은 곰팡이가 번식하기에 완벽한 장소로, 그럴 경우 우리는 수년 동안 곰팡이를 호흡해야 한다. 대부분의 도시는 이제 곰팡이 검사원을 따로 두고 있다.

곰팡이 노출은 습하거나 건조한 환경에서, 실내나 실외 어디서나 문제가 될 수 있지만, 특히 실내 수영장, 피트니스센터, 수족관과 같이 습도가 높은 환경에서 유독성이 심할 수 있다. 음식이 상한 경우에도 곰팡이와 마이코톡신에 오염되는데, 그런 상태로 사람들의 입과 코로 들어가기 일쑤다. 나는 맛있어 보이는 라즈베리를 몇 달러어치 사서 이틀 만에 벌써 흰 솜털이 자라는 광경을 보고 항상 좌절한다. '조금만' 먹으면 괜찮을 거라는 생각은 조금도 하지 말자. 그런 음식은 바로 처분하자. 곰팡이는 밀과 옥수수에서도 소량씩 흔하게 발견된다. 곡물을 보관하는 동안 곰팡이가 자라는 것이다[52] 이럴 경우 문제는 밀이나 옥수수에 핀 곰팡이를 볼 수 없다 보니, 곰팡이가 최종 제품에까지 포함된다는 것이다.

음식에 핀 곰팡이는 몸에 즉각적인 손상을 입히지는 않아도 잦은 노출을 통해 전체 바디버든을 증가시킨다. 독소의 내성 임계점을 넘기 전까지는 장내의 유익균이 작은 독소들을 분해할 수 있다. 그러나 면역계가 더 이상 우리 몸을 완벽하게 보호하지 못하면 과도한 염증이 조직을 손상시켜 결국 증상이 발생하게 된다. 이런 증상에는 두통이나 이유를 알기 힘든 갑작스런 '분노'와 화도 포함된다. 이미 알려진 곰팡이독과 관련된 생리적·신경학적 증상은 37가지가 있다.

스티브를 만나보자

스티브는 석유 회사의 고위급 간부다. 그는 나한테 연락해서 자기 진

- 복통
- 동통
- 식욕 감퇴
- 시력 저하
- 혼란
- 기침
- 새로운 지식의 학습능력 감소
- 설사
- 방향 감각 상실
- 극심한 갈증
- 피로감
- 초점/집중력 문제
- 두통
- 송곳으로 찌르는 듯한 통증
- 소변 증가
- 관절통
- 빛 과민성
- 기억 문제
- 쇳내(금속성 맛)

- 감정 기복
- 조조 경직
- 근육 경련
- 마비
- 눈 충혈
- 호흡 곤란
- 부비강 이상
- 피부 과민성
- 정전기 충격
- 땀(특히 식은땀)
- 눈물
- 체온 조절 또는 조절장애 문제
- 따끔거림
- 떨림
- 비정상적인 고통
- 단어 회상 문제
- 힘없음
- 현기증

료 파일을 봐줄 수 있냐고 물었다. 스티브는 뇌 안개 증상이 너무 심해서 업무 수행에 지장이 있다고 말했고, 단어를 제대로 회상해내지 못했다. 또 복잡한 생각을 정리해서 말할 수도 없었고, 한 번에 여러 가지 일을 진행할 수도 없었다.

스티브는 이미 세계의 유명한 클리닉들을 찾아가봤고, 메이요 클리닉에도 두 번이나 갔었다. 그래서 나는 만나기 전에 먼저 검사 결과를 보내달라고 요청했다. 나는 이런 종류의 사례를 좋아한다. 누군가가 "나는 메이요 클리닉에도 갔었는데 그들은 무엇이 문제인지 모르더군요."라고 말하면 내 대답은 늘 똑같다. "잘됐네요! 그건 당신에게 질병이 없다는 의미입니다. 질병이 있다면 메이요에서 발견했을 테니까요. 당신에게는 기능장애가 있습니다. 어디가 제대로 작동하지 않는지 한번 살펴보죠." 역시나 스티브의 검사 결과는 우리에게 아무런 단서도 주지 못했다. 질병 지표가 전혀 없는 점이 흥미로워서 나는 그에게 내 진료실로 찾아오라고 했다.

스티브가 진료실 문을 열고 들어오는 사이, 2분 만에 나는 그의 문제와 해법을 알아냈다. 스티브는 잘생긴 남자였지만 안색에 핏기가 없었다. 핼쑥한 정도를 넘어 창백해 보였다. 어디에서도 대기업 최고경영자(CEO)의 표정은 찾아볼 수 없었다.

나는 스티브에게 커피를 타주면서 물었다. "그래서 언제 지하실이 물에 잠겼나요?"

스티브는 너무 놀라 거의 커피를 쏟을 뻔했다. "뭐라고요? 어떻게 알았습니까?"

창백한 안색은 만성적인 곰팡이 감염의 생체지표 중 하나다. 스티브는 2년 전에 지하실이 물에 잠겼다고 말했고, 이야기를 하는 동안 그 일이 있은 지 6개월 만에 그의 증상이 시작되었다는 사실을 깨달았다. 스티브는 나에게 말했다. "지하실이 물에 잠겼었어요. 거의 2인치(5cm)쯤 물이 차올랐죠. 나는 청소 업체를 불렀어요. 그들은 지하실에 아주 큰 제습기를 몇 대나 설치했지요. 그 후로 아무 문제도 없어 보였어요. 그런데 6개월쯤 후부터 나는 불안하고 혼란스러워지기 시작했고, 시간이 지날수록 점점 상태가 악화되었습니다."

나는 스티브에게 한 가지 검사만 실시했다. 곰팡이를 찾는 소변 검사였다. 검사 결과 곰팡이가 엄청나게 높은 수치로 나왔다. 스티브의 몸속에 곰팡이 내독소가 축적되어 자꾸 곰팡이 감염을 일으켰는데, 그가 계속 그 집에 살면서 여전히 곰팡이가 섞인 공기를 호흡하고 있었기 때문에 곰팡이 감염이 끊임없이 재발되었다. 스티브의 유전 사슬에서 약한 고리는 뇌였는데, 뇌는 곰팡이독에 취약한 것으로 악명 높다.

나는 스티브에게 곰팡이를 전문으로 처리하는 전문가를 불러 집을 다시 청소하라고 했다. 곰팡이는 건식벽, 공기 여과 시스템, 냉난방 시스템 등에 잠복해 있을 위험이 있었다.

스티브는 몇 달 후에 엄청난 진전이 있다고 알려왔다. 집을 싹 다시 청소하고 나서 이 책의 지침에 따라 몸 안의 독성 곰팡이를 제거하자 정신 능력이 되돌아왔고 자신감도 되찾았다는 것이다.

톰 박사의 조언
지금 사는 집이 숨쉬기에 안전한 곳인지 확인하자

지금 살고 있는 집의 곰팡이 검사를 받아보는 것이 좋다. 미국 국립 정화원 및 곰팡이 검사원 기구(National Organization of Remediators and Mold Inspectors, normi.org)는 미국, 캐나다, 유럽, 남미 전역에서 수천 명의 건설 전문가를 양성해왔다. NORMI는 현재 텍사스, 루이지애나, 뉴욕, 워싱턴 DC에서 제정된 면허법에 부합하는 14개 이상의 자격증을 발급한다.

곰팡이 내독소 제거하기

몸속에서 자라는 곰팡이를 제거하려면 우선 불난 데 휘발유를 뿌리는 행동을 중단하고, 집과 근무 환경을 점검하여 오염원을 찾아 정화해야 한다. 그 다음에는 체내에 축적되었을지 모르는 곰팡이와 싸우는 면역계 기능을 높여야 한다. 즉, 현재 면역력이 어떤 상태인지, 충분히 강한지 소진된 상태인지 혹은 그 중간 어디쯤인지를 확인하라는 얘기다. 의사에게 5장에서 소개할 혈액 검사로 면역계 기능을 검사해달라고 요청하자.

다음으로 의사에게 소변이나 혈액 검사를 통해 당신의 글루타티온 수치를 확인해달라고 하자. 글루타티온은 세포 내에서 중금속과 곰팡이 같은 환경 독소를 분해하고 제거하는 주요 산화방지제다. 어떤 사람은 몸에서 천연 글루타티온을 이용하기 매우 어렵게 만드는 유전자를 갖고 태어나므로, 글루타티온을 더 많이 섭취한다고 해도 별 도움이 되지 않는다. 그러니 당신이 글루타티온을 생산하고 이용하는 어떤 유전자를 갖고 있는지부터 확인해야 한다. 의사한테 5장에서 소개할 당신의 유전자 해독 패널을 확인해달라고 하자.

글루타티온과 메틸화를 지원하는 보충제들은 다음과 같다.

- 알파리포산
- 베타인
- 콜린
- 엽산
- 밀크씨슬(허브 보충제)
- N-아세틸시스테인(NAC)
- 셀레늄
- 비타민 B6

- 비타민 B12
- 비타민 C와 E(함께 복용)

곰팡이 등의 해독을 지원하는 식품은 다음과 같다.

- 아스파라거스
- 아보카도
- 사탕무
- 검은눈콩
- 브로콜리
- 십자화과채소
- 병아리콩
- 마늘
- 렌틸콩
- 간
- 양파
- 핀토콩
- 시금치

비타민 C와 비타민 E가 많이 든 음식을 식단에 포함하는 것이 중요하다. 그런 음식은 면역계를 더 강하게 만든다. 비타민 C 함량이 높은 식품은 다음과 같다.

- 브로콜리
- 방울양배추
- 자몽

- 피망
- 구아바
- 케일
- 키위
- 오렌지
- 붉은 고추
- 딸기

비타민 E가 함유된 식품은 다음과 같다.

- 아몬드
- 아보카도
- 땅콩호박
- 올리브 오일
- 시금치
- 해바라기 씨
- 고구마
- 송어

항생제는 마이크로바이옴에 유독하다

항생제는 수백만 명의 생명을 구했지만, 항생제가 작용하는 방식은 사실 마이크로바이옴에 유독하다. 항생제는 장내 박테리아를 무차별적으로 싹 쓸어버린다. 매번 항생제를 복용할 때마다 좋은 박테리아가 소량의 나쁜 박테리아와 함께 제일 먼저 제거된다. 어떤 사람은 항생제를 복용하고 며칠 후 상태가 좋아지기 시작하면 10일 동안 처방받은 약을 조기에 중단한다. 그러면 아직 남아 있던 나쁜 박테리아가 항생제에 내성이 생겨 죽기는커녕 오히려 번식하게 되고, 그 결과 항생제에 강한 박테리아 군단이 형성되어 장내 세균 불균형을 초래하고 장기 염증으로 이어진다.[53] 4,373편의 논문을 분석한 한 연구는 호흡기나 비뇨기 감염으로 항생제를 처방받은 사람들이 항생제에 대한 박테리아성 내성을 보인다고 결론지었다.[54] 그 효과는 항생제 처방 직후 한 달 동안 가장 심하게 나타나고, 길게는 12개월 동안도 지속된다.

만약 우리가 항생제 처방을 받고 나서 상태가 조금 나아졌다고 항생제 복용을 중단하면, 나쁜 박테리아를 모두 쓸어버리지 못한다. 아직 남아 있는 바람직하지 않은 박테리아는 생물막(biofilm)이라는 외부 방어벽을 형성하고, 이것이 항생제의 추가 공격에 대한 방어막 역할을 한다. 미국 질병통제예방센터(CDC)는 만약 유해한 박테리아가 생물막을 형성하면 그것을 죽이는 데 통상적인 항생제 용량의 100배 분량이 필요하다고 지적한다.[55] 이것이 이른바 항생제 내성 박테리아의 기본 메커니즘이다. 따라서 항생제를 복용해야 한다면, 조기에 중단하지 말고 끝까지 전부 복용해야 한다.

항생제가 면역계의 군대를 쓸어버리면, 우리 면역계는 군대를 재건해야 한다. 그런데 연구 결과는 항생제를 1회 투여하고 2년이 지나도 마이크로바이옴이 정상으로 돌아오지 않는다는 것을 보여준다. 더욱이 항생제를 복용하면 나중에 다른 질병이 생기는 빈도도 증가한다.[56] 어린이들에게는 5세 이전에 복용한 항생제 양이 지능지수(IQ)에 직접적인 영향을 준다.[57]

항생제 남용 문제는 의사에게 처방받은 항생제에만 국한되지 않는다. 이 약물은 우리 먹이 사슬에 깊숙이 자리 잡고 있다. 대부분의 항생제는 사람이 아니라 소, 닭, 돼지, 양식 물고기 등에 먹이는 것이고, 그 잔여물이 우리가 먹는 식품에 그대로 남아있다. 또 채소를 수확하기 직전에도 벌레들을 쫓기 위해 항생제를 뿌린다. 이런 식품을 한번 먹을 때는 워낙 미량이라 별 문제가 없어도, 계속 축적되면 몸에 영향을 미치게 된다.

항생제 사용의 대안

항생제에 대한 노출을 줄이는 한 가지 방법은 천연 항생제를 시도하는 것이다. 천연 항생제에는 파지 요법과 허브가 있는데, 둘 다 항생제와 같은 장 전체의 무차별적 난사 효과는 없다. 문제는 천연 항생제가 대부분 그리 강력하지 않다는 것이다. 그렇더라도 이것은 보다 효과적인 전략, 즉 '좋은 기본 습관' 접근법의 결정적인 역할을 담당할 수 있다.

'모든 길은 로마로 통한다'는 말을 기억하는가? 나는 의학에 대한 다면적(pleiotropic) 접근법을 믿는다. 그리스어로 'pleio'는 '많다'는 의미고 'trepein'는 '돌다, 전환하다'라는 의미다. 즉, 많이 바꿔본다는 뜻이다. 약물보다 약하지만 많은 혜택을 제공하는 여러 안전한 천연 물질을 이용하는 접근법을 택하면 과도한 염증을 줄일 뿐만 아니라 치유 과정을 시작하는 유전자를 활성화할 수 있다.

파지 요법은 박테리아 내부에 서식하는 바이러스인 박테리오파지(bacteriophages)를 이용하여 세균의 감염을 치료하는 방식이다. 박테리오파지는 박테리아 세포에 침투하여 박테리아의 신진대사를 방해하고 유해한 박테리아를 죽게 한다. 고초균(Bacillus subtilis)이 그러하다. 파지 요법은 나쁜 박테리아를 공격하기 위해 좋은 박테리아까지 해치지 않는다는 점에서 고무적이다. 파지 요법은 모든 길이 로마로 통한다는 '큰 그림'식 접근법으로 매우 효과적이다.

바이오시딘(Biocidin, 이것도 내 웹사이트 theDr.com/biocidin에서 구할 수 있다)은 장 건강을 목표로 삼고 마이크로바이옴의 균형을 지원하는 허브들의 조합이다. 이 제품은 다양한 바이러스와 박테리아 문제를 해결할 수 있다. 나는 25년 동안 임상 치료에 바이오시딘을 사용해왔고, 나 자신도 면역계를 리셋할 필요를 느낄 때마다 이 제품을 즐겨 찾는다. 수년에 걸쳐 나는 바이오시딘이 내 잇몸이나 근육의 염증을 처리하거나 감기와 싸울 때 도움이 된다는 사실을 발견했다. 만일 내 환자가 항생제를 장기 복용해야 하고, 항생제를 사용해 잠시 진정시킬 수 있는 안전한 증상이 하나라도 있다면, 나는 유익한 효과가 있는지 확인하기 위해 바이오시딘을 처방해볼 것이다. 바이오시딘은 알사탕, 캡슐, 스프레이 형태로 제공되어, 재발하는 축농증을 치료하는 데도 도움이 된다. 천연 항생제가 처방된 항생제만큼 빠르게 작용하지 않는 것은 사실이지만, 감염을 치료하는 것은 속도를 다투는 레이스가 아니라 건강한 삶을 향한 긴 여정임을 잊지 말자.

자연적인 접근법을 택하는 것이 언제나 더 안전하고 부작용도 적다. 그렇지만 자연적인 접근법이 효과가 없다면 약을 복용하자. 당신은 구명조끼가 필요하다.

항생제와 함께 먹으면 좋은 식품

- 집에서 만든 사과소스 : 마이클 애쉬(Michael Ash) 박사와 앤터니 헤인즈(Antony Haynes)는 항생제를 복용하면서 뭉근히 끓인 사과나 사과소스를 같이 먹으라고 권한다. 사과소스는 항생제로 손상된 장을 치유하는 데 매우 효과적이며 좋은 박테리아로 장을 다시 채우도록 도와준다. 최상의 결과를 얻으려면 직접 소스를 만들어 먹자. 사과 4개(가급적 유기농)를 껍질째 약 0.5인치(약 1.2Cm) 크기로 깍둑썰기 한 다음, 약 3분의 1 가량 물을 채운 냄비 속에 넣자. 한줌의 건포도와 약간의 계피도 추가한다. 냄비를 불에 올리고 8~10분 동안 끓인다. 사과껍질이 약간 빛나기 시작하면 껍질 안쪽에서 펙틴이란 섬유가 우러나고 있다는 신호다. 펙틴은 장 내벽을 빨리 치유하고 봉합하는 데 도움이 된다.
- 닭 뼈 국물 : 닭 뼈 국물에 든 콜라겐은 천연 프로바이오틱으로 작용하여 좋은 박테리아를 공급하고 장 누수를 막는 일을 돕는다. 상점에서 구입한 것이 좋고, 유기농이 가장 좋다(뼈 속의 납을 기억하는가?).

• 석류 주스 : 석류 주스를 마시면 장에 좋은 박테리아가 다시 생성된다.

침실도 신경을 쓰자

침실용 가구 속에는 이소시아네이트라는 화학물질 계열이 있고, 또 순면 제품이 아니면 시트에서 내연재도 발견된다. 침대의 목재가 판지인 경우 포름알데히드도 많을 수 있다. 이 모든 화학물질이 장내 유해균인 퍼미큐티스를 공급하고 유익균인 박테로이데테스를 억제하여 장내 세균 불균형을 일으키고 장 누수와 뇌 누수를 유발한다.

혼방 시트를 유기농 면 시트와 담요로 교체하여 이런 악순환을 중단시키자. 침실을 바꾸면 3개월 내에 소화기능과 뇌기능이 좋아지는 것을 느낄 것이다. 물론 우리가 숨 쉬는 공기도 매우 유독한 경우가 많다. 가능한 한 침실에 최고의 공기 청정 시스템을 갖추자. 우리는 침실에서 하루에 최소 6~8시간을 보내는 만큼, 이곳을 가장 깨끗한 공기를 마시는 곳으로 만들어야 한다.

간헐적 단식을 통한 해독 : 오래된 모든 것은 다시 새로워진다

나는 오래전에 우연히 만나 내게 처음으로 건강관리, 특히 척추지압 요법에 관심을 갖게 해준 사람을 똑똑히 기억한다. 당시 22세 청년이던 나는 요통 때문에 제대로 움직이지 못하는 여자 친구를 해럴드 스완슨 (Harold Swanson) 박사의 진료실로 데려가야 했다. 당시 나는 척추지압사가 무슨 일을 하는지 몰랐는데, 여자 친구가 멀쩡히 걸어 나오는 것을 보고 그의 치료 프로토콜을 배우고 싶어졌다. 스완슨 박사에게서 느껴지는 자애로움은 강렬했다. 아직 인생의 롤 모델을 많이 못 만난 상태였지만, 친절하고 부드러운 거장은 나를 '사로잡았다.' 그는 깊은 눈으로 '꿰뚫어본' 것이 틀림없다. 그날 나한테 "자네는 돌아올 거야, 톰. 와서 내가 일하는 것을 지켜보게"라고 말했던 것이다.

나는 미시간주 앤아버에서 학부 과정을 밟는 동안 가끔씩 스완슨 박사를 방문하곤 했다. 그는 환자들에게 내가 살펴봐도 되는지 물어본 다음에 척추지압요법과 환자의 상태에 대해 나에게 설명해주었다. 모든 환자가 더 좋아졌다고 느끼며 돌아갔다. 모든 환자가 말이다.

당시 스완슨 박사는 78세였다. 그가 항상 나에게 했던 말 중 하나는 "일주일에 하루는 몸이 쉬어야 한단다"였다. 그런 날에 박사가 먹는 것은 채소 주스뿐이었다. 그냥 생각해보라. 그 분은 1924년에 척추교정 전문대학(Chiropractic College)을 졸업하고, 그때 이미 해독을 하고 있었다!

스완슨 박사의 직감은 옳았다. 비록 당시에는 그의 생각을 뒷받침해줄 과학적 지식이 없었지만 말이다. 이제는 당연히 그가 택한 방식이 훌륭하다는 것을 안다. 지금 일주일에 하루 단식을 해야 한다고 말하는 것이 아니다. 그렇지만 우리가 먹는 '시점'에 대해 의식한다면, 건강에 대한 생각을 바꿀 수 있다. 이것은 우리가 매일 하는 선택의 문제다.

예를 들어 우리는 여분의 지방을 태우는 유전적 '백업' 시스템을 갖고 있고, 이제는 그 시스템을 작동시키는 방법도 안다. 사실 우리는 굶지 않고도 그 시스템을 작동시킬 수 있다. 이것을 간헐적 단식이라고 한다. 간헐적 단식은 특정한 시간대 내에만 음식을 먹는 것이다. 동물 실험 결과 간헐적 단식을 하면 수명이 20% 늘어났다.[58]

2016년의 연구에서는 연구 참여자들이 12시간 내에 모든 식사를 마치고 나머지 12시간 동안 단식을 함으로써 축적된 지방 세포를 연소시키고 쉽게 제거되는 저장된 독소도 배출할 수 있었다. 3주간의 실험에서 체중은 분명 감소했고, 간 효소를 검사해보니 그 결과는 매우 인상적이었다.[59] 간은 인체의 주요한 해독 기관인데, 일단 연구 참여자들이 다량의 지속적인 유기 오염물질을 제거할 수 있게 되자 간 효소 수치가 떨어졌다. 이것은 간이 해독 작업을 위해 일을 적게 해도 된다는 의미였다.

그 밖의 장점은 다음과 같다.[60]

- 유전자 재생

- 심혈관 건강 증진

- 인슐린 민감성 증가, 비만 및 당뇨병 발병 위험 감소

- 손상된 세포 축적 감소, 세포 손상 감소(산화 스트레스 감소)

- 너무 높은 트리글리세리드(TG, 단순 지방질의 하나) 수치 감소

- '공복 호르몬'인 그렐린(ghrelin) 수치 정상화

- 인슐린 및 렙틴 수치 정상화

- 발암 위험 감소

톰 박사의 조언

간헐적 단식을 시도해보자

간헐적 단식은 '생존 유전자'를 활성화시켜 저장된 체지방을 연료로 사용한다[61]. 일주일 동안 간헐적 단식을 시도하면서, 2부에서 소개하는 글루텐, 유제품, 설탕이 포함되지 않은 식단으로 식사를 해보자. 아침 식사는 건너뛰고 점심과 저녁 식사를 6~8시간 내에 마치고 잠들기 전 3시간 동안은 아무것도 먹지 않는다. 이렇게 하면 몸은 더 많은 지방을 태우는 게 된다. 반드시 하루 종일 물을 마시고, 시작하기 전에 장이 활발히 활동하는지를 확인하자. 일주일 뒤 이 프로그램이 당신에게 적합하지를 살펴보자. 만약 결과가 마음에 든다면 계속하라. 일단 원하는 결과를 얻고 나면 일주일 내내 간헐적 단식에 집중하지 않아도 될 것이다. 또 만성 스트레스에 시달리거나, 스테로이드 약물을 복용하거나, 임신이나 수유 중이라면 간헐적 단식을 시도하기 전에 여러 사항을 따져보아야 한다.

가장 예상치 못한 곳에서 독성에 노출된다 : 개인 케어 제품

우리는 몸 안을 속속들이 깨끗하게 유지하려고 최선을 다하는 와중에 외면을 어떻게 돌보고 있는지도 검토해야 한다. 예를 들어 햇볕 화상, 조

기 피부 노화, 피부암 등의 예방에 필수적인 자외선 차단제에는 미국 식품의약국(FDA)에서 사용 승인을 받지 않은 화학물질이 20가지 이상 포함되어 있다. 벤조페논과 디벤조일메탄은 주로 공통적으로 사용되는 화학물질이다.[62]

환경실무그룹(EWG)은 아연 기반의 자외선 차단제에 승인 스탬프를 발급한다. 그들의 말에 따르면, "산화아연과 이산화티타늄을 사용하는 자외선 차단제는 우리의 분석 결과 높은 평가를 받는 경향이 있다. 그런 제품은 햇빛에 안정적이며 자외선의 두 종류인 UVA와 UVB로부터 피부를 보호하고 잠재적으로 해로운 첨가제를 포함하고 있지 않다."[63]

일부 비누, 매니큐어, 헤어스프레이, 건조기용 섬유유연제(dryer sheet)에는 BPA와 같은 프탈레이트계 가소제가 들어있다. 최근 한 연구에서 높은 수준의 프탈레이트에 노출된 산모의 아이들은 7세까지 다른 아이들보다 지능검사에서 낮은 점수를 받는 경향을 보였다.[64]

몸에 바르는 제품을 비롯해 가장 일상적인 제품 곳곳에 글루텐이 있다. 제품에 포함된 글루텐의 효과는 과학적으로 입증된 사실이고 충분히 문서화되어 있다.[65] 그런데도 일부 연구자들은 글루텐 분자가 피부에 침투할 수 없다고 주장한다. 그들은 샴푸, 립스틱, 눈 화장품 등 글루텐이 다량 함유된 제품이 피부나 두피에 침투할 수 없으므로 문제가 되지 않는다고 주장한다. 하지만 일부 사람들에게는 분명히 문제가 된다. 그런 제품의 냄새를 맡을 때 호흡기를 통해 분자가 몸속으로 침투할 가능성이 있다. 식품의 독소가 호흡기를 통해 체내에 유입되는 경로는 이미 문헌에 잘 정리되어 있다. 이런 글루텐 함유 제품을 하나라도 사용한다면 가장 작은 입자로 호흡하는 셈이 되어 면역 반응을 활성화할 수 있다.[66] 바로 증상이 나타나지 않더라도 체내 조직에 손상을 입는다.

화장품에서 발견되는 글루텐 단백질은 아주 민감한 사람들에게 문제가 될 수 있다. 2013년 미국소화기학회(American College of Gastroenterology) 연례

회의에서 연구자들은 식단을 통해 셀리악병을 성공적으로 극복한 28세 여성의 사례 연구를 발표했다. 그 여성은 새로운 바디로션을 사용한 후 복부팽만감, 설사와 더불어 팔에 가렵고 물집이 생기는 발진이 나타났다. 로션 사용을 중단하자 그런 증상이 사라졌다. 나아가 2014년의 학술 논문 〈화장품의 음식 알레르기 유발 물질(Food Allergen in Cosmetics)〉에는 밀을 먹지 않는데도 심각한 밀 알레르기 증상을 보이는 1,900명 이상의 환자에 대한 연구 8건을 메타 분석한 결과가 실렸다. 저자들은 이런 반응을 일으킨 주범이 밀 단백질이 포함된 세숫비누임을 발견했다. 환자들이 그 비누의 사용을 중단하자 증상이 사라졌다.[67]

바디 케어 제품에 대한 밀 과민성 반응의 가장 흔한 증상은 두드러기다. 그 외에 보고된 증상으로는 천식, 아토피성 피부염, 심한 가려움증이나 건조한 피부, 눈에 보이는 병변으로 드러나는 만성 염증성 피부 상태가 있다. 아토피성 피부염의 추정 유병률은 지난 30년 동안 특히 도시 지역에서 크게 상승하여, 화장품 같은 환경 독소의 만연과 경구 내성의 상실이 이 질병을 유발한다는 사실을 재확인시켰다.[68] 글루텐이 포함된 화장품과 바디 케어 제품의 전체 성분 목록은 내 웹사이트 theDr.com/productswithgluten에서 확인할 수 있다.

다행히도 전문 제조업체들은 글루텐, 유제품, 설탕이 포함되지 않은 유기농 미용 제품들을 만들어왔다. 앤마리 스킨케어(Annmarie Skin Care, annmariegianni.com)는 내 환자들이 칭찬을 아끼지 않는 회사로, 제품에 대한 자세한 정보는 theDr.com/recommended에서 확인할 수 있다. 환경실무그룹의 웹사이트 www.ewg.org에는 피해야 할 제품의 화학물질 목록이 계속 업데이트되고 있다.

가정용 청소용품

가정용 세제는 장 투과성을 유발할 수 있고, 직접적인 염증성 반응으로 염증을 일으키거나 숨은 성분(글루텐 등)을 통해 간접적으로 염증을 일으킬 수 있다. 증상은 눈에 보일 수도 있고 안 보일 수도 있다. 어떤 사람에게는 눈에 띄게 나타난다. 그들은 특정 제품이나 화학물질에 노출되면 바로 반응을 보인다. 그러나 대부분의 경우 그렇게 명확하지 않다. 눈에 띄는 증상이래야 그냥 힘이 없거나 잠깐 관절통이 나타났다 사라지는 정도다.

증상을 유발할 만한 제품을 구분하는 데 어려운 점은 대부분의 제품에 대해 정부 감독기관이 없다는 사실이다. 예를 들어 미국 환경보호국(Environmental Protection Agency, EPA)은 세탁용 세제의 제품표시사항을 관리하면서 미국 식품의약국(FDA)에서 지정한 성분표시 라벨 요건을 준수하지 않는다. 환경보호국의 관심사는 세탁 세제가 '환경 친화적'인지 여부일 뿐, 글루텐이 첨가제로 포함되었는지 여부는 아니기 때문에, 가정용 제품의 성분표시 라벨에 모든 성품을 표시하도록 요구하지 않는다.

결국 글루텐을 피해야 하거나 다른 화학적 과민성이 있다면 구매자가 스스로 주의해야 한다. 다음의 표에 우리가 자주 노출되는 문제 요인과 이를 해결할 방안을 제시했다.

제품	피해야 할 이유	해결책
숯 연탄	결합제로 밀이 사용될 수 있다.	천연 목탄으로 교체하자.
숯 라이터유	독성 화학물질을 대기로 방출한다.	오래된 신문이나 나뭇가지를 이용한다.
식기세척용 비누/주방용 세제	글루텐 알갱이의 단백질이 포함될 수 있다.	글루텐 프리 유기농 제품을 찾자.
소독제	글루텐 함유 곡물의 알코올이 포함될 수 있다.	152쪽의 '다용도 소독제' 제조법을 참조하자.

제품	피해야 할 이유	해결책
건식 벽/석고 보드	글루텐 함유 곡물의 전분이 건식 벽을 제작하는 데 사용될 수 있다.	며칠 동안 집을 떠나 있을 때 상태가 좋아진다면, 집 안에 독소가 있을 수 있다. 정화원을 고용하여 문제의 원인을 찾은 다음 문제가 되는 건식 벽을 제거하고 교체해야 한다.
봉투	봉투 접착제는 주로 옥수수전분이나 아라비아고무로 만든다. 그러나 (밀에서 추출한) 덱스트린 등의 다른 전분으로 만들 수도 있다.	밀봉할 때 봉투를 핥지 말고 젖은 스펀지를 사용하자.
접착제	일부 가정용 접착제에는 밀 전분이 포함될 수 있다.	접착제를 바를 때 면장갑을 착용하자.
헤어 케어	피할 것 : 포름알데히드, p-페닐렌디아민(PPD), DMDM 히단토인, 암모니아, 콜타르, 레조르시놀 등의 독소가 들어있는 화학적 릴렉서(고수머리 완화제), 짙은 색 염색약	반영구적인 유기농 제품을 찾자.
손비누	글루텐 알갱이에서 나온 성분이 포함될 수 있다. 피할 것 : 트라이클로산, 트리클로카반.	글루텐 프리 유기농 제품을 찾자.
가정용 청소 제품	글루텐 알갱이의 단백질이나 전분이 포함될 수 있다.	151쪽의 '다용도 세정제'와 '다용도 연마제' 제조법을 참조하자.
세탁 세제/가루비누/세정액/직물 연화제/얼룩 제거제	글루텐 알갱이의 단백질이 포함될 수 있다.	글루텐 프리 유기농 제품을 찾자.
매니큐어/제거제	피할 것 : 광택제, 경화제, 기타 네일 제품의 포름알데히드나 포르말린; 매니큐어의 톨루엔 및 디부틸프탈레이트 (DBP)	글루텐 프리 유기농 제품을 찾자.
공예용 풀	종이반죽, 데쿠파주, 책 제본, 콜라주에 밀로 만든 풀이 사용될 수 있다. 그밖에 포스터나 전단지를 붙이는 데도 사용될 수 있다.	풀을 바를 때 면 장갑을 착용하자.
반려동물 사료	글루텐 알갱이가 포함될 수 있다.	글루텐 프리 유기농 제품을 찾자.
반려동물 대소변용 깔개	밀이 포함될 수 있다.	글루텐 프리 유기농 제품을 찾자.
합판 접착제	밀가루가 원료일 수 있다.	접착제를 바를 때 면 장갑을 착용하자.

제품	피해야 할 이유	해결책
피부 보습제 및 립 제품	피할 것 : 주간용 제품의 레티닐 팔미테이트, 레티닐 아세테이트, 레티노 산과 레티놀	글루텐 프리 유기농 제품을 찾자.
자외선 차단제	피할 것 : 레티닐 팔미테이트, 에어로졸 스프레이, 분말 자외선 차단제, 옥시 벤존, 방충제가 첨가된 제품	산화아연과 이산화티타늄이 활성 성분인 제품, 아니면 아보벤존(3%)을 찾자.
치약	피할 것 : 트라이클로산	글루텐 프리 유기농 제품을 찾자.
벽지용 풀	밀 전분이 포함될 수 있다. 폴란드에서는 밀과 물을 섞어 벽지용 풀로 사용한다.	집에서 벽지를 제거하자.

DIY 세제

일부 제조업체는 유해가스를 방출하거나 글루텐을 함유하지 않은 천연 성분을 이용하여 독성이 없는 세제를 생산한다. 그들의 제조법은 대대로 사용되고 검증된 성분에 기반을 두고 있다. 나는 직접 세제를 만드는 일이 상당히 쉽다는 것을 알게 되었다. 공식대로 재료를 혼합하면 쉽게 만들 수 있다. 재료도 저렴하다. 유일한 단점이라면 팔이 조금 아프다는 것.

다음은 내가 좋아하는 제조법 중 일부다. (1컵=240㎖, 1큰술=15㎖, 1작은술=5㎖)

다용도 세정제

물 1컵

글루텐이 포함되지 않은 유기농 식기세척용 물비누 ¼작은술

베이킹 소다 1큰술

붕사 ½작은술

스프레이 병에 물, 식기세척용 비누, 베이킹 소다, 붕사를 넣고 섞는다.

다용도 연마제

베이킹 소다 1컵

로즈메리 에센셜 오일 10방울

천공 뚜껑이 달린 캔에 베이킹 소다와 로즈메리 오일을 넣고 섞는다.

다용도 소독제

물 1컵

카스티야 비누 2큰술

티트리 오일 1작은술

유칼립투스 에센셜 오일 8방울

스프레이 병에 물, 카스티야 비누, 티트리 오일, 유칼립투스 에센셜 오일을 넣고
섞는다.

유리 세정제

물 1컵

식초 1컵

레몬 에센셜 오일 10방울

스프레이 병에 물, 식초, 레몬 에센셜 오일을 넣고 섞는다.

도자기 광택제

타르타르 크림(주석산) 2큰술

과산화수소 ½컵

작은 그릇에 타르타르 크림과 과산화수소를 넣고 섞는다.

나무 바닥 세정제

카스티야 비누 3큰술

식초 ½ 컵

홍차 ½컵

물 7.5ℓ

큰 양동이에 카스티야 비누, 식초, 홍차, 물을 넣고 섞는다.

목재 캐비닛 세정제

물 2컵

식초 2큰술

레몬 오일 1큰술

스퀴즈 병에 물, 식초, 레몬 오일을 넣고 섞는다.

다음은 무엇인가?

다음 장에서는 당신 뇌의 문제와 그 원인을 알려주는 다양한 검사에 대해 이야기할 것이다. 당신 몸 안에 있는 독소의 종류를 확인하기 위해 검사를 받아볼 수도 있다. 이런 답을 아는 것은 상류로 거슬러 올라가 폭포 아래로 떨어진 이유를 밝히는 열쇠를 손에 쥐는 것이다.

그러면 당신의 건강, 특히 뇌건강의 모든 측면을 향상시킬 수 있는 단순한 생활방식의 변화, 즉 좋은 습관을 실천에 옮길 수 있다. 이 책에서 제시하는 각각의 제안이 모여 앞서 이야기했던 다면적인 접근법을 이루게 된다. 이 모든 제안을 실천한다면, 당신이 느끼고 생각하는 방식이 실제로 개선될 것이다. 더 나은 구명조끼를 구하는 것이 답이 아님을 잊지 말자.

실행 단계 4주차 : 환경실무그룹의 웹사이트를 확인하자

한 달에 한 번씩 '1주일에 1시간'을 들여 환경실무그룹의 웹사이트(ewg. org)를 둘러보자. 건강에 좋은 소비재를 자세히 알아두면 유독성 제품을 피할 수 있다.

2부

사다리 :
더 건강한 뇌 만들기

5

자신의 생체지표를 알자

기능의학 검진에는 당신 어머니의 임신 중 건강 기록부터 당신의 유아기·유년기·청년기의 건강 상태, 예방 접종 여부, 열병, 항생제 사용 등 당신의 건강과 관련된 모든 세부 사항이 포함된다. 오늘의 '당신'을 있게 한 모든 일이 포함되는 것이다. 나는 치료하는 모든 환자와 이야기하며 타임라인을 만들기 때문에 그들의 현재 증상을 유발한 신체적 불균형의 발전 과정을 쉽게 시각화할 수 있다. 많은 경우에 성인들은 자가면역질환의 증상 때문에 나를 찾아오므로, 우리는 최초의 증상을 찾기 위해 그들의 아주 어린 시절까지 추적해 올라간다. 당신의 타임라인을 이해하면 최초의 증상이 시간 경과에 따라 어떻게 진행되었는지를 확인하여, 당신이 얼마나 오랫동안 자가면역 스펙트럼상에 있었는지를 파악할 수 있다. 환자 입장에서는 이 모든 일이 어떻게 연결되어있는지를 깨닫는 순간 입이 떡 벌어질 수밖에 없다. 현재 건강 문제가 이미 수년 전에 시작되었으니 말이다.

다음의 표를 이용하면 당신의 타임라인을 만들 수 있다. 우선 당신이 현재 겪고 있는 증상을 적어보자. 그런 증상은 뇌와 직접적으로 연관될 수도 아닐 수도 있다. 증상이 언제 시작되었으며 시간이 지나면서 어떻게 변했는지를 확실히 아는지 살펴보자. 그런 다음 만성적이거나 반복되는 증상, 또는 성가심에 가까운 사소한 통증을 세부사항까지 자세히 기록해보자. 어린 시절을 돌아보고 중요하거나 사소한 신체적·정신적 건강 이상을 각각 타임라인에 적어보자. 각각의 경우에 문제를 해결하기 위해 당신이 취했던 조치도 함께 적어보자. 부모님이나 친지들에게 어머니의 임신과 출산에 관계된 정보를 물어보는 것도 방법이다. 귓병, 반복적인 패혈증 인두염 발병, 편도선 제거 같은 굵직굵직한 사건은 금방 머릿속에 떠오를 것이다.

나의 타임라인

나이	주요 사건	치료와 결과

더 많은 칸이 필요하다면 이 표를 일기장에 옮겨 그려 칸에 내용을 적어보자. 그런 다음에 그 정보를 선형 그래프로 표시해보자. 다음 예시를 참고하자.

리가 자각하지 못하더라도 이런 문제는 종종 우리의 면역계에서 원인을 찾을 수 있다. 면역계가 우리 몸을 보호하려고 노력하는 과정에서 우리 뇌에 염증을 일으키는 것이다.

자가면역질환은 자가 항체—자신의 조직에 대한 항체— 수치가 높아졌는지를 제대로 검사하면 확인할 수 있다. 자가 항체 수치는 증상이 나타날 정도로 조직이 심하게 손상되기 몇 년 전에도 특정 질병이 '자라고 있음'을 의사에게 알려준다. 나는 자가 항체 수치를 미래에서 온 메신저라고 생각한다. 자가 항체는 등장하면 예측 가능한 경로를 따르는 경향이 있어, 여전히 자각 증상이 없는데도 특정한 자가 항체가 계속 축적되다가 결국 병에 이르게 된다.

항체 수치는 어떤 유형이든 신체 기능을 측정하기 때문에 생체지표라고 불린다. 의사들은 이미 여러 가지 질병을 예측하기 위해 생체지표를 사용하고 있다. 예를 들어 염증의 생체지표(hs-CRP)는 높은 콜레스테롤 수치보다 더 정확한 심장병의 예측 인자다. 이런 생체지표 검사는 어째서 알츠하이머병이 하루아침에 생기지 않는다고 장담할 수 있는지를 보여준다.

생체지표 검사는 자가면역질환이 언제 발병할지 알 수 있는 양성예측도(PPV)를 제시한다. 예측적 자가면역의 생체지표는 우리 면역계 계기판에 있는 온도계다. 일부 자동차는 엔진이 과열될 때만 '핫 라이트'가 켜진다. 만일 계기판에 핫 라이트만 있다면 사전 경고를 받지 못해 엔진에서 연기가 새어나올 때까지 차에 문제가 있다는 사실을 알지 못할 것이다. 그럴 경우에는 차를 세우는 것 외에는 달리 방법이 없다. 엔진이 당장 폭발하기 직전이니 말이다. 이는 질병을 진단 받는 것과 같다. 증상이 생기면 당장 차를 세우고 (병원에 가서) 질병에 대한 진단을 받는다. 즉, 건강에 대한 '핫 라이트' 접근 방식이다. 반면 다른 차들에는 서서히 위험 수위를 향해 올라가는 온도계가 있다. 이를 통해 과열되기 전에 엔진을 점검할 기회를 갖게 된다. 이것이 나의 건강관리 접근 방식이며, 내가 예측적 자가면역을 신봉하는 이유다.

예측적 자가면역은 거의 마술처럼 보일지라도 점술과는 다르다. 예측적 자가면역은 실제로 미래가 어떻게 될지를 예측하지 않는다. 우리의 건강이 나아가는 방향을 확인시켜줄 뿐이다. 이로써 우리는 스스로 선택한 생활방식이 유전적 취약성과 맞물려 우리의 면역계를 가동시킬지 여부를 결정한다는 사실을 알게 된다. 예를 들어 한 연구에서는 뇌 안에 푸르킨예(Purkinje) 세포에 대한 자가 항체가 증가하면, 현재 뇌 조직이 심하게 공격당해 수년 뒤 조직이 너무 많이 손상되어 증상이 뚜렷해지고 뇌 퇴행(위축) 진단을 받게 될 양성예측도가 52%임을 보여준다. 지금 당장은 뇌기능장애 증상이 없을 수도 있지만, 푸르킨예 세포에 대한 자가 항체 수치를 검사하여 양성 반응이 나온다면, 현재 신체 조직을 파괴하는 메커니즘이 진행 중이고 그런 증상에 다가가고 있다는 의미다.[3]

이번 장에서 소개하는 혈액 검사는 대부분의 의사가 매년 정기검진 때 실시하는 검사에 포함되지 않는 것도 있다. 하지만 나는 이런 검사가 당신의 유전 사슬의 약한 고리가 어디에서 건강을 해치고 있는지를 초기 지표로 확인하는 데 필수적인 도구라고 믿는다. 뇌질환이 무섭게 증가하는 추세이므로, 현재 아무런 증상이 나타나지 않더라도 모든 사람이 뇌 건강을 판단하는 기준이 되는 생체지표 검사를 받아야 한다. 이것은 수년 또는 수십 년간의 의심, 혼란, 절망감을 일거에 날려버릴 혁명적이고 획기적인 검사 프로토콜이다.

이 책에서 추천하는 방법을 따르기 시작하면, 이런 검사를 이용해 자가 항체를 계속 모니터링하여 병의 진행 상황을 추적할 수 있다. 많은 사람이 사고나 기분이 정상으로 돌아오면 뇌 건강 문제가 사라졌다고 믿는다. 하지만 자가면역의 세계에서 이보다 더 진실과 거리가 먼 믿음은 없다. 증상을 없애는 것이 최우선적인 목표지만 증상이 완화된 후에도 우리는 여전히 자가면역 스펙트럼상에 있다. 자가면역 연쇄반응이 완전히 멈추었는지 알 수 있는 유일한 방법은 재검사뿐이다. 그런데도 우리는 증상이 잠잠해졌으니 더 이상 조심하며 살 필요가 없다고 생각한다. 나는 지난 수년간 아무 원인이 없어 보이는데 병이 갑작스레 재발하는 경우를 수도 없이 봐왔다. 뇌가 완전히 치유되지 않아 글루텐 같은 자극물에 다시 염증성 연쇄반응을 일으킨 때문이다.

이런 전형적인 사례가 셀리악병(CD) 환자들이다. 셀리악병 환자의 단 8%만이 글루텐 프리 식단을 통해 완치되는데, 이보다 훨씬 많은 환자가 상태가 좋아졌다고 느낀다. 〈소화기 약리학 및 치료학(Alimentary Pharmacology and Therapeutics)〉 저널에 실린 2009년 연구에 따르면, 셀리악병 환자의 65%가 건강이 좋아졌다고 느꼈지만 여전히 장에 과도하고 근본적인 염증이 생겨4 장 투과성을 유발한 것을 넘어 다른 자가면역질환이 발전하는 관문을 열게 되었고, 심지어 그들이 계속 글루텐 프리 식단에 따르는 경우에도 그랬다(이런 환자들은 다른 복합적인 유발 인자를 치료할 필요가 있다). 따라서 모든 셀리악병 환자는 반드시 장 투과성 생체지표를 꾸준히 재검사 받아야 한다. 재검사 없이는 완치되었는지를 결코 알 길이 없다. 장 투과성이 완전히 치유되지 않으면 가장 약한 고리에서 계속 손상이 발생하고, 그 부위는 주로 뇌인 경우가 많다. 유감스럽게도 장 투과성이 완치된 경우에도 우리 몸은 한 번 임계점을 넘었고 밀이 문제가 되었던 사실을 기억한다. 그래서 밀에 대한 기억B(Memory B) 세포를 생성하여 밀 과민성을 평생 유지한다(기억B 세포는 평생 효과가 지속되는 홍역 예방 접종을 받은 후에 몸에서 생성되는 세포와 같다). 우리는 항상 조심해야 하고 글루텐을 피해야 한다. 조금만 임신을 할 수 없듯, 조금만 밀을 먹을 수도 없는 것이다.

뇌와 관하여 생체지표가 하는 역할

✓ 면역계가 자신의 조직을 공격하는지 여부와 그 정확한 부위를 식별한다
✓ 증상이 나타나기 전에 진단을 내리도록 도와준다
✓ 질병의 발현을 예측한다
✓ 치료에 대한 반응을 예측하고 모니터링한다
✓ 장기 또는 조직 손상을 설명해준다

셀리악병과 비셀리악 밀 과민성의 공통적인 뇌 증상

글루텐이 뇌기능장애의 유발 인자임을 감안하면, 글루텐 관련 장애에 대한 종합적인 검사가 필수적이다. 2장에서 소개했던 위트 주머(Wheat Zoomer) 검사에 대해 의사와 상의해보자. 위트 주머는 밀 과민성을 확인하는 최첨단 검사이다. 만약 과거나 현재에 다음 증상 중에 하나라도 경험한 적이 있다면(그리고 타임라인에 추가했다면), 위트 주머 검사 외에 이번 장에서 설명하는 뇌 관련 항체 검사도 필요할 것이다.

다음 목록으로는 그런 증상과 뇌 건강 사이의 연관성을 찾기 힘들겠지만, 직접적인 상관관계가 있는 경우가 많다. 몸에 나타나는 증상은 사실 뇌에 문제가 있음을 알리는 계기판의 유일한 빨간불이다. 일례로, 의사가 팔꿈치나 무릎을 두드려 하는 반사 신경 테스트는 뇌에서 근육으로의 비정상적인 의사소통 경로를 알아보기 위한 것이다.

글루텐 과민성이 신경증으로 나타나는 대부분의 환자는 위장 증상이 없다. 셀리악병 환자도 위장 증상이 없을 수 있다.[5] 위장 증상이 있는 모든 셀리악병 환자의 경우 신체의 다른 부위에,[6] 가장 흔하게는 뇌에 8가지 증상이 더 나타난다. 증상에는 다음 항목이 포함된다.

- 불안[7]
- 운동 실조증[8](균형 감각 상실)

- 주의력결핍장애(ADD/ADHD)[9]

- 뇌 안개[10]

- 만성 피로[11]

- 인지 장애[12]

- 사춘기지연[13]

- 치매/알츠하이머병[14]

- 우울증[15]

- 다운증후군[16]

- 간질[17](발작)

- 성장 부진이나 단신[18]

- 두통[19]

- 근긴장 저하[20](낮은 근긴장도)

- 학습 장애[21]

- 말초신경병증[22](감각 마비와 따끔거림)

- 정신병[23]

- 모든 신체 부위에 반복되는 통증[24]

- 단기기억상실[25](건망증)

- 수면 장애[26]

뇌 관련 혈액 검사

혈액뇌장벽 투과성이나 뇌 누수를 유발하는 메커니즘이 몸에서 활성화되었는지 알려주는 간단한 혈액 검사가 있다. 이 검사로 증가된 염증을 확인할 수 있고, 특정 식품에 대한 과민성도 파악할 수 있다. 환경적으로 호흡하는 공기에 민감한지도 발견할 수 있다. 참치를 너무 많이 먹은 후 수은 수치도 추적할 수 있다. 손상을 유발하는 메커니즘을 가동한 것이 무엇인지 확인하려면 상류로 거슬러 올라가야 한다.

예를 들어, ApoE4 유전자를 지닌 모든 환자는 과도한 염증이 발생할 위험이 있다. 유전적 과잉반응에 따른 과도한 염증 반응을 막지 않으면 궁극적으로 알츠하이머병에 걸릴 위험이 훨씬 높아진다. 본인이 ApoE4 유전자를 보유한다는 사실을 알고 있다면, 반드시 뇌 염증의 생체지표가 올라가지 않도록 유의해야 한다. 생체지표를 검사해보니 뇌 염증 수준이 높아졌다면, 현재의 생활방식, 음식, 환경 가운데 무언가가 면역 반응을 유발하고 있다는 얘기다. 그러니 '그 유발 인자가 무엇인가?'를 질문해야 한다. 그리고 기능의학 치료자들과 함께 유발 인자를 찾아나서야 한다. 염증의 유발 인자를 파악하고, 염증을 진정시킨 다음, 6개월 후에 생체지표를 다시 검사하기까지 필요한 단계를 거쳐야 한다. 이것이 내가 아는 한 알츠하이머병의 진행을 막는 가장 좋은 방법이다.

지금은 모든 사람의 퇴행성 뇌질환에 대한 취약성을 미리 파악할 수 있게 되었다. 이제는 누군가가 폭포 아래로 떨어져 뇌 증상의 소용돌이에 빠진 채 계속 떠있기 위해 가장 좋은 구명조끼를 절실히 찾아 헤매기 전에 미리 상류에서 무슨 일이 벌어지는지를 파악할 수 있다. 이것이 오늘날 지배적인 '질병관리'와 구별되는 진정한 '건강관리'다. 우리는 몸이 하는 말을 잘 듣고, 생체지표를 미리 검사하여 지금 우리가 어디에 있는지, 무엇을 하고 있는지를 파악하고, 더 중요하게는 현재의 상황을 토대로 향후의 질병을 예방하기 위해 무엇을 해야 하는지를 알아야 한다. 이제부터는 생체지표를 식별하는 방법에 대해 이야기할 것이다. 그리고 나서 생체지표를 어떻게 이용해야 할지 살펴보자.

우리 몸에서 엔진이 과열 상태임을 제일 먼저 알려주는 '온도계', 즉 최초의 지표로 삼을 만한 부위를 한 군데 고르라면, 바로 뇌다. 우리가 다룰 지표는 몇 가지 범주로 나뉜다. 첫 번째는 항체 수치 상승으로, 면역계에서 우리에게 '여기에 문제가 있다'고 알려주는 생체지표다. 뇌 조직에 측정 가능한 수준의 항체가 생기는 것은 나쁜 일이 아니다. 항체를 통해 새로운 뇌세포를 생성할 수 있기 때문이다. 면역계는 오래되고 손상된 세포를 제거하여 새로운 세포를 위한 공간을 만든다. 하지만 뇌 조직에 대한 항체 수치가 높아지면, 새롭게 생성하는 세포보다 더 많은 세포를 죽이게 된다. 그러니 뇌에 대한 항체 수치가 상승한 것을 발견하면, 항체 수치를 정상 수준으로 낮추는 데 초점을 맞추어야 한다.

뇌 손상에 관계된 여러 생체지표의 패널(계기판)을 사용하면, 장기적 결과에 대한 예측 능력이 향상된다. 한 가지 지표가 상승했다고 해서 특정한 질병을 진단하거나 발병 위험성이 있다고 판단하기는 어렵다. 단일 지표의 상승은 어딘가가 균형을 벗어났음을 알려줄 뿐이다. 하지만 뇌에 영향을 미친다고 밝혀진 여러 생체지표가 균형이 깨져있다면, 이제는 당장 손써야 할 문제가 생겼음을 확실히 알 수 있다. 균형이 깨진 몇몇 생체지표를 계속 모니터링하여 현재 적용하는 치료 프로토콜이 염증을 진정시키는 데 (얼마나) 효과적인지를 확인할 수 있다.[28]

왜 항체 생체지표를 찾는가?

• 예방적 자가면역의 항체 생체지표에 대한 관심이 증가하는 데는 다음과 같은 이유가 있다.
• 자가 항체는 질병 활성도 및 심각성과 상관관계가 있을 수 있다.
• 항체는 질병이 발병하기 수년 전부터 존재하는 임상적 증상 및 조직 손상과 관련된 것으로 밝혀졌다. 즉, 항체는 질병의 잠재적인 생체지표를 구성한다.
• 항체는 질병의 발생 시점을 예측하는 지표 역할을 한다.
• 항체는 부작용뿐만 아니라 생물의약품(약물)에 대한 치료 반응의 중요한 지표가 된다.
• 자가 항체는 장기특이성 장애나 장기비특이성 장애의 진단 및 관리에도 유용한 도구가 될 수 있다.[27]

B4에 대한 항체 검사(theDr.com/B4)

뇌가 압박을 당하고 있는지 확인하는 데 가장 유용한 생체지표들은 바로 혈액뇌장벽 손상(B4)이 발생했는지를 확인해주는 생체지표들이다. 내가 아는 한 사실상 모든 뇌질환과 모든 뇌기능장애(불안, 우울증, 조현병, 정신증 등)가 B4와 관련되어 있다. 연구자들이 얼마나 혈액뇌장벽의 중요성을 강조하는지 귀 기울여보라. "정신증에서 혈액뇌장벽 기능장애의 복잡한 성격은 신경 기능과 시냅스 기능의 장애, 염증성 분자의 투과성 증가, 글루탐산염의 항상성 파괴, 항정신성약물의 활동 손상, 항정신성약물에 대한 내성 발달 등 여러 가지 측면과 연관되어 있다."[29] 뇌 안의 염증은 이런 심각한 상태를 치료하려는 약물에 대한 내성을 길러준다.

나는 B4를 확인하기 위해 다음과 같은 생체지표 검사를 추천한다. 흥미롭게도 장 누수를 식별하는 항체(조눌린, 액틴, LPS)로 뇌 누수도 식별할 수 있다.

1. 조눌린(zonulin)에 대한 항체 : 조눌린은 글루텐 자극으로 소장 점막에서 분비되는, 치밀 결합을 조절하는 단백질(운전대를 잡은 손)이다. 흥미롭게도 인간의 혈액뇌장벽에서 조눌린 수용체가 발견되었다. 조눌린과 조눌린 항체가 과도하게 생성되면 조눌린이 장 투과성을 증가시키는 것과 유사한 맥락에서 혈액뇌장벽을 파괴하는 데도 관여하게 된다.[30]

2. 액틴에 대한 항체 : 혈액뇌장벽의 표면 세포에는 액틴이 들어있다. 액틴은 내피 세포 안에서 유선 연결망을 형성하는 민무늬근 단백질이다. 액틴 항체의 증가는 장 투과성을 측정하는 지표로 사용되어왔고 이제는 B4의 생체지표로 인정받고 있다.

3. 지질다당류(LPS)에 대한 항체 : LPS는 그램음성박테리아의 부산물 계열이다. LPS 분자는 혈류 속으로 들어가기에 너무 큰데도, 항상 혈류에 들어가는 일이 발생한다. LPS는 뇌 조직에 결합하여 네오에피토프를 형성한다. LPS는 알츠하이머병, 파킨슨병, 조현병 환자와 기타 수많은 뇌질환 환자의 뇌에서 발견되었다. LPS 항체가 뇌 안에서 모닥불을 지피고 있을지도 모른다.

4. S100B에 대한 항체 : S100B는 가장 많이 연구된 뇌 손상 생체지표다. 발견된 지 50년도 넘은 이 물질은 현재 B4의 생체지표로 인정받고 있다.[31] S100B 항체의 검출은 실제로 혈액뇌장벽이 손상되었는지, 손상된 뇌세포에 대해 자가면역이 활성화되었는지 여부를 알려준다. 또 환자가 어느 정도나 회복했는지, 환자가 언제쯤 정상적으로 활동할 수 있을지를 파악하는 데도 유용하다.[32] S100B 항체 수치가 상승하면 혈액뇌장벽 안이 손상되어 결국 백질 이상이란 흉터 조직이 생기는데, 백질 이상은 인지 능력 상실(사고 능력 상실)의 원인이 된다.

5. 뉴런특이에놀라아제(NSE)에 대한 항체 : NSE는 두부 외상을 당한 후에 결과를 예측하는 목적으로 가장 많이 연구된 생체지표다. 한 연구에서 35명의 두부 외상 환자 중 34명이 이 지표가 상승한 것으로 나타났다. NSE는 또 B4의 지표이기도 하다. NSE 항체 수치의 상승은 어떤 손상된 조직에서 이 효소가 계속 새어나오고 있음을 의미한다.[33] 그렇기 때문에 단일한 생체지표 대신 생체지표 패널을 확인하는 것이 대단히 중요하다. NSE 항체는 훌륭한 생체지표지만, 이것만으로 혈액뇌장벽이 손상되었다고 단정 지을 수는 없다.

이런 뇌 조직의 항체를 확인하자

1. 트랜스글루타미나제 2(TG2)에 대한 항체 : 이 지표는 셀리악병에 대한 매우 신뢰할 만한 혈액 검사다. 흥미롭게도 TG2 항체는 TG3(피부 속)과 TG6(뇌의 주요 구성 성분)에도 교차로 반응할 수 있다. 이 말은 TG2 항체(밀 섭취에 대한 과민성으로 생김)가 TG6에 대한 항체 생성을 촉발하여 뇌에서 염증 반응을 일으킬 수 있음을 의미한다. 이것이 밀 과민성이 뇌 증상을 유발하는 가장 일반적으로 확인된 메커니즘이다.

2. 트랜스글루타미나제 6(TG6)에 대한 항체 : 앞서 말했듯이, TG6는 뇌의 주요 구성 성분이다. 이 항체 수치가 높아지면 면역계가 뇌를 공격하고 있다는 의미다. 혈류에서 발견되는 이 항체는 혈액뇌장벽을 통과해야만 뇌 조직을 공격할 수 있

다. 따라서 이 항체가 뇌 안에서 생성되고 있다면 혈액뇌장벽이 손상되었을 가능성이 높다.[34]

3. 강글리오시드에 대한 항체 : 강글리오시드 항체는 치료 개입 전에는 비교적 높은 수준으로 검출되다가 개입 후에는 임상적 개선과 함께 감소하는 점으로 미루어 일부 근육질환(운동 신경병증)의 발병에 관여하는 것으로 추정된다.[35] 셀리악병의 가장 일반적인 신경 증상은 어느 신체 부위에서든 발생할 수 있는 말초신경병증, 감각 마비, 따끔거림 등이다. 셀리악병 환자의 22%는 말초신경병증을 앓는다. 이런 환자들은 모두(100%) 항강글리오시드 항체(anti-ganglioside antibody) 수치가 높았다. 강글리오시드 항체는 캄필로박터 제주니(Campylobacter jejuni) 박테리아나 헤모필루스 인플루엔자(Haemophilus influenza)와의 교차반응성 반응으로 생성될 수 있다. 이것이 길랭-바레증후군(Guillain-Barre syndrome, 감염 등에 의해 몸 안의 항체가 말초신경을 파괴해 마비를 일으키는 신경계 질병)의 주요 메커니즘으로 여겨진다.

4. 단순 포진에 대한 항체 : 인구의 20~40%는 구순 포진(입술 발진)에 시달린다. 구순 포진은 제1형 단순포진바이러스(HSV1)에 의해 유발된 말초신경계 장애다. 고령자의 HSV1과 알츠하이머병 진행을 연관시키는 연구가 100건도 넘는다. 젊은 이들은 뇌에 거의 바이러스가 없다.[36] 바이러스 양이 면역계가 통제할 수 있는 수준보다 많아지면 감염이 일어난다. 바이러스에 감염되면 면역계가 바이러스에 대응하기 위해 항체(대포)를 만들어낸다. 이 때 면역계는 HSV1에 대한 IgM 항체를 생성한다. 환자가 ApoE4 유전자를 보유할 경우 HSV1 감염이 고령의 뇌에서 아밀로이드 반점을 형성할 위험이 극대화된다.

5. 폐렴클라미디아에 대한 항체 : 알츠하이머병과 관련된 또 다른 박테리아는 폐렴클라미디아다. 이 박테리아의 DNA는 상당 비율 알츠하이머병 환자의 뇌에 존재하는 반면, 같은 연령대의 통제 집단(알츠하이머병이 없는 경우)의 뇌에는 거의 존재하지 않는 것으로 밝혀졌다. 이는 알츠하이머병 환자가 HSV1이 있어 신경계 손상에 더 민감해지기보다 박테리아의 뇌 침투 및 감염에 더 크게 민감해진다는

르지 않았다. 7년 후에 샘은 다시 날 찾아왔는데, 거의 걷지 못하는 상태였다. 유전 사슬의 약한 고리(그의 소뇌)에 대한 항체 수준이 증가하여 그의 소뇌세포를 계속 죽였고, 그 결과 소뇌는 이제 글루텐 운동실조증 진단을 받을 정도까지 수축했다. 불행히도 그는 영원히 걷지 못하게 되었다.

11. 시냅신((synapsin)에 대한 항체 : 시냅신은 중추신경계와 말초신경계의 대부분 뉴런에서 발견되는 주요 면역 반응성 단백질이다. 이 뇌 단백질은 뇌 호르몬 조절에 관여한다. 시냅신에 대한 항체가 증가하면 뇌 호르몬에 불균형이 생기기 쉽고, 불균형은 불안, 우울증, 양극성 장애, 조현병의 주요 원인이 된다. 시냅신 항체는 신체 어디서나 (다발성경화증 같은) 탈수 질환과 말초신경병증, 감각 마비와 따끔거림을 유발한다. 또 뇌 호르몬의 분비를 억제하고 루푸스를 유발할 수 있다.

MRI로 무엇을 확인할까

뇌에 문제가 있는지를 살펴보기 위한 엑스레이 검사를 MRI라고 한다. MRI 결과, 백질 병변이 발견되면, 뇌에 어떤 이상이 있고 어떤 병이 진행되고 있음을 알게 된다. 방사선과 의사는 백질 병변이 나타나는 것이 정상이라고 말할지도 모른다. 하지만 그렇지 않다. 기억해두자. '정상적인' 것과 일반적인 것 사이에는 큰 차이가 있다. 정상적인 것은 우리가 원래 그렇게 설계되었다는 의미다. 일반적인 것은 단지 많은 사람에게 그 일이 일어난다는 의미다. 두뇌에 백질 병변이 있는 것은 정상적이지는 않아도 확실히 일반적이다.

환경적 노출에 대한 검사

우리 몸 안에 축적된 유독한 화학물질을 검사하는 방법은 많다. 사실 오늘날에는 체내의 독성 수준을 확인하는 검사의 임상적 유용성이 예전만큼 중요하지 않다. 거의 모든 사람의 체내에 상당한 수준의 독성 물질이 축적되어 있기 때문이다. 진짜 중요한 것은 우리 면역계가 활성화되어 독소에 대한 항체를 생성하고 있는 경우다. 이 경우는 체내의 독성이 이미 면역의 허용 한계치를 넘어 우리 면역계가 특정 독소와 싸우는 데 소중한 에너지를 할당해야 한다는 의미다.

주치의에게 부탁하여 다음 중 필요한 검사를 주문하거나 혹은 내 웹 사이트 theDr.com에서 직접 검사를 주문할 수 있다.

1. 사이렉스 화학적 면역 반응 스크린(Cyrex Chemical Immune Reactivity Screen, Array11) : 이 훌륭한 패널은 신체 조직에 축적될 수 있는 24가지 독소를 찾는다. 기억해두자. 우리는 수천 가지 화학물질에 노출되지만, 건강을 해치는 주범은 이 24가지 물질이다(PCBs, 프탈레이트, BPA, 다이옥신 등 포함).

2. 사이렉스 병원체 특이 면역 반응 스크린(Cyrex Pathogen-Associated Immune Reactivity Screen, Array 12) : 이 패널은 29가지 병원체(박테리아, 포진 같은 바이러스, 곰팡이)를 조사한다. 수백 가지 박테리아와 바이러스가 문제가 될 수 있지만, 이 29가지가 바로 만성 피로, 소화 불량, 뇌기능장애, 면역계 손상과 관련된 주요 병원체다.

3. 리얼타임 랩스 소변 곰팡이 패널(Real Time Labs Urinary Mold Panel) : 내가 발견한 곰팡이에 대한 가장 민감한 검사는 이 소변 검사다. 이 검사는 우리 몸에 곰팡이가 축적되었는지를 확인한다. 이 검사가 찾아내는 세 가지 곰팡이 부산물은 오크라톡신, 아플라톡신, 트리코테신이다.

4. 프로보케티브 챌린지 소변 중금속 검사(Provocative Challenge Urine Test for Heavy Metals) : 중금속 검사에는 혈액, 모발, 소변을 이용하는 세 가지 방법이 있다. 혈액 검사는 납, 수은 등을 찾을 때 대부분의 의사와 학교에서 권장하는 방법이다. 그러나 우리 몸은 중금속이 혈액에 침투하는 것을 막고 뇌에 접근하지 못하게 하려고 가능한 모든 방법을 동원한다. 따라서 혈액 검사는 2주 이내의 심각한 중금속 노출을 검사하는 경우에는 무엇보다 정확하다. 하지만 장기간에 노출되어 독소가 축적된 경우라면 정확하게 식별하지 못할 것이다. 모발 분석은 최대 2개월까지 장기간의 노출을 확인할 수 있다. 그러나 목덜미에 난 머리카락의 첫

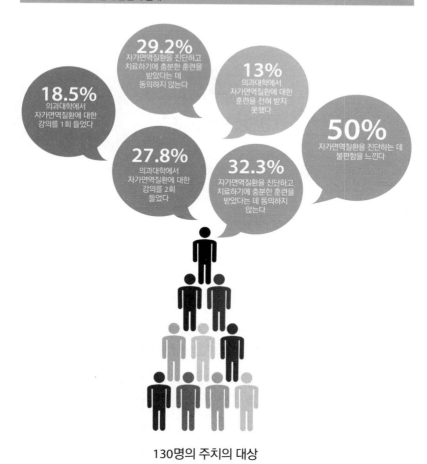

130명의 주치의 대상

6

건강 피라미드

이제 상류까지 거슬러 올라가 뇌 건강에 심각하고 지속적인 영향을 미치는 새로운 음식, 새로운 습관, 새로운 생각에 대해 알아볼 것이다. 세 가지 가운데 가장 중요한 것은 새로운 생각이다. 이 책을 쓴 주된 목표는 건강에 대한 사고방식을 바꾸어 더 나은 구명조끼를 찾으려는 노력을 중단시키는 것이었다. 우리는 지금까지 음식이나 주변의 유독한 환경이 뇌 기능에 어떻게 영향을 미치는지 살펴보았다. 우리가 알아본 연구 결과들이 상류로 거슬러 올라가야 하는 현실적이고도 과학적인 이유를 제공했으리라 믿는다. 우리는 우리의 건강과 우리의 세상을 회복해야 한다.

이제 사다리를 붙잡고 소용돌이에서 빠져나와야 할 시점이다. 이 책의 2부에서는 우리에게 필요한 도구를 제시한다. 우리는 음식과 생활방식으로 사고방식에 어떤 영향을 미칠지 결정할 것이고, 우리 삶을 망치던 유해한 음식과 화학적 독소를 제거하여 몸이 얼마나 좋아지는지를 확인하게 될 것이다. 작은 습관들이 쌓여 변화를 이끌어내는 경험을 하게 될 것이다.

최신 뇌 과학은 뇌에서 평생에 걸쳐 계속 새로운 세포를 만들고 성장하는 신경발생 과정에 초점을 둔다. 이 메커니즘은 우리가 변화를 경험하기에 너무 늦은 경우는 극히 드물다는 것을 알려준다. 일단 우리는 이미 새는 장과 새는 뇌의 추가적인 손상을 막아야 한다(다시 말해 불난 데 휘발유를 뿌리는 일을 멈추어야 한다). 그런 다음 신체를 단련하여 모든 세포에 영향을 미치는 '치유, 봉합, 회복' 상태를 유지해야 한다. 모든 세포는 죽고 다시 생성되어, 7년이 흐르면 온몸 전체가 재생된다. 그래서 적절한 체내 환경을 조성하면 더 건강하고 강한 뇌를 만드는 일도 충분히 가능하다. 하지만 과민하거나 효과성이 저조한 면역계에 균형을 되찾고 장 누수/뇌 누수를 해결하기 위해서는 그저 약만 먹어서는 안 된다. 애당초 불균형을 초래한 생활 습관부터 바꾸어야 한다.

궁극적인 목표는 신체와 뇌 전반, 특히 소화관의 염증을 줄이는 것으로, 장 투과성을 치유하기 위한 기반을 마련하는 것이다. 장 누수를 치료하면 독성 박테리아와 음식의 거대 분자가 몸과 뇌로 침투하는 일을 최소화할 수 있다. 거대 분자의 침투가 면역 보호 반응을 일으켜 전신 염증을 유발하는 원인이니 말이다.

산화방지제 같은 자양제로 면역계를 '강화'해야 한다는 주장을 들어봤을 것이다. 전적으로 옳은 말은 아니다. 실은 면역 강화보다 면역 균형이 더 중요하다. 이미 자가면역질환이 있는 사람은 면역계 강화를 원하지 않는다. 면역계 억제도 원하지 않는다. 면역 기능이 균형을 이루어 몸을 보호해주되 과잉반응은 하지 않기를 바란다. 우리의 목표는 면역계가 균형을 잡고 의도대로 기능하여 건강을 유지하는 것이다.

이제 뇌기능을 향상시키기 위해 6개월 동안 매주 1시간씩 기꺼이 투자할 준비가 되었는가? 그러길 바란다. 일단 좋은 습관을 꾸준히 유지하여 면역계의 균형을 이루면 뇌 건강 증상이 줄어들어 뇌 안개가 적게 발생하고 주의력이 향상되며 기분이 나아지고 수면이 개선되며 탄력성이 좋아질 것이다. 활력을 되찾으면 일상생활의 어려움과 스트레스에 더 의연히 대처할 수 있다. 자, 이제 시작해보자.

건강 피라미드

문제를 해결하고 개선하기 위해 사용할 모델은 척추지압요법의 기본 원리인 건강 삼각형(Triangle of Health)에 기반을 둔다. 내 최초 멘토 중 한 분인 조지 굿하트 박사는 응용 신체운동학의 창시자이다. 응용 신체운동학은 체내에서 일어나는 일을 파악하기 위해 근육을 기능의 생체지표로 검사하는 시스템이다. 굿하트 박사는 같은 혈액 흐름을 공유하는 신체 장기와 근육 사이에 많은 관계가 있음을 발견했다. 그는 근육과 뼈 골격을 치료하여 연결된 장기에 유익한 효과를 미치는 치료법을 개발했고, 수만 명의 의사들과 수십만 명의 환자들이 그의 근육 기능 및 평가 프로토콜을 통해 도움을 받았다.

굿하트 박사는 늘 건강 삼각형에 대해 이야기했다. 건강 삼각형은 모든 장기적이거나 만성적인 건강 문제를 해결하기 위해 살펴야 할 세 가지 기본 플랫폼으로, 이 책에서 소개할 나의 치료 프로토콜도 이 건강 삼각형에 근간을 둔다.

방식은 다음과 같았다. 첫째, 먼저 구조를 평가하고 바로잡았다. 여기에는 우리를 한 몸으로 묶어주는 기반인 뼈, 근육, 인대와 자세가 포함된다. 다음으로는, 삶에 대한 전반적인 관점을 포함해 정서적 또는 정신적 측면인 마음가짐을 살펴보았다. 마지막에는 생화학을 검사해야 했다. 생화학이란 약물부터 음식까지 우리가 입안에 넣는 모든 것을 말한다. 어느 한 가지 '플랫폼'도 다른 플랫폼보다 더 중요하지 않았다. 우리는 환자의 증상에 따라 어느 플랫폼부터 시작할지를 결정했는데, 어떤 경우에는 마음가짐부터 시작하는 것이 중요하여 깊은 명상 기법에 대한 상담, 매일 조용한 산책, 치료사를 만나는 것을 처방했다. 어떤 경우에는 구조를 바꾸는 것이 급선무여서, 척추지압요법이나 마사지요법, 휄든크라이스 기법(Feldenkrais Method, 신체와 정신의 연결성을 개선해 만성 통증에 영향을 주는 습관적인 행동 패턴을 정신적으로 무시하도록 만드는 방법) 세션, 그 외에 뼈, 근육, 인대를 강조하는 다른 접근법을 시도했다. 때로는 '주치의가 지시할' 만한 생화학, 의약품, 식이요법, 영양치료가 우선이기도 했다.

나는 굿하트 박사와 함께 수백 시간을 공부했다. 나는 건강관리에 대한 내 사고방식, 나의 기본적인 패러다임, 끊임없이 샘솟는 내 호기심의 대부분을 형성해준 굿하트 박사의 가르침에 영원히 감사드린다. 나는 그의 주말 세미나에 참석하는 것을 좋아했는데, 그는 매주 일요일 아침에 똑같은 기도로 세미나를 시작했다. 그는 고개를 숙이고 이렇게 말했다.

"토요일이나 일요일에, 또는 어떤 날이든 내가 하고 싶은 일은 세상 만물이 기원한 곳에 도움을 요청하는 일입니다. 나는 이 모든 일을 나보다 더 잘할 수 있는 누군가가 있다고 확신하지만, 부족한 저를 참아주신다면 … 사랑하는 하나님, 위대한 의사인 당신이 저희에게 모든 선하고 완전한 선물을 주시고, 저희 마음에 친절을 베푸시고, 저희 정신에 지혜를 주시고, 저희 손에 힘과 기술을 주셨으니, 저희는 이 선택받은 직업을 통해 고통 받는 사람들을 돕겠습니다. 저희는 당신의 이름으로 그렇게 부탁드립니다. 아멘."

그러고 나서 그는 이렇게 말한다. "누구든 이 일을 좋아하지 않는다는 것이 참으로 안타깝습니다. 이것은 내 축구입니다." 그런 다음에 그는 의사로 살아가는 데 필요한 철학과 우리의 의무에 대해 한 시간 넘게 이야기한다. 그의 결론은 항상 동일했다. 환자가 '왜' 현재의 증상을 가지고 있는지 끝없이 질문해야 한다는 것이다.

굿하트 박사가 세상을 떠나기 몇 년 전, 내 기억에는 2004년이나 2005

년쯤에 우리는 건강 삼각형에 관해 이야기를 나누었다. 나는 그 대화를 또렷하게 기억한다. 나는 이렇게 말했다. "박사님, 더 이상 건강 삼각형으로 충분하다고 생각하지 않습니다. 이제는 세 가지가 아닌 네 가지 핵심 구성요소가 있다고 생각합니다."

"그럼 네 번째 요소는 무엇이라고 생각하는가, 톰?"

"전자기장입니다."

굿하트 박사는 웃으며 머리를 끄덕였다. 우리는 누구나 사방에서 방출되는 전자기방사선을 경험한다. 모든 전자기원은 고유한 전자기장(EMF)—외부로 방사되는 에너지파로, 거리가 멀어질수록 약해진다—을 형성한다. 이 전자기장은 우리의 뇌와 신경계 전체의 전기 주파수를 교란한다.

나는 의학 교육을 받기 시작한 첫 주에 셸던 딜(Sheldon Deal) 박사, 일명 미스터 애리조나가 주말에 캠퍼스에서 열린 공개 강연을 한다는 공지를 발견했다. 내가 전자기 오염이란 주제를 처음 접한 것이 바로 1978년 딜 박사의 그 강연에서였다. 딜 박사는 단순한 척추지압사가 아니라 전문 보디빌더였다. 나는 그의 강연에 완전히 압도되었다. 그는 강연장 탁자 위에 컬러텔레비전을 가져다 놓고 볼륨은 끈 채 전원을 켰다. 우리가 모두 좌석에 앉자 그는 연단으로 걸어가서 서류 가방을 열고 아이폰 7 정도 크기의 자석을 꺼냈다. 그가 앞쪽으로 자석을 들고 텔레비전을 향해 천천히 걸어가자 텔레비전 화면이 뒤집어졌다. 그가 텔레비전에서 멀어지자 화면이 정상으로 돌아왔다. 그는 그렇게 두 번 반복했는데, 두 번 다 화면이 거꾸로 뒤집혔다. 그는 이렇게 말했다. "이것이 바로 전자기 오염이 당신 뇌에 미치는 영향입니다." 당시는 아직 휴대전화도 없었고, 기껏해야 시계 배터리가 큰 관심사이던 시대였다.

그러므로 내 새로운 '건강 삼각형'은 4개의 면이 있으니 '건강 피라미드'라는 명칭이 더 정확하다. 지금부터 우리는 이 피라미드의 각 면에 대

력, 건강'에 몇 점을 주겠는가? '매우 좋다'가 10점이고 '나쁘다'는 1점이라면 당신은 이 척도에서 어디에 위치하는가? 희망사항을 배제하고 생각할 때 몇 점인가?

우리 모두 '10점'이 되기를 바라고 종종 스스로 '꽤 좋다'거나 '잘하고 있다'고 생각하지만, 현실을 냉정하게 직시하면 고작 4~6점 정도, 즉 스스로 만족할 수 있는 수준(내 기준으로는 7.5점) 이하라는 사실을 인정하게 된다. 그렇다면 실제로 '10점'이 되려면 어떻게 해야 할까?

생물학의 기본 전제는 세포가 재생될 때 원래 세포와 정확히 일치하는 복제본이 생성된다는 것이다. 세포 안의 DNA에는 가장 건강한 유전적 발현을 위한 청사진, 즉 완벽한 자신을 구현하기 위한 '청사진의 라이브러리'가 담겨있다. 즉, 언제든 10점이 될 잠재력이 있다는 뜻이다. 이는 줄기 세포를 이용하여 새롭고 건강한 조직을 자극한다는 이론의 전제가 되기도 한다. 여기에서 굳이 줄기 세포의 이용을 둘러싼 각종 논란을 파고들지는 않겠다. 나는 그저 우리 몸의 일부분이라서 언급한 것뿐이다.

그렇다면 우리는 왜 완벽한 피부 세포나 뇌 세포, 혈관 세포를 스스로 복제하지 않을까? 왜 우리는 얼른 10점이 되지 않을까? 왜 우리는 6.2점에서 기능하며 살아가고 있을까? 10점이 될 '청사진'을 지니고 있음에도 왜 새로운 세포는 10점이 아닐까? 그 이유는 세포의 기능에 영향을 미치는 염증성 환경에 있다.

당신이 35세라고 가정해보자. 당신은 건강만큼은 꽤 잘 관리하고 있다. 당신은 10대 후반과 20대 초반에 심할 정도로 파티를 즐기며 살았겠지만, 늘 말짱하고 아무런 건강 문제도 없었다. 정기 건강검진에서 혈액검사 결과는 늘 '정상'이었고, 아무런 경보도 울리지 않았다. 아마 당신의 뇌는 6.4점으로 기능하고 있을 것이다. 그래도 그 정도면 당신이 그럭저럭 지내고 있다는 의미다. 가끔씩 '내가 열쇠를 어디에 두었지?'라고 묻거나 지인을 보고 이름을 기억해내기 위해 한참 머릿속을 뒤져야 하거나 누군가가 말을 걸어 와도 정신이 멍한 정도일 뿐이다.

세포의 기능은 세포 주위에서 일어나는 일, 이른바 '에피 – 셀(epi – cell)'에 의해 결정된다(내가 방금 만든 새로운 단어인데, 분명한 의미를 전달하는 데 도움이 되기를 바란다). 후생유전학에서는 세포의 주변 환경이 유전자의 활성화 여부를 결정한다고 주장한다. 에피 – 셀은 세포가 기능하고 재생하는 방법을 결정하는 세포를 둘러싼 환경이다. 따라서 당신이 세포 주변에 조성한 환경이 염증으로 가득 차있다면, 당신의 세포는 6.4점으로 기능하며 인생은 그렇게 계속될 것이다.

그런데 당신이 같은 생활방식을 계속 유지한다면, 즉 과민한 음식이나 정크 푸드를 먹고 과음하고 나쁜 공기를 호흡한다면 당신의 두뇌에 더 많은 부담을 주어 조만간 당신의 두뇌는 6.3점으로 기능하게 될 것이다. 세포가 재생된다 해도 6.3점짜리를 재생산할 뿐이다. 만약 당신이 현재와 동일하거나 더 많은 염증을 유발하는 생활방식을 이어간다면, 뇌는 6.2점으로 기능하고 세포는 6.2점으로 재생된다. 계속 같은 생활방식이면 6.1점이 될 것이다. 염증이 지속되면 신체는 수년에 걸쳐 계속 악화되며, 그런 세포의 기능에 따라 결정된 더 약한 세포를 재생하게 된다. 이렇게 늙어가는 과정을 전문 용어로 이화작용 또는 분해대사(catabolism)라고 한다.

그러나 이 책의 원리를 적용하여 보다 건강한 체내 환경을 조성한다면 뇌기능은 향상된다. 브레드슨 박사와 다른 연구자들이 이를 수차례 입증했다. 건강한 체내 환경을 조성하면 세포 수준에서 당신 몸에 영향을 미치던 염증이 감소하고 몸에서 더 많은 항체를 만드는 일을 멈춘다. 몸은 건강해지기를 원하므로 더 건강한 세포를 만들어 더 건강한 몸을 재생하려고 한다. 당신이 더 영양분이 많고 염증을 적게 유발하는 음식을 섭취하고 환경적 독소를 완화하여 더 건강한 환경을 제공하는 한, 세포는 더 새롭고 더 건강한 세포를 생성할 수 있다. 당신 몸은 6.1점에 머무르지 않고 6.2점으로 작동하기 시작한다. 물론 세포도 6.2점짜리로 재생된다. 당신이 더 건강한 생활방식을 유지하면 6.3점으로 기능하기 시작하고, 새 세포는 6.3점짜리로 재생된다. 이처럼 수개월에 걸쳐 회복된 몸이 에피─셀(당신이 세포 주위에 공급한 환경)에 의해 결정된 더 강한 기능의 세포를 재생산하게 된다. 더 건강하고 더 강한 기능의 세포들이 재생산되어 서로 더 원활히 소통하게 되면, 뇌도 환하게 밝혀질 것이다. 당신은 덜 피곤하고 덜 불안하며 덜 혼란스러워질 것이다. 뇌가 지난 수년간보다 더 잘 작동하고 있음을 깨닫게 될 것이다. 더 젊고 더 강해지는 이런 과정을 전문 용어로 동화작용 또는 합성대사(anabolism)라고 부른다.

브레드슨 박사는 조직 손상이 너무 심해서 알츠하이머병으로 진단받은 사람은 프로그램을 시행한 지 수개월 만에 더 좋아졌다고 느끼기 시작하지만 인지력 감퇴를 되돌리기까지는 최장 5년이 걸린다는 사실을 입증했다. 이렇게 오래 걸리는 건 체내의 환경이 엉망이기 때문이다. 뇌 세포는 신체의 다른 세포보다 재생하는 데 오래 걸리며 한 번에 한 개의

뇌 기능을 되살리는 과정

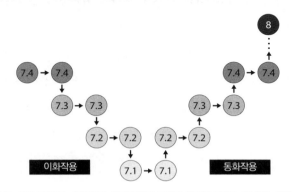

뇌기능을 되살리는 것은 퇴행하는 이화작용 상태에서 더 강하고 건강한 세포를 생산하는 동화작용 상태로 이동하면서 단계적으로 진행된다.

세포로 뇌를 재구성하게 된다. 그렇기 때문에 뇌에서 이상적인 동화작용의 환경(최적의 영양, 염증 감소)을 조성하고 유지하여 매일 새롭고 더 건강한 뇌세포로 바꿔나가야 한다. 다시 말하지만, 꾸준히 안타만 쳐도 야구 경기에서 이긴다. 이화작용 상태를 동화작용 상태로 전환하여 노화의 메커니즘을 젊음, 활력, 건강 증진의 메커니즘으로 바꾸면 더 건강한 뇌세포가 재생산돼 뇌기능이 좋아질 것이다.

기대할 만한 혜택

이 책의 원리를 실행에 옮기면 미묘하지만 강렬한 두 가지 변화를 경험할 수 있다. 하나는 염증이 주는 것이고, 다른 하나는 더 건강한 마이크로바이옴을 재구성하게 되는 것이다.

전신 염증을 줄이는 첫 번째 단계는 불난 데 휘발유를 뿌리는 일을 멈추는 것이다. 다음 몇 장에 걸쳐 소개하는 원리를 적용하면 기본적인 염증이 즉시 줄어들 것이다. 그동안 노출된 글루텐이나 기타 환경 독소가 여전히 체내에 축적되어있는지 여부는 중요하지 않다. 증상은 주로 독소가 아닌 염증과 관련되기 때문이다. 앞에서 언급한 내독소가 염증을 유발하지만, 염증에 더 강한 영향을 미치는 것은 현재의 생활방식이다. 그래서 생활방식을 바꾸면 변화를 더 빨리 감지할 수 있다. 염증이 줄어들면 몸에서 독소를 배출하기가 더 쉬워진다. 체내에 축적된 독소의 종류와 수준에 따라, 독소를 몸 밖으로 배출하는 데 도움이 필요할 수도 있다. 시중에 나와 있는 훌륭한 해독 프로그램은 무수히 많다. 내가 가장 좋아하는 해독 프로그램은 조셉 피조르노 박사의 저서 《독소 솔루션》에서 찾아볼 수 있다. 그것은 내가 아는 한 가장 종합적이고 안전한 프로그램이다.

독소를 배출하면 24시간 내에 우리의 마이크로바이옴은 다시 균형을 잡기 시작할 것이다. 마이크로바이옴이 균형을 되찾으면 (낮았던) 에너지가 상승하고 뇌 호르몬(신경전달물질)이 균형을 이루게 되어 불안 감소부터 우울증 감소까지 다양한 측면에서 더 좋아진 느낌을 받게 된다. 혈압이 낮아지면 수면의 질도 개선될 것이다. 물론 증상이 완전히 사라진 건 아니다. 그렇다 하더라도 분명 증상이 감소하고 있음을 알아차리거나 뇌 안개가 줄어드는 식의 성과를 맛보게 될 것이다.

불과 하루 만에도 마이크로바이옴을 변화시킬 수는 있지만, 염증이 완전히 진정되고 면역계가 우리 몸에 대한 공격을 멈추라는 메시지를 받기까지는 시간이 더 필요하다. 항원을 제거하더라도 면역계는 두 달 동안 계속 항체를 생성한다. 좋은 기본 습관, 예컨대 세포 주위에 더 건강한 환경을 조성하는 좋은 음식 선택은 그 효과가 미미하여 매일매일 변화를 눈으로 확인할 수는 없다. 그렇지만 좋은 습관의 효과는 쌓여서 큰 힘이 된다. 분명 얼마 뒤 "와, 이거 효과가 있구나"라고 깨닫게 될 것이다.

나는 이런 변화를 통해 거의 누구나 자신의 신체 기능과 자신이 느끼는 감각에서 긍정적인 성과를 얻게 될 것이라고 믿는다. 글루텐, 유제품, 설탕은 그에 대한 과민성이 있든 없든 간에 우리를 바디버든에 가깝게 몰아가는 독성 식품이다. 우리의 일부 증상은 다른 증상보다 먼저 사라질 수 있다. 대부분 하나 이상의 약한 고리를 가지고 있다. 오직 한 가지 자가면역질환으로 고통 받는 사람은 거의 없다. 이는 전문 용어로 동반질환 또는 합병증(co-morbidities)이라고 하고, 한 가지 이상의 불균형이 있음을 의미한다. 예를 들어, 건망증을 느낄 때. 가족들은 당신이 전보다 더 짜증이 심해진 것 같다고 말할 수 있다. 식단에서 글루텐을 배제하면 기억력은 좋아질 수 있어도 가족들은 여전히 당신의 짜증에 난감해하고 있을지도 모른다. 그래도 인내심을 가져라. 결국에는 뇌의 모든 부위에서 염증 반응이 감소하여, 과민 반응이 가라앉고 뇌기능이 전반적으로 향상될 테니 말이다.

금단 증상을 주의하자

사람들은 때때로 글루텐과 유제품 섭취를 중단하면 금단 증상을 경험한다. 피곤하거나 우울하거나 구역질을 느낀다는 것이다. 꼼짝하기 싫어지거나 두통이 생기는 사람도 있다(카페인 금단 증상과 동일하다). 이런 증상은 특히 혈액 검사 결과 글루테오모르핀이라는 밀 펩티드 수치가 높거나 카소모르핀이라는 유제품 펩티드 수치가 높은 사람들에게서 나타난다. 이런 펩티드는 3장에서 이야기했던 잘 소화되지 않은 펩티드로, 장과 뇌에서 아편제수용체를 자극할 수 있다. 아편제수용체는 '좋은 기분' 반응을 일으키는 엔도르핀과엔퀴팔린(enkephalin)이라는 호르몬의 생성을 촉발한다. 중독자들이 특정 약물을 끊으면 금단 증상을 일으키듯 글루텐과 유제품을 끊어도 금단 증상이 생긴다.

《밀가루 똥배(Wheat Belly)》를 쓴 내 친구 윌리엄 데이비스(William Davis) 박사는 아예 '밀 금단 증상'이란 명칭까지 붙였다. 유제품을 끊는 경우도 마찬가지일 것이다. 데이비스 박사는 인구의 약 40%가 밀 금단 증상을 겪는다고 믿는다. 내가 경험한 수치는 10%에 가까웠지만, 이 역시도 상당한 수치다. 아마 당신 주변에도 글루텐 프리 식단으로 바꿨다가 "내 몸이 밀을 원해. 밀로 만든 음식을 3일씩이나 못 먹으니 미치겠어!"라고 푸념하는 친구나 가족이 있을지도 모른다. 이런 반응은 두려울 수 있다. 하지만 기억하자. 몸이 밀을 필요로 하는 것이 아니라 갈구하는 것이다. 익숙해진 독성 물질을 갈구하는 것에 불과하다. 그러니 걱정하지 말자. 금단 증상은 금방 사라진다. 그리고 무엇보다도 갈망이 진정되면 훨씬 좋은 기분이 든다!

금단 증상을 줄이려면,

- 수분을 충분히 공급하자. 밀, 유제품, 설탕 섭취를 중단하면 이뇨 효과가 나타난다. 섭취 중단 첫 주에 체중이 줄어든다면, 아마도 과도한 염증으로 인한 수분이 감소한 탓일 것이다.
- 음식에 평소보다 약간 많은 양의 소금을 추가하자(바다소금을 권장한다). 어떤 사람들은 자주 다리에 쥐가 나는데, 소량의 바다소금으로 이를 막을 수 있다. 별것 아니다. 그냥 매일 소금만 조금씩 더 먹으면 상태가 좋아진다(의사가 달리 지시하지 않는 한). 소금을 혀에 직접 넣어보라. 만약 우리가 나트륨이 부족하고 '소금은 무조건 몸에 나쁘다'는 믿음(사실과는 전혀 거리가 멀다)을 버릴 수 있다면, 소금이 정말 맛있어서 조금 더 먹고 싶어질 것이다. 약간의 소금으로 즐거운 만족감을 얻는다면 우리 몸이 '감사하다'고 말할 것이다.
- 침착성을 유지하자. 스트레스가 극에 달한 시기에는 이 프로그램을 시작하지 말자. 편안하다고 느낄 때 시작해야 바디버든을 줄이고 금단 증상도 줄일 수 있다.
- 계속 움직이자. 운동은 증상에 대한 잡념을 떨쳐버리고 훨씬 건강한 방법으로 우리가 추구하는 엔도르핀을 생성한다.

자녀들에게 권장할 사항

한 살이라도 더 젊을 때 좋은 식단으로 바꿔야 결과도 더 좋아진다. 가족 모두가 바람직한 식단에 따른다면 훨씬 더 좋아질 것이다. 로드니 포드(Rodney Ford)는 소아과의사이자 위장병 학자, 알레르기 전문의로서 항상 아이들에게 깨끗한 식단을 권한다. 그는 글루텐 서밋(Gluten Summit) 인터뷰에서 나한테 이렇게 말했다. "내 클리닉에 찾아오는 아이들은 아프고 피곤하고 까다롭습니다. 그 아이들은 배탈, 위산 역류, 편두통, 다른 두통, 구토, 설사, 변비, 습진, 발진 등을 앓고 있습니다. 그들은 주로 짜증이 심하고, 기면증, 에너지 부족, 수면 문제에 시달립니다. 일부는 과잉행동을 보이고 이미 주의력결핍장애나 ADHD로 진단 받은 아이들도 있습니다. 대부분은 셀리악병 검사에 양성 반응을 보이지 않습니다. 그런데도 글루텐 프리 식단을 시작하면 대부분 상태가 좋아집니다."

설령 자녀들이 겪는 증상이 앞서 언급한 증상과 크게 다를지라도, 문제의 원인은 글루텐, 유제품, 설탕 등 세 가지 염증성 식품 중 하나일 수 있다. 증상의 차이는 유전 사슬의 약한 고리에서 발생한다. 즉, 약한 고리가 달라 증상이 다르게 나타나더라도, 이 방법으로 자가면역의 피해를 되돌릴 수 있다.

실행 단계 6주차 : 다른 유력한 요인을 고려해보자

건강 피라미드 가이드라인에 따랐는데도 별로 호전되지 않는다면, 철저하게 '탐색적인 치료' 접근법을 요하는 숨은 유발 인자가 있을 수 있다. 이 시점에는 공인된 기능의학 전문가를 찾아가라고 권하고 싶다. 몸의 염증이 심각하게 불균형한 마이크로바이옴과 관련되었다면 식단 변화 이상의 조치가 필요할지도 모른다. 어쩌면 칸디다균 증식이나 바이러스 감염, 라임병(진드기가 옮기는 세균성 감염증)이 있을 수도 있다. 내 웹사이트 the-Dr.com에 이런 공통적인 유발 인자에 대한 정보가 있다.

7

피라미드의 밑면 : 구조 바로잡기

구조(structure)가 건강 피라미드의 밑면에 위치하는 것은 모든 건강의 기본 토대이기 때문이다. 기본 토대가 뒤틀리면 건강도 뒤틀리기 마련이다. 특히 뇌 건강이 그렇다.

만약 구조가 (우리를 폭포 아래로 떠미는) 염증성 연쇄반응을 일으킨 주요 원인이라면 그 문제를 해결하여 증상의 소용돌이에서 빠져나와야 한다. 구조는 대개 자세와 관련이 있으며 뼈, 근육, 신경의 기능에 의해 통제된다. 구조에 문제가 있을 경우, 처방약이든 영양제든 소염제로 생화학 문제를 치료하면 (약간은) 도움이 되겠지만, 문제는 여전히 남게 된다. 치료사를 찾아가 마음가짐을 다잡는 것도 (약간은) 도움이 되겠지만 문제는 여전히 남는다. 휴대전화에 전자기장(EMF)을 감소시키는 보호케이스를 씌우는 경우도 염증성 사이토카인이 감소하고 염증이 줄어들어 상태가 조금 나아질 수는 있어도 문제는 사라지지 않는다. 구조의 불균형을 해결하지 않는 한 이런 방법들은 모두 구명조끼일 뿐이다.

비정상적인 구조는 해당 부위뿐 아니라 전신의 다른 부위에서도 염증을 유발한다. 예를 들어 발목을 삐어 며칠 동안 불편하게 걷다 보면 엉덩이가 아프기 시작한다. 엉덩이에 새로운 종류의 압력을 가하여 염증을 일으키기 때문이다. 발목 통증은 대개 약물로 치료할 수 있지만 엉덩이 통증은 근본적인 원인을 치료하지 않으면 불균형이 사라지지 않을뿐더러 또 다른 곳에서 불균형이 나타나 심지어 머리나 목에 통증이 생기거나 삔 발목에서 산화 스트레스(체내 활성산소가 많아져 생체 산화 균형이 무너진 상태 - 옮긴이)를 유발할 수도 있다.[1, 2, 3] 처방전 없이 구입할 수 있는 소염제, 즉 아스피린, 이부프로펜(애드빌), 아세트아미노펜(타이레놀), 나프록센(알리브), 아세트아미노펜/아스피린/카페인 화합물(엑시드린) 등은 모두 훌륭한 구명조끼지만, 단 한 번만 복용해도 부작용이 시작될 수 있다. 실제로 2012년 연구에 따르면, 1회 투여량인 일반 효능의 아스피린 2알만 복용해도 장 누수를 유발하여[4] 전체적인 자가면역반응이 시작되고, 뇌 누수와 혈액뇌장벽 손상(B4)으로 이어질 수 있다고 한다.

구조의 불균형을 바로잡는 가장 안전한 접근법은 척추지압요법, 물리치료, 마사지 등이다. 이런 치료법은 오랫동안 말 그대로 수천만 명의 사람들에게 완벽한 대응책인 것으로 밝혀졌다. 만약 운전 중 갑자기 차의 오른쪽 앞바퀴가 움푹 파인 포트홀(Pothole)에 빠졌다고 가정해보자. 우지끈 쾅! 하고 심하게 부딪힌 소리가 났다. 깜짝 놀라 앞바퀴를 확인하기 위해 길 한쪽에 차를 세우고, 차 밖으로 나가 살펴보지만 모든 것이 괜찮아 보여 다시 차를 타고 계속 운전해가며 타이어가 펑크 나지 않아 다행이라고 생각한다. 1~2분만 지나면 우리는 이 사건을 까맣게 잊고 아무 문제가 없다고 생각할 것이다. 하지만 6개월 후 그 오른쪽 앞바퀴는 완전히 마모된다. 균형을 잃은 상태로 6개월간 달렸기 때문이다.

이것이 우리가 균형을 잃고 구조가 어긋나서 중력에 맞춰 똑바로 앉지 못할 때 벌어지는 일이다. 이런 경우는 큰 외상 때문에 생길 수도 있지만, 그렇지 않을 때도 많다. 나쁜 자세, 나쁜 수면 자세, 앉는 방식, 구두 뒤축이 닳은 상태 등의 사소해 보이는 문제로도 구조의 균형을 잃을 수 있다. 이 모든 습관은 관절이 중력과 일직선을 이루지 못하고 예전처럼 자유롭게 움직일 수 없게 만든다. 게다가 우리는 매일같이 종일 관절을 사용하기 때문에, 불균형이 염증을 일으켜 맨 먼저 연골이 닳고, 그다음에 뼈가 마모되고, 그 후에는 몸 어디에서든, 특히 목 부위에서 흔하게 관절염(뼈 돌출)이 나타나기 시작한다.

이때부터 진짜 문제가 시작된다. 관절염 증상이 나타나면 관절에 염증이 생겨 결국에는 기형이 된다. 그 결과로 경직, 통증, 그리고 많은 경우 부기가 생길 수 있다. 이것이 가장 흔하게 나타나는 골관절염(OA)의 메커니즘이다. 나쁜 자세(한쪽으로 기운 타이어) 같은 불균형이 관절 기능을 부자유스럽게 만들어 면역 반응을 활성화한 결과 염증이 생긴다. 이렇게 불균형에 염증이 더해져 생기는 목의 기능장애는 목 통증으로 나타난다. 내부적으로는 문제가 더 커진다. 목 관절의 부적절한 기능이 통증을 유발하고, 뇌로 가는 혈액 흐름을 가로막는 것이다. 통증이 클수록 혈액 흐름이 더욱 제한된다.[5] 2장에서 관류 저하에 대해 이야기했던 내용이 기억나는가? 관류 저하는 B4를 유발하는 메커니즘 중 하나다. 그러면 이제 건망증, 불안감, 수면 부족, 주의력 부족 등 뇌 건강 증상이 나타나게 된다.

애나를 만나보자

이 이야기는 내 환자의 사례는 아니지만, 내가 진심으로 관심 있게 지켜본 연구다. 나는 1990년에 이 연구가 발표된 이래로 내 모든 진료실에 이 연구 보고서의 사본을 보관해왔다. 왜냐하면 이 연구는 근골격계 치료가 왜 그토록 많은 다른 건강 문제에 도움이 되는지에 대한 전체 플랫폼을 제시하기 때문이다.[6] 나는 이 연구 보고서를 수백 명의 환자들에게 보여주었다.

이 이야기에는 만성적인 골반 통증과 소변 문제를 호소하며 의사를 찾아온 39세 여성이 등장한다. 그녀를 애나(Anna)라고 부르자. 애나의 골반 통증은 오래전 그녀가 18세일 때 계단에서 굴러 떨어진 직후에 시작되었다. 통증은 몸의 오른쪽에서 시작되어 점차 왼쪽에서도 나타났다. 애나의 첫 번째 의사는 그녀가 맹장염에 걸렸다고 추측했기 때문에 애나는 맹장 수술을 받았다. 그러나 추후 병리학 보고서에 따르면 그녀의 맹장은 정상이었고, 골반의 통증은 여전했다.

몇 달 후 애나는 생리 주기가 심하게 고통스러워졌고, 골반 통증이 계속되었으며, 자꾸 설사를 하기 시작했다. 결국 애나는 검사와 치료를 받기 위해 입원했고, '스트레스에 따른 과민성 대장증후군'이라는 진단을 받았다. 자, 이것은 어떤 종류의 진단인가? '스트레스에 따른'은 이 증상이 본질적으로 정신질환임을 의미한다. 하지만 애나의 머리에는 아무런 이상이 없었다. 문제는 그녀의 과민한 대장이었다. 애나가 병원에서 퇴원할 때도 대장 기능에는 차도가 없었고, 애나는 평생 이 병과 함께 살아야 할지도 모른다며, 그러지 않으려면 스트레스를 줄일 방법을 찾으라는 말을 들었다.

2~3년이 지나자 애나는 질 분비물을 경험했고 방광과 질 감염이 반복되었다. 여러 가지 항생제를 사용한 치료를 받았지만, 일시적으로 증상이 완화될 뿐이었다. 애나는 음순과 음핵 양측에서 생식기 통증이 나타났다. 성관계는 극도로 불편해졌고 오르가즘은 불가능했다. 극심하게 고통스럽던 생리는 과도한 출혈로 더욱 심해지고 불규칙해졌다. 애나는 생리 주기를 조절하기 위해 에스트로겐 요법을 처방받았지만 별다른 효과는 없었다.

애나는 26세가 되었을 때 임신을 했다. 그녀는 요통과 양쪽 허벅지의 간헐적인 통증을 겪었고, 감각 마비와 따끔거림을 경험하기 시작했다.

애나는 오랜 진통 끝에 정상적인 건강한 아들을 출산했다. 2년 후 애나는 다시 임신했지만 5개월 반 만에 자연 유산을 겪었다. 몇 달 후 애나는 다시 임신했지만 똑같은 증상을 보였다. 이번에는 임신 7개월까지 임신 상태를 유지하다가 딸아이를 조산했다.

이 출산 후 애나의 골반과 음부 통증이 지속되었기 때문에, 세 차례나 탐색적 복부 수술을 받았다. 의사는 첫 번째 수술에서 만성 설사와 비교적 새로운 증상인 지속적인 완전 요폐, 즉 소변을 전혀 볼 수 없는 증상을 일으키는 원인이 무엇인지 찾아보았다. 하지만 그녀의 증상을 설명해줄 만한 어떤 비정상적인 점도 발견하지 못했고, 결국 애나는 일부 증상이라도 줄어들기를 바라며 부분 자궁 절제술에 동의했다. 하지만 자궁 절제술 후에도 방광 기능이나 질 주변의 감각 상실에 아무런 변화가 없는 상태로 퇴원했다.

그 후 10년 동안 이 모든 증상은 지속되고 악화되었다. 하지만 전통 의학에서 더 이상 시도해볼 방법이 없자, 한 친구가 애나에게 척추지압사를 만나보라고 권했다. 맨 첫 번째 검사에서 척추지압사는 그녀에게 다양한 운동을 시켰고 그녀는 약간의 요통을 느끼기 시작했다. 검사가 끝나자 척추지압사는 애나가 자각 증상은 없지만 확연한 L5 디스크 돌출이 있다고 결론지었다. 만약 어떤 의사든 애나의 등을 엑스레이로 찍는다면, 디스크 문제를 발견했을 터였다.

애나는 성실히 치료법에 따르면서 나아지기 위해 최선을 다했다. 거의 25년간의 고통이 4주 만에 사라졌다. 반복되던 방광염이 끝났고, 소변 기능이 정상으로 돌아왔다. 만성 설사는 사라졌고, 고통 없이 완전한 기능으로 남편과 성관계를 즐길 수 있게 되었다.

척추지압사가 무슨 치료를 한 것일까? 허리 아래쪽의 척추를 조절하고 아주 부드럽게 견인했을 뿐이다. 애나가 겪은 문제의 원인은 무엇이었을까? 애나의 모든 증상은 18세 때 계단에서 떨어진 시점에서 시작됐다. 애나는 그때 등에 불균형이 생겼던 것이다(우지끈 쾅!). 이 상태가 뇌에서 신경을 통해 골반 부위까지 보내는 메시지에 영향을 미쳤다.

이 여성이 수십 년간 얼마나 심하게 고통 받았는지를 생각해보라. 그녀는 유산을 했다. 20년도 넘는 인생을 고통과 기능장애 속에서 보냈다. 계단에서 떨어져 등이 균형을 잃었는데도 그녀가 만난 어떤 의사도 그녀의 척추를 들여다볼 생각조차 하지 않았다.

몸의 모든 세포는 신경에 의해 조절된다. 뇌는 모든 세포에 방향을 제시하고, 무엇을 해야 할지를 알려준다. 어떤 이유로든 뇌의 메시지 전달이 중단되면, 그 세포는 메시지를 명확히 수신하지 못할 것이고, 그러면 애나가 경험했던 모든 증상과 같은 결과를 초래할 위험이 있다. 애나의 경우, 척추 불균형이 해소되자 신경이 관절의 빈 구멍을 통해 척추 아래로 전달하는 뇌의 메시지를 다시 전달할 수 있게 되었다. 조광 스위치를 최고의 조도로 올려놓자 뇌에서 흘러나오는 '원기'가 최대한의 출력으로 전달된 것이다.

척추지압요법으로 모든 병을 고칠 수 있다고 말하는 건 어리석다. 하지만 척추지압요법으로 어떤 병이든 고쳐볼 수 있다고 말하는 건 지극히 합리적이고 과학적이다. 대니얼 파머(Daniel Palmer) 박사는 1895년에 척추지압요법이 왜 실질적으로 치료 효과를 내는지 과학적으로 설명할 길이 거의 전무하던 시절에 척추지압사라는 직업을 만들었다. 파머 박사는 척추 불균형이 척추로부터 멀리 떨어진 다른 신체 부위의 기능에까지 영향을 미칠 수 있음을 최초로 입증한 사람이다. 그 후 수천만 명의 환자가 척추지압요법으로 치료를 받았고, 요통, 두통, 뇌기능장애, 근육통부터 장기 기능장애까지 다양한 질병이 호전되고 개선되었다. 다시 한 번 말하지만, 우리의 건강 피라미드에서 구조의 불균형이 문제라면, 어느 부위에서 증상을 경험하든지 간에 구조를 바로잡아야 한다.

골반 통증 및 장기 기능장애 증상 지속기간

	D(년)	I(주)	N(주)
골반 통증			
사타구니(복부 전방 하단 통증 왼쪽/오른쪽)	25	2	4
치골상(복부 최하단부터 중앙까지의 치골 상단)	25	2	4-6
미골(꼬리뼈)	8	2	4-6
직장	22	2	4-6
생식기	8	2	4
성교통증(성교가 어렵거나 고통스러움)	13	4	6-8
골반 장기 기능장애			
재발성 방광염	22	없음	4
요폐	10	2	4
소낭 감각 상실(소변을 볼 때 느끼지 못함)	10	1	4
야뇨증(비자발적 배뇨, 특히 밤에 아이들의 경우)	2	2	4
요도 괄약근 수축 장애(방광 누출)	10	2	4
설사	22	2	6-8
과도한 가스	22	2-4	4
직장 감각지각 감소	22	1	8-10
직장 출혈	8	2	8-10
직장 점액 배출	22	2	4
야간 유분증(대변으로 속옷 버림)	8	2	8-10
생식기 감각지각 감소	항상	4	30
무극치감증(남성 또는 여성의 오르가즘 달성 실패)	13	4	19
오르가즘의 고통	13	8	8-10
성욕 상실	10	5	12
부족한 성교 전 윤활(남편과의 관계를 갖는 데 불충분한 윤활)	10	8	

D = 해당 년 동안 지속
I = 해당 주 만에 최초로 개선
N = 해당 주 만에 정상화

구조의 해부학

지금까지 뇌에 관한 모든 대화는 머리의 경계 안에 머물렀다. 이제는 뇌를 신체의 나머지 부분과 연결시켜보자. 그러자면 중추신경계(CNS)와 말초신경계(PNS)가 어떻게 작동하는지를 이해해야 한다. 중추신경계는 뇌와 척수로 구성된다. 말초신경계는 척수를 신체의 나머지 부위와 연결하는 신경들의 연결망이다. 뇌는 중추신경계에서 메시지를 생성하고,

말초신경계를 통해 이런 메시지를 전달한다. 이 메시지들은 각 신체 부위에 언제, 무엇을 해야 하는지를 알려준다(난로에서 당장 손을 떼라, 눈앞의 저 바위를 뛰어넘어라 등). 난로에서 손을 떼라는 뇌의 메시지는 거의 순식간에 전달된다. 그런데 그 전에 손끝에 있는 온도 수용체가 손으로, 팔로, 그리고 뇌로 메시지를 전달해야 한다. 뇌에서는 메시지를 받고, 처리하고, 어떻게 반응할지를 결정한 다음에 '당장 손을 떼라'는 메시지를 목 아래로, 팔 아래로, 그리고 손 근육으로 보낸다. 이 모든 과정이 얼마나 신속히 일어날까? 아마도 손을 데지 않을 만큼 충분히 빠를 것이다.

우리가 새로운 구획을 만드는 건설업자라고 가정해보자. 우리는 100채의 신규 주택을 짓고 있다. 우리가 가장 먼저 하는 일은 각 주택에 서비스를 제공할 지하 케이블을 까는 것이다. 구획 안으로 들어오는 커다란 중계회선이 하나 있을 것이고, 그 안에는 100개의 전선이 있다. 구획의 첫 번째 교차로에서 중계회선이 두 갈래로 갈라지며, 각 케이블에 50개의 전선이 연결된다. 이 전선들은 거리로 뻗어나가다가 다시 각 가정으로 들어간다.

우리의 척추가 바로 이런 식으로 작동한다. 구획이 우리의 몸 전체라면, 구획으로 들어오는 단일한 중계회선은 척수로 연결된 뇌이고, 각 전선은 신경이다. 이것이 우리 뇌가 몸의 다른 부위에 메시지를 보내는 방식이다. 만일 목에 염증이 생기면, 그 염증은 눈, 귀, 혀, 미뢰(맛봉오리), 심지어 심장으로 가는 메시지에 영향을 미칠 수 있다. 때로는 척추에서 오는 메시지를 처리하면 소화 문제와 속 쓰림 증상이 해결된다.

염증은 때때로 전선 중 하나에 손상을 입힐 수 있다. 그러면 맨 뒤쪽 오른쪽에 있는 집들은 전화 서비스나 케이블이 작동하지 않겠지만 구획 내의 나머지 집들은 괜찮다. 만약 구획으로 들어오는 중계회선인 메인 케이블(뇌)이 손상된다면, 맨 오른쪽에 있는 집(신장)에 문제가 생길 수도 있고, 맨 왼쪽에 있는 집(쓸개)에 문제가 생길 수도 있다. 이것이 나이 들수록 중추신경계와 말초신경계를 포함하여 최적의 뇌 건강을 유지하는 것이 중요한 이유다.

우리 몸이 얼마나 복잡하고 정교한 구조로 이루어졌는지 알아보자. 인체에는 7조 개가 넘는 신경이 있다. 척추 신경은 총 31쌍이 5개 집단으로 나뉘어있다. 즉 목에 8쌍, 등 중간과 위쪽에 12쌍, 등 아래 허리 쪽에 5쌍, 그리고 천골 신경 5쌍과 미골 신경 1쌍이다. 이 모든 신경이 뇌와 연결되어 신경계를 형성한다. 다음으로 모든 성인의 몸에는 206개의 뼈가 있고, 두 개의 뼈 사이에는 1개의 관절, 7개의 인대, 7개의 근육(이것이 하나로 뭉쳐 뼈를 끌어당기는 힘줄이 된다)이 있다. 관절은 디스크라고 불리는 쿠션으로 뼈들을 분리하는데, 뼈가 적정한 간격을 유지하며 바르게 정렬되려면 디스크가 불룩해야 한다(타이어 안에 충분한 공기가 있어야 하듯이). 척추 관절은 7가지 운동 라인을 갖고 있는 반면, 다른 관절은 이와 다르게 설계되어 여러 방향으로 움직일 수 없다. 그러나 어떤 관절이든 근육, 인대, 힘줄 같은 '안정화 패키지'로 지탱된다. 이 안정화 패키지는 자동차에 타이어를 고정하는 커다란 타이어 너트의 역할을 한다. 타이어 너트는 타이어를 제자리에 고정시켜 차가 부드럽게 나아가게 한다. 만약 바퀴에 타이어 너트가 5개가 아니라 1개뿐이라면 타이어가 사방으로 흔들려 승차감이 부드럽지 않고 결국 타이어가 심하게 마모될 것이다. 우리도 스트레스나 나쁜 자세 때문에 근육, 인대, 힘줄이 너무 팽팽해지면, 관절이 균형 잡힌 범위 내에서 움직이지 못해 흔들리는 타이어처럼 반응하면서 심하게 마모된다. 이 경우 나이가 들면 관절염이 생긴다.

신경은 빈 구멍을 통해 관절을 빠져나간다. 뼈들이 잘 정렬되면 신경이 메시지를 전달하기 위해 빠져나갈 충분한 공간이 생긴다. 하지만 척추가 틀어지면, 구멍이 작아져 신경이 메시지를 전달하기가 전보다 힘들어지고, 메시지가 구멍을 통과하는 동안 신경을 압박하게 된다. 그 결과 생기는 염증은 신경이 눌렸을 때 생기는 증상을 일으킨다. 앞서 살펴본 애나의 사례 연구를 생각해보자. 이것이 바로 애나에게 일어났던 일이다.

뇌에서 보내는 신경 메시지가 감소하면 신체의 모든 조직에 영향을 줄 수 있다. 자세가 나쁘거나 근육이 경직되면 관절이 제대로 정렬되지 않아 염증을 일으키고, 신경으로 전달되는 메시지에 영향을 미친다. 쓸개가 무엇을 해야 하는지 완전한 메시지를 전달받지 못하기도 하고, 장 근육에서 연동운동으로 노폐물을 이동시키기 위한 완전한 메시지를 받지 못해 변비가 생기기도 한다. 그래서 척추지압사가 허리 아랫부분을 조정해 틀어진 척추를 바로잡아주면, 대장이 몇 년 동안 일하지 않은 것처럼 움직이기 시작하는 것이다.

척추 건강은 뇌기능에도 직접적인 영향을 미친다. 대단히 흔한 만성 요통은 뇌 염증을 증가시켜[7] 뇌에 부수적 손상을 입히고, 앞서 살펴본 것처럼 잠재적으로 혈액뇌장벽 손상(B4)을 초래한다. 이런 손상의 일부는 매우 국지적이다. 예를 들어 2017년의 한 연구에서는 만성 요통을 앓는 환자의 25%가 뇌와 중추신경계[8]에도 복합적인 기능장애가 발생하여 공포 기억의 중추인 편도체에 영향을 미친다는 사실을 입증했다. 파충류 뇌라고 불리는 편도체는 뇌에서 가장 오래되고 원시적인 부분이다. 편도체는 공포와 부정적인 감정을 평가하는 데 중요한 역할을 하며, 걱정과 불안감을 증가시킬 수 있는 고통스런 기억을 만드는 곳이다. 만성 요통의 부작용인 뇌기능장애는 타이레놀 두 알로 사라지지 않을 것이다. 척추가 제대로 정렬되지 않아서 여전히 신경계에 영향을 미친다면, 계속해서 뇌기능에도 영향을 미칠 것이다.

척추의 정렬 상태가 개선되면 기억력과 주의력이 향상될까? 틀림없이 그렇다. 고통과 불편으로 인한 수면 결핍은 의사결정 능력에 중요한 인지적 유연성을 저해한다.[9] 편도체 손상으로 인한 불안감 역시 기억력을 짓누른다. 구조 문제를 제대로 해결하면 자동적으로 뇌기능이 향상된다.

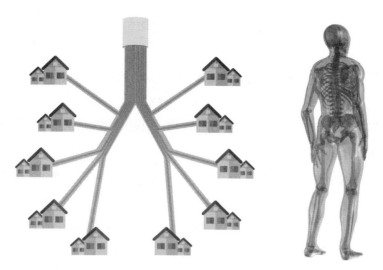

구획으로 이어지는 전선들의 중계회선을 손상시키면 멀리 외따로 떨어진 집에서 서비스가 중단될 수 있듯이, 척추에서 염증을 유발하는 자극은 신체의 다른 부위에서 신경 전달을 방해할 수 있다.

스스로 체크하는 생체지표 7

당신의 디스크가 마모되고 있는지 확인하는 방법이 있다. 디스크가 하루 종일 불룩하고 매끄럽게 유지되는지 테스트해보는 것이다.

아침에 차에 올라타서 시동을 걸기 전에 운전석에 편안하게 앉아 백미러를 조정한다. 당신이 보기에 백미러의 상단이 뒷좌석 창문의 상단과 일직선이 되도록 맞추는 것이다. 그런 다음 운행을 한다.

하루 일과를 마치고 차로 돌아와 백미러를 조절할 필요가 있는지 확인하자. 아마 대부분 백미러 상단과 뒷좌석 창문 상단이 일직선이 아니라는 것을 발견할 수 있을 것이다. 이는 우리 척추가 하루 동안 약간 줄어들었다는 의미다. 디스크가 수분을 잃어버려 찌그러졌기 때문이다. 하지만 걱정하지 말자. 잠자리에 들려고 누우면 디스크가 다시 부풀어 오른다. 이런 과정은 수십 년 동안 매일같이 반복된다. 그러나 안 좋은 습관과 환경적 독소 노출로 서서히 몸이 마모되고 있다면, 아주 조금씩 계속 키가 줄어들 것이다. 그렇게 10년이 지난 후에 정기 건강검진을 받으러 병원에 찾아가 신장을 재면 1.75인치(약 4.5cm)나 작아졌음을 깨달을 것이다.

하지만 이번 장의 뒷부분에 나오는 조언에 따라 구조를 바로잡고 건강 피라미드의 나머지 측면을 잘 관리하면 키가 덜 줄어들 것이다. 지금부터 1년 후에는 디스크가 매우 건강한 상태라고 말할 수 있다. 백미러가 늘 동일한 일직선을 이루어, 더는 백미러를 조정할 필요가 없을 것이다.

신경과 관계된 목의 역할

우리 목뼈는 앞쪽으로 활처럼 구부러져 있다. 이를 전만(lordosis)이라 하는데, 머리의 무게를 목과 어깨에 분산시키기 위한 구조다. 목의 위치가 적절하면, 신경을 통한 메시지 전달 라인이 완전히 개방된다. 그러나 일자목이거나 반대방향인 후만(kyphosis)(머리가 어깨 앞쪽에 있는 경우, 일명 거북목)[10]이 있으면 무게 분산이 안 되고 신경이 드나드는 구멍도 작아져 메시지 전달에도 영향을 받는다. 놀랍게도 목 통증이 있는 사람의 23%와 목 통증이 없는 사람의 17%가 후만이 있다. 인구의 거의 절반이 목뼈가 원래 휘어야 할 방향과 반대로 휘어있는 셈이다.

래리(Larry)의 예를 들어보자. 대기업 최고경영자인 그는 자신이 아는 것에 대한 단어를 떠올리는 데 어려움을 겪고 있었다. 래리는 나를 만나러 오기 전에 17명의 다른 의사들을 찾아갔지만 아무도 증상의 원인을 찾지 못했다. 그는 관류 저하(혈류의 부족으로 뇌가 위축되는 상태)가 심했지만, 모든 혈액 검사와 소변 검사에서 음성 반응을 보였다. 래리는 최후의 방법으로 나를 만나기 위해 수백 마일을 달려왔다.

나는 그를 보자마자 적어도 한 가지 문제는 알아낼 수 있었다. 그가 서 있을 때 머리가 어깨보다 3인치(7.6cm) 앞으로 나왔던 것이다. 그의 목에 가해지는 긴장감, 즉 구조의 문제가 그의 증상에 영향을 미칠 가능성이 높았다. 나는 래리의 자세를 단서로 삼고, 혹시 사고를 당한 적이 있는지 물었다. 래리는 실제로 오토바이 사고를 두 번 당했다고 말했고, 두 번째 사고에서는 두 관절을 접합하기 위해 척추 수술을 받았다고 했다. 나는 그에게 리빙 매트릭스 타임라인을 작성해달라고 부탁했고, 래리만큼 똑똑한 사람이 매일 담배를 피우고 있다는 사실에 깜짝 놀랐다. 나는 흡연이 염증 반응을 일으킨다는 것을 알았기 때문에,[11] 왜 그의 의사들 17명 중에 아무도 염증 유발 인자를 줄이는 방법으로 금연을 권하지 않앉는지 의아했다.

그다음에 나는 각 관절의 움직임을 기록할 수 있는 간단한 X선 촬영(경추와 어깨 부분 전체)을 지시했고, 래리의 관절 몇 개가 고정되어 전혀 움직이지 않는다는 사실을 발견했다. 이 움직임의 제약이 척수 안에 신경이 든 터널(빈 구멍) 안에 염증을 일으켰다. 그 결과 목 통증이 생기고 뇌로 가는 혈류의 관류 저하가 발생했던 것이다.[12, 13, 14]

척추지압요법에는 경직된 목의 통증을 완화하기 위한 특수한 치료법이 있다(칵스 플렉션 디스트랙션 기법(Cox Flexion–Distraction)). 나는 이 치료에 공인받은 척추지압사를 래리가 사는 동네에서 찾아냈다. 래리는 치료를 시작한 지 얼마 안 돼서 이미 통증이 줄어들고 단어 회상 능력이 나아지기 시작했다고 알려왔다. 나는 그에게 참 다행한 일이고 그가 올바른 길을 가고 있다고 말했다. 이 집중적인 치료를 끝마치려면 2년 정도의 시간이 더 걸릴 것이다. 래리의 뇌는 새로운 신경회로를 다시 만들어야 하고, 목의 근

셀카를 찍어 척추 후만을 확인해보자

척추 후만이 있는지 어떻게 알 수 있을까? 당신의 옆모습을 셀카로 찍어보자. 귀가 어깨 앞쪽에 있으면 척추 후만일 가능성이 있다. 발목, 무릎, 엉덩이, 팔꿈치, 어깨 중간, 귀까지 쭉 이어서 일직선을 그릴 수 있어야 한다. 우리는 대부분 일직선 상태에서 벗어나있고, 일부는 심각하게 벗어나있다.

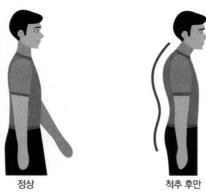

정상 　　　　　　　　　　　척추 후만

육, 힘줄, 인대는 더 나아진 기능에 적응하기 위해 더 많이 이완되어야 한다. 래리는 자신의 뇌가 제대로 작동할 때까지 무슨 일이든 다 하겠다고 했고, 나는 염증의 원인인 담배를 끊어야 한다고 말했다. 래리는 내키지는 않아도 동의했다.

사다리 움켜잡기 : 구조를 개선하기 위해 할 수 있는 일

척추 건강을 개선하고 뇌의 메시지 전달 체계의 효과를 높이기 위한 몇 가지 간단하면서도 결정적인 방법이 있다. 이들을 시도해보자. 잠자고 앉는 자세를 바꾸는 것부터 시작한다.

경침 요가

우리는 하루에 평균 6~8시간을 잔다. 제법 많은 시간이다. 이 시간이 우리 몸을 건강하게 하는 자양분이 되어야지 오히려 유해한 영향을 미쳐서는 안 될 것이다.

목을 제대로 받쳐주는 올바른 자세로 잠을 자도록 척추를 단련해야 한다. 척추를 바로잡는 데 6개월에서 1년은 걸리겠지만, 척추를 바로잡으면 모든 신경의 메시지가 더 명확히 전달될 것이고, 눈, 심장, 쓸개, 간, 갑상선의 기능이 더 좋아지는 걸 느낄 것이다. 뇌기능도 조금씩 더 명료해진다. 하루 일과가 끝날 무렵 조금 더 많은 에너지가 남게 된다. 텔레비전 앞에서 곯아떨어지는 일도 줄어들 것이다.

가장 좋은 수면 자세는 반듯이 누워 자는 것이다. 머리에 베고 자던 베개를 빼서 무릎 밑에 집어넣자. 그리고 수건을 돌돌 말아서 고무줄로 고정시킨 다음에 목 밑에 넣어라. 수건이 베개가 된다. 그렇게 무릎 아래에는 베개를, 목 아래에는 수건을 넣고 10분간 있어보자. 만약 10분 내에 잠들지 않으면 수건을 바닥에 내던지고 예전 자세로 돌아가 다시 잠을 자자. 매일 밤 10분씩 똑같은 자세로 잠을 청해보자. 결국에는 그런 자세로 잠들게 될 것이다.

이 방법은 척추와 목의 근육, 인대, 힘줄의 이완을 유도하여 원래 설계된 방향으로 움직이도록 한다. 점차 작은 수건에서 큰 수건으로 옮겨가면 척추 전만이 깊어진다. 그러면 전만 방향으로 곡선 형태를 띠는 정형외과 베개로 바꿀 수 있다. 이 베개는 돌돌 말은 수건과 같은 위치가 곡선 형태로 불룩하다. 이제 좀 더 유연해진 목은 정상적인 방향으로 계속 움직이려고 한다. 6개월 후에는 목 아래에 정형외과 베개, 무릎 아래에 일반 베개를 베고 잠들게 되는데, 이제는 목이 똑바로 정렬되어 전보다 훨씬 푹 자게 된다. 이것은 목 요가와 같은 효과가 있다.

자동차 좌석을 움직이자

대부분의 사람들은 좌석 등받이를 뒤로 젖히고 차를 운전한다. 이 역시 목이 척추 앞으로 나오도록 강요하는 자세다. 이렇게 해보자. 의자에 앉아서 차에 앉아있을 때처럼 하체를 앞으로 내밀고, 두 다리를 뻗어 상상 속의 페달 위에 발을 올려놓고, 운전대를 잡듯이 양팔을 뻗는다. 이때 머리가 어깨선의 어디에 있는가? 제대로 따라했다면 목이 척추보다 훨씬 앞으로 나와있을 것이다.

자, 이제 이렇게 해보자. 이건 매우 중대한 기본 습관의 변화다. 좌석 등받이를 앞쪽으로 한 칸 움직여라. 매월 한 칸씩 앞으로 당겨 등과 다리가 직각을 이루게 만들자. 천천히 해도 된다. 매월 처음 차를 탈 때 등받이를 한 칸씩 앞으로 당겨서 집에 있는 식탁의자나 책상의자처럼 자동차 좌석을 90도 각도로 바꾸는 것이다.

이제 허리 아랫부분에 요추베개를 추가한다. 좌석 등받이에 아마 조절 가능한 베개가 딸려 있겠지만 그렇지 않다면 아무거나 작은 베개로도 효과를 볼 수 있다. 이 역시 좋은 기본 습관이다. 이 두 가지 변화로 우리의 신경 전달 경로에 미치는 압박이 크게 줄어들 것이다.

자세를 의식하며 생활하자

생각을 통해 똑바른 자세를 취하기란 불가능하다. 생각을 다른 데로 돌리자마자 뇌가 근육에 보내던 명령이 풀리면서 원래의 자세로 돌아간다. 하지만 근육을 단련하는 일은 가능하며, 나는 많은 환자에게 이 특별한 기술을 가르쳐서 좋은 결과를 얻었다.

커다란 헬륨 풍선 두 개가 우리 가슴에 붙어있다고 상상해보자. 이 풍선들은 매우 힘이 세서 우리 가슴을 하늘로 향하게 들어 올릴 수 있다. 이런 느낌으로 걷거나 앉는다면 우리가 가슴을 들어 올리는 동안 저절로 어깨뼈 사이의 근육을 눌러 자연스레 머리가 어깨보다 약간 뒤로 가게 된다.

일직선으로 걸을 수 있는지를 살펴보면 스스로 자세가 좋아지고 있는지 확인할 수 있다. 아무 데도 부딪치지 않고 걸을 공간이 많은 곳에서 눈을 감는다. 20보쯤 걷고 나서 눈을 떠보자. 똑바로 걸었는가? 대다수의 사람들이 이렇게 못하지만, 훈련과 더 나은 자세를 통해 언젠가 가능해질 것이다.

위아래를 거꾸로 보면 다른 사람의 자세를 확인하기가 훨씬 쉬워진다. 요가에서 '다운독'은 손과 발로 몸의 균형을 잡고 엉덩이를 공중으로 들어 올린 채 다리 쪽을 쳐다보는 자세다. 조깅로 근처에서 이런 자세를 잡은 채, 우리 쪽으로 달려오는 사람을 바라보라. 이런 자세를 취하고 보면 아무리 뛰어난 선수라도 달리는 모습이 매우 어색해 보일 수 있다. 이 연습을 하는 이유는 우리의 선입견과 위아래가 똑바른 상태로 세상을 바라본다는 믿음을 확인하기 위해서다. 달리는 사람을 똑바로 바라보면 평범하고 자연스러워 보인다. 하지만 다운독 자세에서 바라보면 그가 달리는 모습이 어색하여 그의 생체역학에 대한 진실과 균형이 어긋난 정도를 훨씬 더 정확히 파악할 수 있다.

나는 어느 날 다운독 자세에서 달리는 사람을 보았을 때, 우리가 세상을 보는 방식에 영향을 미치는 선입견이 존재한다는 사실을 깨달았다. 다운독 자세로 바라보니 '정상'이라고 생각했던 것이 너무도 명확히 균형에서 벗어나있었던 것이다. 나는 우리 세상이 나아가는 방향을 바꾸려면 우리 모두가 이 정도의 변화를 경험해야 한다고 믿는다. 모든 사람이 자신의 삶을 '다운독' 자세로 바라보고, 환경적 독소, 제약회사의 허위광고, 유독성 음식을 정상으로 받아들이는 일을 중단해야 한다. 우리는 수용할 것과 수용하지 않을 것을 변화시켜야 하고, 꾸준히 좋은 기본습관을 유지하여 변화를 일구어 나가야 한다. 일례로 환경에 유해한 비닐봉투의 사용을 중단하라. 차에 캔버스 가방 몇 개를 싣고 다니다가 장볼 때 슈퍼마켓에 그 가방을 가져가라. 이것은 거의 비용을 들이지 않고도 세상을 바꿀 수 있는 일이다.

톰 박사의 조언
신발 뒤축을 살펴보자

너무 흔한 일이지만 만약 신발 뒤축의 바깥쪽이 닳아있다면, 발 구조가 균형을 잃어 척추가 더 빨리 마모되고 염증을 일으키며 훨씬 이른 나이에 관절염에 걸릴 것이다. 발을 디딜 때마다 갑자기 관절에 무리를 가하며 균형을 잃는 상태가 계속되어, 그 충격이 목뼈랑 연결된 머리까지 올라올 것이다.
해결책 : 척추지압사를 찾아가자. 단기적으로는 신발 굽을 갈거나 새 신발을 신자.

톰 박사의 조언
기능의학에서 구조의 역할

기능의학 내에도 구조 관리를 강조하는 여러 분야가 있고, 각 분야마다 셀 수 없이 많은 성공사례가 존재한다. 접골 요법, 마사지, 두개골 천골 치료, 휠든크라이스 요법, 롤핑(Rolfing) 요법 등 모든 치료법에는 나름의 가치가 있다. 구조를 보는 훌륭한 안목이 있는 기능의학 전문가를 찾아서 진료를 받아보자.

운동은 척추와 뇌를 보호한다

운동이 신체 건강에 중요하다는 사실은 누구나 알 것이다. 운동은 좋은 구조를 유지하고 뇌 건강을 지원하는 데도 중요하다. 특히 땀 흘릴 때까지 하는 유산소 운동은 혈액 순환을 증가시켜 세포의 내독소를 씻어내는 데 결정적이다. 또 간헐적 단식과 마찬가지로 유산소 운동도 지방을 연소시켜 축적된 독소를 제거하는 데 도움이 된다. 본래의 세포에 속하지 않는 이런 이물질은 몸 밖으로 배출해야 한다.

걷기, 수영, 댄스, 자전거 타기 등 어떤 종류의 유산소 운동을 선택하느냐는 중요하지 않다. 어떤 운동을 선택하든지 즐거운 일과로 만들자. 그래야 하루에 30분씩 일주일에 6일 동안 꾸준히 할 수 있다. 나는 매일 핫요가로 유산소 운동을 하는데, 이때 내 맥박은 분당 125회까지 올라간다.

운동 프로그램의 효과를 확인하는 두 가지 측정 방법이 있다. 허리둘레 따위는 당장 잊어라. 대신 매일 걷는 걸음수와 맥박에 초점을 맞추어야 한다.

(11장에서 소개할 적절한 보호케이스를 끼운) 스마트폰을 들고 운동하면 매일 몇 걸음을 걷는지 파악할 수 있다. 목표는 1년 안에 현재 걸음 수의 3배에 도달하는 것이다. 처음에는 마트나 쇼핑몰에 차를 주차할 때 입구에서 가장 먼 곳에 주차하여 걸어서 들어가는 것부터 시작하자. 카트를 끌며 걸어 나오고, 걸어서 카트를 건물에 가져다 놓자. 다시 걸어서 차로 돌아가자. 이렇게 하면 총 3분쯤 더 걷게 된다. 우리의 마음가짐을 '다운독' 상태로 만드는 것이다. 이렇게 시작하여 운동량의 변화를 체크하라.

알람 기능이 내장된 심박 모니터를 착용하는 것도 추천한다. 요즘에는 꽤 저렴해졌다. 먼저 1분당 180회에서 본인 나이를 빼고 5회를 더하거나 뺀 수치를 심박 모니터의 목표 범위로 설정한다. 만약 평소 맥박이

72회 이하라면 72와의 차이만큼 180에서 빼고 계산하고, 혹시 진단받은 질환이 있다면 5회만큼 더 차감하자. 예를 들어, 나는 65세이고 건강하므로 나의 목표 범위는 180 − 65±5일 것이다. 그러니까 내 유산소 범위는 분당 110~120회 정도인데, 내 목표는 운동하는 30분 동안 계속 이 범위를 유지하는 것이다. 하지만 잠깐, 내 평소의 맥박은 분당 58회다. 그러면 나는 먼저 180에서 14를 빼고 시작해야 한다(이 공식의 기준 맥박이 72회라고 가정할 경우). 일단 180 − 14=166이고 여기에서 내 나이 65를 빼고 5를 더하거나 빼면 96~106이 나의 목표 범위가 된다. 이것이 내가 매일 30분씩 도달하고 싶은 범위다.

이 맥박 범위를 자신의 코치로 활용하자. 목표 범위에 알람을 설정해놓자. 그러면 운동하는 동안 그 맥박 범위를 유지하는 한 모니터가 조용하다. 만약 맥박이 너무 낮으면, 모니터가 속도를 올리라고 알려준다. 만약 맥박이 너무 높으면 속도를 늦추라고 알려준다. 하지만 여기에는 규칙이 있다. 절대로 코치와 다투지 말라. 설령 우리가 더 빨리, 더 열심히 운동할 수 있다고 생각하더라도, 또 대부분의 사람들처럼 그러길 원하더라도, 그것은 우리의 목표가 아니다. 우리는 지방을 연소시키고 평생 동안 건강을 유지하는 좋은 습관을 형성하고 있다. 우리가 원하는 것은 우리 몸을 살리고 재생하며 더 강한 조직을 만드는 강화 유형의 운동이다. 이런 운동은 또 하나의 좋은 기본 습관이다. 80대에도 원기왕성하게 살고 싶은가? 20대 젊은이들이 부러워할 만한 모습으로 나이 들고 싶은가? 그렇다면 절대 코치의 말을 거역하지 말라.

목표 맥박 범위 내에서 운동하면 다음과 같이 뇌기능을 보호하고 향상시키게 된다.

- 학습 능력과 신경 가소성을 향상시킨다.[15, 16, 17] 신경 가소성은 나이 들어서도 계속 적응하고 배울 수 있게 하는 핵심 메커니즘이다.
- 치매 등 여러 신경퇴행성 질환의 발병과 악화를 지연시킨다.[18]

- 신경이 퇴화되기 시작한 후에도 기능 저하 속도가 느려진다.[19]
- ApoE4 유전자(알츠하이머병 유전자)를 보유한 사람을 보호한다.[20]
- 새로운 뉴런의 수를 증가시키고, 새로운 세포의 생존을 촉진한다.[21]

마지막으로 운동하기 전에, 운동 중에, 그리고 운동이 끝나고 나서 수분을 보충하는 것을 잊지 말자. 깨끗하고 여과된 물을 마시는 것은 염증을 예방하는 생활방식을 유지하는 데 매우 중요하다. 체중 450g당 최소 ½온스(1kg당 약 30㎖)의 물을 마셔야 한다. 계속 체내에 수분을 공급하여 독소를 씻어버리자. 독소를 몸 밖으로 배출해야 한다!

실행 단계 7주차 : 코어 근육을 강화하자
이번 주에는 척추 구조를 지탱하는 코어 근육을 강화하는 데 힘쓰자.

톰 박사의 조언
튼튼한 뼈 유지하기

칼슘 보충제만으로는 튼튼한 뼈를 유지하기에 충분하지 않다. 칼슘, 마그네슘, 붕소, 스트론튬, 비타민K, 비타민D 등의 각종 보충제가 필요하다.

사실 칼슘과 마그네슘은 보통 1대 1의 비율로 함께 섭취된다. 우리 조상들이 칼슘을 더 많이 섭취하던 시기는 오로지 모유를 수유할 때뿐이었다. 극동 문화권에서 서구식 식단을 도입하자, 한 세대에 걸쳐 골다공증의 발병률이 급격히 상승했다. 전 세계적으로 50세 이상인 여성 2명 중 1명은 평생 골다공증 관련 골절을 겪게 되고, 나이가 들수록 골절의 위험이 커진다. 고관절 골절을 겪는 노인의 20%가 1년 안에 사망한다.

한 연구에서는 밀 과민성(셀리악병)이 있는 모든 골다공증(또는 초기 단계인 골감소증) 환자들이 뼈에 대한 항체, 즉 자가면역 메커니즘이 증가한 것으로 밝혀졌다.[22] 그리고 2000년에 〈소화기학(Gastroenterology)〉 저널에 보고되었듯이, 이 환자들은 글루텐 프리 식단을 2년간 유지한 후에도 상태가 좋아지지 않았다. 염증을 유발하는 음식을 배제하는 노력 이상이 필요한 것이다.

좋은 소식은 일생 동안 적절한 영양 섭취와 신체 활동을 유지하면 뼈 질환과 골절의 위험을 현저히 줄일 수 있다는 것이다. 그러니 절대 코치와 다투지 말고, 불난 데 휘발유를 뿌리는 행동을 그만두자.

그러면 당신 몸이 당장 당신에게 감사할 뿐만 아니라, 80대가 되어서도 남들에게 완벽한 자세와 우아한 걸음걸이를 칭찬받으며 당신 자신에게 감사하게 될 것이다! 인간은 직립 보행을 하도록 설계되었지만 좌식 생활방식 때문에 점점 코어 근육이 약해지고 있다. 자동차 좌석을 너무 뒤로 젖힌 채 운전하거나 등받이가 뒤로 넘어가는 안락의자나 소파에 비스듬히 앉아 몇 시간씩 텔레비전을 보다 보면 코어 근육이 약해진다. 바로 이것이 오늘날 우리가 가진 많은 근골격계 문제의 원인이다.

코어 근육을 강화하려고 노력하면 시간이 지날수록 구부정하고 늘어진 자세가 사라질 것이다. 코어 근육은 언제 어디에서든 강화할 수 있다. 비법은 근육이 활성화된 작은 지점들을 의식하는 것이다. 알아두면 좋은 운동이 하나 있다. 계단에 오르기 전에 둔근을 조이고 치골을 배꼽 쪽으로 밀어 올려라. 두 부위에 신경을 쓰면서 계단을 오르는 동안 아주 조금만 앞으로 몸을 기울여보자. 어느 근육에서든 약간의 뻐근함, 불편함, 피로감을 느낀다면, 그곳이 그동안 약한 코어 근육을 지탱하기 위해 혹사당해온 부위다. 계속 이렇게 하면 며칠 내에 걷는 데 사용하는 모든 근육이 점점 균형을 잡아 강해지고 있음을 깨닫게 될 것이다. 80대에 몸짱이 되는 길로 잘 나아가고 있는 것이다!

8

마음가짐의 힘

우리의 믿음이 우리의 운명이다

– 마하트마 간디

2016년에 미국 과학기술의약아카데미(National Academies of Sciences, Engineering and Medicine)는 제약업계 리더, 의사, 공중보건정책 전문가들이 참여하는 워크숍을 개최했다. 이들은 단 한 가지 문제를 해결하기 위해 모였다. 중추신경계 장애가 다른 질병에 비해 고급 임상 시험에서 신약의 실패율이 가장 높다는 문제였다. 실제로 알츠하이머병, 파킨슨병, 다발성경화증, 심지어 우울증 등의 뇌 관련 질환을 치료하기 위한 약들은 대부분 실패로 돌아갔다.[1]

이것이 21세기 의학의 현실이다. 우리는 대부분의 뇌 건강 문제를 해결하기 위해 한 가지 약에만 의존할 수 없다. 우리가 구할 수 있는 약들은 기껏해야 우리를 가라앉지 않게 떠받쳐주는 구명조끼일 뿐이다. 그렇다고 우리가 평생 뇌 건강 문제를 떠안고 살아야 할 운명이라는 의미는 아니다. 대형 제약회사들은 끝없이 더 나은 구명조끼를 찾아 헤매지만, 나는 뇌 건강을 개선하는 결정적인 방법 중 하나는 우리의 마음가짐을 비롯해 뇌 건강에 대한 우리의 사고방식을 바꾸는 것이라고 믿는다. 마음가짐이란 우리가 변혁의 가능성에 대해 생각하는 방식, 우리가 스스로를 돌보면서 갖는 인식과 태도를 의미한다. 알약 한 알, 약 한 봉지로 평생에 걸친 뇌 퇴행을 해결할 수 있다는 희망에서 벗어나야 비로소 매일의 노력으로 뇌 건강을 개선해가는 접근을 시작할 수 있다. 식이요법, 운동, 차분하고 현재에 충실한 마음가짐 등 생활방식을 변화시키는 좋은 기본 습관만이 진정한 차이를 만들어낼 수 있다.

그래서 나는 환자들에게 첫날부터 마음가짐을 다질 것을 강조한다. 건강에 대해 생각하는 방식—즉 우리가 먹기로 선택한 나쁜 음식을 합리화하는 방식('가끔씩 조금씩만 먹으면 괜찮아'), 밀린 잠을 보충하기 위해 일찍 잠자리에 들 것인지 아니면 (하나같이 스트레스를 부추기는 끔찍한) 저녁 뉴스를 보면서 밤늦게까지 깨어있을 것인지의 선택 등—이 뇌 호르몬의 종류와 신경계의 종류(교감/부교감 신경계)에 밀접한 영향을 미치기 때문이다. 즉, 항상 불안한 마음가짐으로 사는지, 느긋하고 건강을 증진시키는 마음가짐으로 사는지에 따라 달라진다.

교감신경계는 오로지 스트레스가 심하고 생사가 걸린 상황에 대처할 목적으로 설계되었다. 교감신경이 부교감신경에 비해 훨씬 두께가 얇은 것만 봐도 알 수 있다. 교감신경이 새끼손가락 너비라면 부교감신경은 엄지손가락 너비다. 두 신경계는 신체의 모든 장기를 뇌와 연결하며 서로 평행하게 움직이는데, 두 신경계, 즉 얇은 교감신경과 두꺼운 부교감신경 가운데 두꺼운 부교감신경이 대부분의 시간 동안 가동되는 것이 상식적이다. 1950년대에 최초로 '스트레스'라는 개념을 건강 문제와 연관시켰던 한스 셀리에(Hans Selye) 박사는 부교감신경계가 90~95%의 시간 동안 가동되어야 한다고 말했다.

더 많은 전류가 흐르는 전선이 더 뜨거워지기 마련이다. 그래서 부교감신경에는 과열을 막기 위한 절연재가 더 많이 필요하다. 그런데 절연재의 두께는 전류가 흐르는 속도에 영향을 미치다 보니 부교감신경은 교감신경보다 메시지를 훨씬 느린 속도로 전달한다. 그런데 이런 차이는 왜 중요할까? 우리 조상들은 등 뒤에서 호랑이가 으르렁거리는 소리를 들으면 곧바로 도망쳐야 했다. 그런데 뇌가 위협 요인을 인지하고 당장 움직이라는 경보 메시지를 근육에 보내는 속도가 느리다면, 초창기 인류는 그날로 생을 마감했을 것이다. 이런 이유로 교감신경계는 부교감신경계에 비해 절연체가 거의 없고, 그 덕분에 뇌의 메시지를 신경으로 빠르게 전달하여 생명을 구할 수 있다.

우리는 원래 긴급한 상황에서만 생명을 구하는 교감신경계의 반응에 의존해야 한다. 그런데 문제는 우리가 끊임없는 스트레스 속에 살다 보니 집단적으로 교감신경계가 지배적인 상태에 갇혀있다는 것이다. 그것을 어떻게 알 수 있을까? 부교감신경계가 우세할 때 우리는 심호흡, 이완된 근육, 좋은 소화력, 침착한 마음을 갖게 된다. 교감신경계가 우세할 때는 빠르고 얕은 호흡, 심박동수 증가, 긴장되고 경직된 근육, 동공 확장, 제한된 소화력, 그리고 스트레스의 원인을 밝히려는 불안하고 경계하며 편집증적인 마음 상태를 지니게 된다. 두 가지 설명 중 어느 쪽이 당신이 살아가는 방식에 더 가깝게 들리는가?

건강 문제가 발생하는 한 가지 이유는 우리 몸이 항상 교감신경계가 지배하는 상태에 머물러 있도록 설계되지 않았다는 데 있다. 얇은 교감신경이 적절한 절연재 없이 과도하게 사용되면, 말 그대로 지치기 시작하여 염증이 형성된다. 이런 상태가 오래 지속될수록 부작용과 함께 더 많은 염증이 발생한다. 이렇게 되면 뇌, 신경계, 그 밖의 어디에서든 유전 사슬의 약한 고리에 대한 항체가 증가할 가능성이 훨씬 더 높아진다. 우리의 신경계는 부교감신경 지배 상태(태어날 때)에서 교감신경 지배 상태로 변하게 된다. 이런 상태가 충분히 오래 지속되면, 얇은 교감신경계가 원래의 용도보다 훨씬 더 자주 사용되어 마모되기 시작하면서 교감신경계 지배 상태에서 교감신경계 피로 상태로 변하여, 우리는 깨어 있는 대부분의 시간에 피곤함을 느끼게 된다. 그런데도 스트레스가 계속된다면 교감신경계 피로 상태에서 교감신경계 탈진 상태로 바뀔 것이고, 여전히 '투쟁(fight), 겁에 질림(fright), 도피(flight)' 반응이 계속된다면 결국에는 교감신경계 소진 상태로 이어지게 된다.

퇴행성 질환은 교감신경계 소진 상태에서 발생한다. 부교감신경계 지배 상태로 되돌아가지 않으면, 우리는 유전 사슬의 약한 고리에서 생기는 어떤 질병에든 극도로 취약해질 수밖에 없다. 이 시점에 스트레스는 우리에게 더 많이, 더 자주 영향을 미친다. 온몸이 녹초가 된 기분이라면, 실제로 그런 상태인 것이다. 뇌의 회복력도 형편없이 떨어져, 우리는 인생의 어떤 상황에 처하든 적응하기가 힘들어진다.

한스 셀리에는 의대 재학 시절에 각기 다른 질병으로 고통 받는 환자들이 종종 동일한 징후와 증상을 보인다는 것을 발견했다. 그의 표현대로 그들은 '스트레스를 받고(stressed)' 있었다. 셀리에는 스트레스가 화학적이든 물리적이든 정서적이든 간에 교감신경계 반응을 활성화시키는 모든 것이라고 정의한다. 셀리에 박사는 스트레스가 호르몬의 자율 반응을 촉진하고, 호르몬 변화가 과도해지면 신체적 증상으로 나타날 수 있다고 최초로 지적했다. 그는 과도한 스트레스가 몸을 지치게 하고 질병을 일으킨다는 사실을 처음으로 발견했다. 1955년에 의학저널 〈사이언스(Science)〉에 실린 논문에서 셀리에 박사는 스트레스와 과로로 소진된 교감신경계가 관절염, 뇌졸중, 심장질환 모두에 어떻게 영향을 미치는지를 보여주었다.

우리 몸에서 스트레스에 반응하는 방식을 전체적으로 관장하는 기관은 어디일까? 당신은 이 질문에 뇌라고 대답할지 모른다. 의사들도 몇 년 전까지는 그렇게 믿었다. 하지만 이제는 마이크로바이옴이 뇌−장−미생물군 축(MGB)을 통제하는 중앙컴퓨터라는 사실을 알게 되었다. 장내 미생물군은 척수를 따라 그리고 혈류를 통해 화학적 메시지를 뇌로 전달한다. 이 메시지들은 인식된 스트레스에 어떻게 반응해야 할지를 시상하부에 지시한다. 시상하부는 어떤 스트레스 요인이 우선인지를 뇌하수체에 알려주고, 뇌하수체는 어떤 호르몬을 생성해야 할지를 알려주는 메시지를 각 신체 기관에 보낸다. 건강한 미생물군은 이런 스트레스 반응에서 더 좋은 회복탄력성을 보장해준다. 우리는 정서적으로 회복탄력성이 높을수록, 일상적인 스트레스에 직면했을 때 덜 흥분하게 된다.

그러나 마이크로바이옴이 균형을 잃는다면, 아침에 깨어날 때 느낀 불안감이 온종일 사라지지 않거나 회복탄력성의 저하로 점점 증가할지도 모른다. 뇌를 평온한 상태로 유지하는 데 필요한 장의 지원이 없기 때문이다.[2] 일단 이 책 뒤에서 살펴볼 음식과 보충제로 가능한 한 마이크로바이옴의 균형을 맞추기 시작하면, 뇌 호르몬이 보다 균형적이고 부교감신경계 지배적인 상태로 변하기 시작하여, 우리는 스트레스를 적게 받고 덜 걱정하며 더욱 창의적인 생각을 하게 되는 것은 물론 좀 더 개방적이고 탄력적인 마음을 갖게 될 것이다. 그러면 더 평온한 상태에 이를 것인데, 바로 그 시점에서 마음가짐을 가다듬기 시작해야 한다. 그렇게 시간이 흐를수록 그런 순간이 더 길어지고 더 잦아질 것이다. 그러면 주변에서 "당신 변했군요. 이제는 정말 차분해졌네요"라는 말을 듣게 될 것이다.

가장 강력한 뇌 치료법 : 긍정적인 인생관

긍정적인 마음가짐이 건강에 미치는 영향은 위약 효과를 조사한 다양한 연구를 통해서도 입증되었다. '위약(placebo)'이라는 단어는 '나는 만족할 것이다'라는 라틴어 문구에서 유래하여 1811년에 처음 의학 용어로 사용되었는데, 그 당시에는 '환자를 이롭게 하기보다 기쁘게 하기 위해 사용되는 모든 약'으로 정의되었다. 이 정의는 경멸하는 뉘앙스가 깔려있기는 해도 위약의 치료 효과가 전혀 없다는 의미는 아니었다. 그보다 20년 앞서 최초로 마음의 힘을 인식하고 증명한 사람은 영국 의사 존 헤이가스(John Haygarth)였다.[3] 당대에는 몸에서 병을 뽑아낼 수 있다고 알려진 값비싼 금속 침 '퍼킨스 트랙터(Perkins tractors)'가 인기를 끌었는데, 헤이가스는 이 침의 실상을 폭로하고 나섰다. 그는 이 금속 침과 나무 침을 이용한 치료 결과를 비교하며 나무 침이 비싼 금속 침만큼이나 효과가 있음을 보여주었다. 그의 말을 빌리자면 '질병을 고치는 강력한 영향력이 순전히 상상력에 의해 만들어진다는 것을 의심의 여지가 없는 수준까지' 입증한 것이다.[4] 1920년대에 들어서 이미 위약 효과를 이용한 약물 치료가 시작되었다. 의학저널 〈랜싯〉에 실린 논문에서 T. C. 그레이브스(T. C. Graves)는 "'약물의 위약 효과'는 환자의 믿음이 증상을 고치는 데 발휘하는 힘을 보여주었으며, 비로소 '진정한 정신 치료 효과가 나타난 것으로 보인다'"고 썼다.[5]

심지어 2015년에도 〈뉴잉글랜드 의학 저널〉은 위약 효과의 정당성을 인정하기 위한 노력에서 다음과 같이 보고했다. "위약 효과는 신경전달물질과 관련된 복잡한 신경생물학적 메커니즘과 … 측정 가능한 뇌의 특정 관련 부위들(예를 들어 위약 통각상실증의 경우 전두엽 피질, 전측 뇌섬엽, 입쪽전방대상피질, 편도체 등)의 활성화에 의존한다."[6] 이는 우리가 뇌에 미치는 위약 효과를 측정할 수 있을 뿐만 아니라 약물에 영향을 받는 동일한 경로를 활성화시킬 수 있다는 의미다. 위약 효과에 대한 '나쁜 소문'은 대부분 자사의 약품을 복용하는 편이 약을 먹지 않는 편보다 더 효과적이라는 사실을 입증하려 애쓰는 제약업계에서 나온다. 여기서 진실을 밝히자면, 우리가 생각하는 대상, 그것을 생각하는 방식, 그리고 우리의 전반적인 인생관이 몸에서 분비되는 호르몬에 '가장 강력한' 영향을 미치고, 그런 호르몬에 따라 모든 약효나 부작용이 결정된다. 스트레스 호르몬이 분비되면 스트레스를 많이 받아 온몸이 탈진하게 된다. 반면 긴장을 완화하는 부교감신경 호르몬이 분비되면 심장박동이 진정되고 호흡이 깊어지며 평화로운 뇌파가 우세해진다. 이것이 수천 년 동안 이어져온 명상에서 얻는 기본적인 효과이다(이 장 뒷부분에서 자세히 살펴볼 것이다).

그렇다면 왜 그런지가 궁금해진다. 어떻게 결과를 상상하는 것으로 실제 몸이나 뇌가 돌아가는 방식을 바꿀 수 있는 걸까? 우리의 유전자가 곧 우리의 운명을 결정하지는 않는다고 말할 수 있는 또 다른 이유가 바로 여기에 있다. 우리가 정말 좋아질 수 있다는 믿음은 실제로 건강에 영향을 줄 수 있다. 이런 믿음에 따라 달라지는 건강 결과를 조사한 과학적 연구들도 있다. 2007년의 한 연구에서는 청소 업무를 담당하는 호텔 직원 84명을 두 집단으로 나눴다. 한 집단은 그들의 청소 업무가 의사들이 권장하는 운동의 조건에 부합하여 건강한 생활방식의 일환이라는 말을 들었다. 다른 집단은 아무 말도 듣지 못했다. 일정 기간이 지나자 첫 번째 집단은 체중, 혈압, 체지방, 허리 – 엉덩이 비율, 체질량 지수가 모두 감소하여 운동이 부분적으로나 전적으로 위약 효과를 통해 건강에 영향을 미친다는 연구진의 가설을 뒷받침했다.[7] 단지 청소가 운동이라는 생각의 전환만으로도 청소를 그저 일로만 생각했던 집단과 달리 실질적이고 확실한 건강상의 개선을 보인 것이다.

뇌 건강의 경우에도 우리의 태도가 그에 못지않게 중요하다. 1998년에 항우울제의 효능을 테스트하는 데 사용된 19건의 실험에 대한 메타 분석이 실시되었다. 측정된 치료 효과의 25%만이 약물의 작용에 기인한 반면, 연구 전반에서 75%의 위약 효과가 확인되었다. 이에 대한 후속 연구로 2008년에 다시 검토가 진행되었는데, 이때에는 미발표된 연구에 접근할 수 있도록 미국정보공개법(Freedom of Information Act)에 호소해야 했다. 제약업계에서 그런 연구 결과를 감추려 들었기 때문이다. 2008년의 검

에 좋아하던 빵만큼 새로운 빵도 즐길 준비가 되었다면, 글루텐 프리 빵도 감사하는 마음으로 먹게 되어 매우 다른 결과를 얻을 것이다. 이런 사고방식의 전환을 의도성(intentionality)이라고 하는데, 말과 행동에 목적이 있음을 의미한다. 당신이 의도성이 있다는 건 적극적으로 당신의 삶과 소통하고 관여한다는 얘기다.

모든 행동을 변화시키는 핵심은 자각이다. 감사하는 마음으로 살며 더욱 평온해질수록, 현재의 건강 상태를 자각하고 미래의 건강 목표를 세우기가 더욱 쉬워진다. 우리는 비판단적인 태도로 현실에 대한 자각에 이르러야 한다. 예를 들어 글루텐 프리 식품을 먹는다는 자각은 검사 결과 우리 면역계에서 가급적 피하려고 애쓰는 작은 독소를 우리 몸속에 집어넣는 대신, 새로운 선택이 몸에 이롭다는 것을 깨닫는다는 의미다. 자각은 글루텐 프리 식품을 먹는 습관을 단지 처벌이나 의무로 보지 않고 우리 몸속에 건강한 연료를 제공하는 습관의 가치를 인정하는 것이다. 자각이란 심장 박동에 대한 이해부터 글루텐 프리 식품을 먹을 때 얻게 되는 이점까지 우리 몸이 어떻게 작동하는지를 이해하는 것이다. 이는 단지 우리가 내리는 결정을 더 잘 안다는 의미가 아니다. 몸의 물리적 상태를 자각하고 공감과 친절로 그 자각을 수용하는 것이다.

정서적 에너지

뇌와 심장은 심장 박동 조절부터 감정 상태 조절까지 다양한 주제의 메시지를 서로 주고받는다. 우리는 감정이 심장 박동에 영향을 준다는 사실을 잘 안다. 두려움을 느끼면 심장 박동이 빨라진다. 감정은 또 우리가 방출하는 전자기장에도 영향을 미친다. 버스나 기차에서 어떤 사람의 옆자리에 앉았는데 그의 기운이 감지되어 실제로 당신에게 영향을 미친다고 느껴본 적이 있는가? 그럴 때 당신이 느끼는 것이 전자기장이다. 일관되고 편안한 상태는 부드럽고 일정한 파도 형태의 전자기장을 방출한다. 부정적인 감정은 들쭉날쭉하고 불규칙한 패턴으로 방출된다. 부정적인 감정은 심장에 더 많은 부담을 주는 반면, 감사하는 마음은 심장을 한결 편안하게 한다.

우리의 생각이 우리의 에너지를 만든다

수년 전에 나는 강의를 하다가 한 영국 여성을 만났는데, 우리는 서로 첫눈에 반했다. 몇 달 후 그녀는 나와 함께 살기 위해 샌디에이고로 이사했고, 우리는 미래의 가족을 꿈꾸며 계획을 세우기 시작했다. 그녀는 뛰어난 영양학자 겸 강연자로 나처럼 셀리악병과 무관한 밀 과민성에 대해 자주 이야기했다. 우리의 계획은 그녀가 샌디에이고의 자연요법 학교에 들어갔다가 졸업할 무렵에 첫 아이를 갖고 장차 네 명 이상의 자녀를 두는 것이었다. 나는 그때쯤 은퇴하고, 그녀는 자가면역질환을 전문으로 치료하는 클리닉을 개업할 생각이었다. 그녀는 우리의 메시지를 전 세계에 전파하는 순회강연도 나설 계획이었다. 나는 아이들을 키우는 전업주부가 되기로 했다. 이 계획은 장밋빛 꿈처럼 보였다.

어느 날 우리는 다른 커플과 함께 멋진 주말을 보내고 집으로 돌아왔다. 그날은 마음껏 웃고 떠들며 친밀한 우정과 인생의 즐거움에 대한 이야기를 꽃피운 시간이었다. 다음날 나는 강연을 하기 위해 오스틴으로 날아갔고, 강단에 오르기 전 그녀에게 가벼운 안부 전화를 걸었다.

"별일 없어요?"

"네, 그런데 당신한테 할 말이 있어요."

"무슨 일인데요?"

"고향으로 돌아가려고요."

"지금 어디 있어요?"

"집이에요. 하지만 고향으로 갈 거예요."

"무슨 말인지 모르겠네요."

"영국으로 돌아갈 거라고요. 당신을 사랑하지 않으니 고향으로 갈 거예요."

"뭐? 언제요?"

"내일요"

"뭐라고요?"

그것으로 끝이었다. 내가 샌디에이고로 돌아왔을 때, 그녀는 없었다. 집은 그녀가 한 번도 머문 적이 없었던 것처럼 텅 비어있었다. 내 온 세계가 뒤흔들렸다고만 말해두자. 진도 8의 대지진이 내 영혼을 송두리째 파괴했다. 내 마음은 찢어졌지만, 더 나쁜 것은 끊임없이 밀려드는 자책감이었다. "대체 뭐가 문제였을까? 내가 사랑스럽지 않나? 내가 무엇을 잘못했을까? 이런 일이 어쩌면 이렇게 갑자기 일어날 수 있을까? 이젠 아무도 못 믿겠어."라고 나는 생각했다.

하루하루가 지나도 내 생각은 늘 부정적이었다. 행복할 이유도, '삶의 즐거움'도 없었다. 간신히 발걸음을 이끌고 돌아다니며 일을 했지만, 생활은 엉망진창이었다. 에너지는 형편없는 바닥 수준이었고, 대부분 피곤했다. 아무것도 하기 싫어 밤에 집에 틀어박혀 액션 영화만 보았다. 사회생활도 전혀 없었다. 이런 상태가 몇 달 동안 계속되었다.

마침내 8개월쯤 지나자 나는 내 생각이 내 현실을 만들고 있음을 깨닫기 시작했다. 나는 꼼짝도 못한 채 나락으로 굴러 떨어지고 있었다. 나는 도움이 필요하다는 것을 알았다. 내가 믿는 친구들이 도저히 믿을 수 없는 심령술사에 대해 말해주었다. 나는 한 번도 그런 사람을 찾아간 적이 없었지만, 한번 해보기로 결심했다. 내 미래를 알고 나면 당장 앞으로 나아갈 방법을 찾는 데 도움이 될지도 모를 일이었다. 나는 내가 누군지 밝히지 않은 채로 심령술사의 비서와 약속을 잡았고, 이 사실을 아무한테도 말하지 않았다. 심지어 이것이 너무 사적이고 이상한 짓이라고 생각했다.

안으로 들어서자, 심령술사가 방 건너편에 앉아 전화 통화를 하고 있었다. 그녀는 미소를 지으며 나를 맞이하고 내게 앉으라고 손짓을 했다. 그녀는 나를 다시 쳐다보고 낄낄거리기 시작했고, 그러다가 나를 가리키며 웃었다. 그녀는 통화 중이던 사람에게 "잠깐만 기다려"라고 말하더니 배꼽을 잡고 웃었다. 그녀는 숨을 돌리고 내게 말했다. "당신, 뭐야? 주부가 되려고 했어? 당신의 천사들이 아주 박장대소를 하고 있네. 다들 미친 듯이 웃으면서 당신 주위를 둘러싸고 있어. 그들은 당신이 주부가 되도록 내버려두지 않을 거야. 당신이 해야 할 말을 듣기 위해 수백만 명의 사람들이 기다리고 있거든."

말할 필요도 없이 나는 어안이 벙벙했다. 결코 그녀가 내 사정을 알 리가 없었다. 그 순간, 바로 그 순간, 내가 끌어안고 살던 모든 부정적인 생각들, 내가 침울하고 무가치하고 사랑스럽지 않다는 생각으로 나를 괴롭히던 주변의 모든 나쁜 기운이 순식간에 사라져버렸고, 나는 다시 예전의 나로 돌아왔다. 과학자들이 말하는 질병의 원인에 대해 세상에 나가 이야기할 준비가 되어있었다. 일순간에 내 에너지가 되돌아오고 내정신이 맑아진 것이다. 그 후 18개월 동안 나는 미래의 아내를 만났고, 첫 번째 책인 《자가면역 개선책》을 썼으며, 아내와 함께 웹 다큐멘터리 〈배반-그들이 당신에게 말하지 않는 자가면역질환의 비밀〉 제작에 착수했다.

나는 그날 심령술사의 방에서 무슨 일이 일어났는지 설명할 수 없다. 어떻게 그런 일이 일어났는지도 전혀 모른다. 하지만 그 결과는 알고 있다. 부정적인 생각은 내가 그냥 지나칠 수 없는 실의와 낙담을 안겨주었지만, 어느 한순간에 내 생활방식에 더 이상 지장을 주지 않고 말끔히 사라졌다. 이것이 바로 생각이 지닌 힘이며, 생각이 건강에 미치는 영향이다.

사다리 움켜잡기 : 자각하기 위해 할 수 있는 일

자각 상태를 유지하는 데 더 많이 집중할수록 우리 면역계는 더 잘 작동한다. 그러면 긍정적인 전망이 늘고 불안감이 줄어드는 효과가 있다.

예를 들어, 미국의 프로미식축구팀 시애틀 시호크스(Seattle Seahawks)의 피트 캐롤(Pete Carroll) 코치는 전체 팀원들과 함께 명상을 한다. 그는 명상이 선수들의 태도를 크게 변화시키는 것을 발견했다. 명상을 시작한 후로, 그 팀은 슈퍼볼(Super Bowl)에 두 번 진출했다.

마음 챙김(mindfulness)에 기초한 평온한 마음가짐으로 건강 문제를 해결할 수도 있다. 마음 챙김이란 경험에 반응하거나 매몰되지 않고 현재 순간에 일어나고 있는 모든 일을 개방적이고 수용적으로 자각하고자 하는 정신적 연습이다. 마음 챙김 수련의 목적은 명시적으로 경험의 내용을 바꾸는 것이 아니라 경험과 맺는 관계를 바꾸는 것이다. 우리 삶에 스트레스를 야기하는 방아쇠를 바꿀 수는 없어도 그런 방아쇠에 반응하는 방법은 바꿀 수 있고, 그러면 그 방아쇠가 우리 몸과 마음에 미치는 영향도 변하게 된다. 마음 챙김은 다양한 만성 질환과 정신 건강 문제에 개입하는 데 유용한 방법이다. 일례로 한 연구에서는 마음 챙김이 만성 우울증의 재발률을 감소시키고 불안과 우울증의 초기 치료 효과를 향상시킬 수 있다고 밝혔다.[10]

미국 해병대의 회복탄력성 훈련 프로그램(Resilience Training Program)은 마음 챙김 기법이 개인에게 마음을 재정비할 시간을 주어 스트레스 받는 사건에 대한 신체적·정신적 반응을 감소시킨다는 사실을 입증했다. 2012년의 한 중요한 연구에서는 마음 챙김을 다른 건강 증진 프로그램(다이어트, 운동, 약물 등)과 비교한 결과 마음 챙김 훈련이 염증성 반응을 현저히 감소시키고, 설령 외부의 방아쇠에 반응하여 스트레스 호르몬이 계속 분비되더라도 염증성 반응이 줄어드는 결과를 보여주었다.[11]

의식적인 호흡

빠르고 얕은 호흡은 스트레스를 동반하는 반면, 의식적인 호흡은 부교감신경계가 지배적인 평온한 상태를 이끌어낸다. 한 연구에서는 29명의 환자가 자신의 호흡을 의식했을 때 불안과 신체적 증상, 복통이 줄어들고 삶의 질이 크게 향상되었음이 드러났다.[12]

명상

명상은 우리가 자기 자신에게 집중하여 몸을 치유할 수 있는 방법이다. 명상을 하는 동안, 우리는 바깥세상 일을 모두 제쳐놓고 외부에 반응하거나 소모되지 않은 채 온전히 자신의 감정을 경험할 수 있는 공간을 만드는 법을 배운다. 또 자기 수용과 자기 연민의 태도로 자신의 느낌을 받아들일 수 있게 된다.

명상을 지속하면 특히 고차원적 인지 기능과 관련된 뇌의 일부 핵심 영역을 발달시킬 수 있다. 명상을 하면 BDNF(뇌유래신경성장인자) 호르몬이 증가하는데, 이 호르몬은 건강한 뇌세포를 재생하는 데 필수적이다. 또 명상은 뇌 활동을 증가시키고 주의력과 집중력을 향상시키는 것으로 밝혀졌다. 매사추세츠 대학교 의과대학 박사이자 《마음챙김 명상과 자기 치유(Full Catastrophe Living)》의 저자인 존 카밧진(Jon Kabat-Zinn)에 따르면, 명상가들은 뇌 활동을 피질의 다른 영역으로 옮길 수 있다고 한다. 예를 들어, 스트레스를 받기 쉬운 오른쪽 전두엽 피질의 뇌파를 더 차분한 왼쪽 전두엽 피질로 옮길 수 있다. 이는 명상을 하는 사람들이 실제로 뇌를 바꾸어 자신을 더 차분하고 행복하게 만들 수 있다는 뜻이다.

과학자들은 또 명상이 신경 발생에도 도움이 된다고 생각한다. 2009년 UCLA 의과대학의 연구에서 오랫동안 명상해온 사람들은 고해상도 MRI 검사 결과 감정 조절 및 반응 제어와 연결된 뇌 영역의 회백질량이 유의미하게 더 많다는 사실이 드러났다. 이는 명상가들이 자신의 스트레스 수준을 더 잘 조절하여 불안감을 줄이고 전반적인 기분을 좋게 만들 수 있다는 의미다.

명상은 지금의 순간에 존재하게 한다. 많은 사람이 '머릿속에서 살아

밝히는 것을 좋아한다. 그리고 싶다면 반드시 안전하게 다루고 항상 세라믹 접시 같은 납작하고 내화성이 강한 표면에 양초를 올려놓기를 권한다. 일단 명상 공간에 들어서면 모든 플러그를 뽑자. TV도, 핸드폰도, 컴퓨터도 없어야 한다. 명상의 핵심은 오롯이 깊은 침묵에 빠져들 얼마간의 시간을 확보하는 것이다. 하루에 20분씩 명상을 하는 목표를 세우되, 그 수준까지 조금씩 늘려가야 할 수도 있다. 내 좋은 친구인 디애나 미니치(Deanna Minich) 박사가 자신의 웹사이트 deannaminich.com에 아름다운 명상을 소개하고 있으니 확인해보길 권한다.

자각에 이르기 위한 다른 마음가짐 활동

마음을 일깨워 건강을 회복하기 위해 반드시 바닥에 가부좌를 틀고 앉을 필요는 없다. 당신의 마음을 현재로 불러오고 치유하는 데 도움이 되는 다른 방법은 다음과 같다.

- 확신(긍정적인 자기 대화)
- 바이오피드백
- 호흡 훈련
- 에너지 치료
- 표현 치료 : 일기, 미술 치료, 시, 유머
- 최면술
- 움직임 체계 : 알렉산더 테크닉(바른 자세를 유지하여 척추의 과도한 압박을 막아 최상의 컨디션으로 자유롭고 정확하게 자신의 몸을 움직이는 수련법)
- 기도
- 심리 치료
- 기공
- 시각적 심상
- 요가

변혁할 준비가 되었는가?

변화와 변혁에는 차이가 있다. 변화는 나쁜 건강에서 좋은 건강으로 바뀌듯 하나의 생활방식에서 다른 생활방식으로 옮겨가기 위해 필요한 것이다. 변혁은 삶에 대해 생각하는 방식의 중대한 전환을 의미한다. 단기적인 성과를 위해서는 그냥 습관만 변화시키면 된다(예컨대 밀 섭취를 중단하면 두통이 사라진다). 하지만 장기적인 성과를 얻으려면 변혁해야 한다("나는 적합한 검사를 실시하여 마침내 계속 두통에 시달리던 이유를 알게 되어 정말 감사하다. 더 이상 불난 데 휘발유를 뿌리는 행동은 하지 않겠다."). 생활방식을 개선하고 우리를 아프게 만든 근본적인 메커니즘을 해결하기 위해서는 변화와 변혁 모두 필요한데, 무엇보다 장기적으로 습관을 바꾸려면 변혁이 필요한 것이다.

우리는 미래의 희생자가 아니라 설계자가 될 수 있다. 그러기 위해서는 새로운 생각을 받아들이기에 앞서 오래된 생각을 바꿔야 한다. 영국의 경제학자 존 메이너드 케인스(John Maynard Keynes)의 말처럼 "어려움은 새로운 아이디어를 개발하는 데 있기보다 기존 생각에서 벗어나는 데 있다." 그리고 오프라 윈프리(Oprah Winfrey)의 말처럼 "지금까지의 가장 위대한 발견은 사람이 단지 태도를 바꿈으로써 자신의 미래를 바꿀 수 있다는 것이다."

우리는 조정하고 적응할 수 있어야 한다. 이것은 우리 뇌의 적응 능력인 신경가소성의 기본이다. 억지로 자기 자신을 변화시키고도 여전히 똑같은 생각을 할 수도 있겠지만, 그래서는 별로 얻을 것이 없다. 몸 상태는 조금 나아지더라도, 활기차고 평안한 삶으로 가는 길로 확실히 들어서지는 못한다.

나는 변화가 쉽지 않다는 것을 안다. 또한 불가능하지 않다는 것도 안다. 당신이 이 책을 집어든(고맙다!) 이유는 아마도 어딘가가 잘 돌아가지 않기 때문일 것이다. 그러니 당신에겐 변화가 필요하다. 이 책에서 설명하는 생활방식의 변화는 헌신과 인내심을 요한다. 우선 꾸준히 안타를 쳐야 한다. 변화는 꾸준히 진행되는 과정이라는 것을 명심하자.

20여 년 전에 알코올 중독 연구자인 카를로 C. 디클레멘트(Carlo C. DiClemente) 박사와 제임스 O. 프로차스카(James O. Prochaska) 박사는 치료자들이 중독 문제가 있는 환자들을 이해하고 변화의 동기를 부여하도록 돕는 모델을 제시했다. 이 모델은 추상적인 이론이 아니라 사람들이 어떻게 흡연, 과식, 음주 행동 등의 생활방식을 변화시키는지에 대한 직접적인 관찰에 기반을 둔다. 생활방식을 바꾸어 건강을 증진시키는 데 상당히 적절한 모델이어서, 기능의학자들은 이 모델을 이용한다.

이들은 공저인 《자기혁신 프로그램(Changing for Good)》에 심리치료 없이도 자신의 삶을 긍정적으로 바꿀 수 있었던 1,000명 이상의 사람을 연구한 끝에 얻은 결론을 소개하고 있다. 이들은 변화가 행운이나 의지력에 의존하지 않는다는 것을 발견했다. 변화는 그것의 작동 기제를 이해하는 사람이면 누구든 성공적으로 관리할 수 있는 과정이다. 일단 우리가 변화의 5단계 중 현재 어디에 있는지를 파악하면, 우리가 있어야 한다고 생각하는 곳이 아니라 실제 서있는 바로 그곳에서 긍정적인 변화가 일어날 수 있는 환경을 조성할 수 있다.

변화의 5단계는 다음과 같다.

- 무관심 : 이 단계의 사람들은 자신의 행동을 변화시키려는 생각조차 하지 않는다. 이들은 자신의 생활방식이 건강과 행복에 영향을 미치는 문제라는 사실을 모른다.
- 심사숙고 : 이 단계의 사람들은 건강상 문제가 있을 가능성을 기꺼이 인정하며, 그 가능성 때문에 변하고 싶다는 희망을 갖는다. 그러나 이들은 보통 매우 양면적이어서, 애매한 태도를 취하며 지켜만 본다. 이 단계에 있는 사람이 변화에 성공할지를 가늠하는 기준은 냉소주의적("나는 이것을 믿지 않는다. 이것은 사실이 아니다") 태도보다는 회의주의적("나는 이것을 믿지 않지만 더 많은 정보를 살펴볼 용의가 있다") 태도의 유무다. 심사숙고는 변화를 향해 올바른 방향으로 나아가고는 있지만, 적극적으로 노력하지 않는 태도다.

- 준비 : 이 단계의 사람들은 가까운 미래에 자신의 생활방식을 개선하고자 진지하게 시도할 것이다. 이들은 (예컨대 이 책을 읽음으로써) 충분한 정보를 얻은 후에 행동을 변화해 건강을 증진할 수 있다고 확신하므로 행동할 준비가 되어있고 기꺼이 노력한다.
- 실행 : 이 단계의 사람들은 계획을 실행에 옮기고 몇 주 후에 결과를 확인하기 시작한다. 이전의 성공만큼 새로운 성공을 보장하는 것도 없다. 계획을 실행한 사람은 그 효과를 맛보고 건강상의 긍정적인 변화를 경험하기 시작한다.
- 유지 : 나는 항상 환자들에게 지구상에서 효과가 있는 방법을 찾아내고도 그것을 그만두는 유일한 종은 인간뿐이라고 말한다. 영구적인 변화를 원한다면 오랜 세월에 걸쳐 새로운 행동 패턴을 만들고 계속 유지해야 한다. 몇 달 동안 글루텐 섭취를 끊어서 상태가 좋아지고 나면 다시 글루텐이 들어있는 생일 케이크나 블루베리 머핀 한 조각을 먹고 싶은 유혹에 빠지는 것이 일반적이다.

그러나 일단 그것을 먹고 나면, 장담하건대 다시 상태가 나빠졌음을 느끼게 되고 좋은 상태를 유지하는 노력의 가치를 실감하게 될 것이다. 나쁜 습관이나 오래된 즐거움으로 돌아가는 얼빠진 짓을 하는 게 인간의 본성이다. 그리고 나면 스스로 엉망이라고 느끼고, 다시 정상 궤도로 돌아가서, 상태가 좋아진다. 이처럼 쓰러졌다가 다시 벌떡 일어서기를 몇 번이고 반복한 후에야 생일 케이크의 유혹("딱 한 입만 먹어야지")이 사라질 것이다. 새로 선택한 생활방식을 6개월 동안만 유지하고 나면, 유혹에 안전할 수 있다.

레디 투 체인지(Ready-to-Change) 퀴즈를 풀어보면 우리가 진정으로 변혁을 위해 최선을 다하는지를 판단하는 데 도움이 될 것이다. 나는 성공한 사람들이 처음 결심 단계에서부터 변혁을 위해 최선을 다하는 태도를 갖추고 있다는 것을 발견했다. 준비가 되었더라도 지침이 필요하다. 이 퀴즈는 우리의 욕망, 수용력, 건강을 증진시키려는 노력 등을 측정하는 데 유용하다.

당신의 퀴즈 점수는 당신에게 출발점을 알려준다. 그러면 당신은 계속해야 할지 말지를 (바라건대) 의식적으로 선택하게 된다. 당신이 "나는 지금 이 일을 할 준비가 안 되었다"고 말한다고 해서 앞으로 상태가 좋아질 운명이 아니라는 뜻은 아니다. 나중에 가장 적당한 때를 선택하면 된다. 그러나 당신이 "이 책은 쓰레기다"라고 말하고 책을 내려놓는다면, 당신은 확실히 변혁할 준비가 안 되었다. 우리 몸의 과학에 대해서는 논쟁의 여지가 없으므로, 나는 당신이 언젠가 준비되면 다시 돌아오기를 바란다. 이것은 당신의 건강 여행이며, 내 멘토인 조지 굿하트 박사라면 "이것은 내 축구입니다"라고 말할 것이다. 현재 당신이 서있는 위치를 현실적으로 깨달았다면, 그 사실을 받아들이고, 준비가 되었을 때 앞으로 나아가는 길을 선택하자.

실행 단계 8주차 : 의식적인 호흡을 연습해보자

《시간을 멈추는 기술(The Art of Stoping Time)》과 《도시의 수도승(The Urban Monk, 국내 미출간)》을 쓴 페드람 쇼자이(Pedram Shozai) 박사는 초보자를 위해 의식적인 호흡을 연습하는 훌륭한 방법을 제시했다. 이 방법이 누군가에게는 우스꽝스럽게 들릴 수 있지만, 당신에게는 "어디 나도 한번 해보겠어"로 들렸으면 좋겠다.

이번 주에는 당신이 깨어있는 동안 한 시간에 한 번씩 울리도록 알람을 맞춰라. 알람이 울리면 무엇을 하고 있든 그 일을 잠시 멈추고 오늘의 고마운 일 하나만 생각하고 5분간 심호흡을 하라. 그리고 며칠 후에 무슨 일이 일어났는지를 돌아보라. 인생이 왠지 조금은 더 따뜻하게 느껴질 것이다. 너무 가혹하지도 않고 너무 거슬리지도 않아서 그럭저럭 살 만하게 말이다. 당신이 무엇을 발견했는지를 나에게 알려 달라. 나는 진심으로 이 방법을 택한 당신의 경험을 듣고 싶다. 페이스북의 theDr.

com 페이지도 있고 info@theDr.com으로 이메일을 보내면 당신이 보낸 메시지가 나에게 전달될 것이다.

설탕이 너무 많고 필수지방산이 부족하다는 의미다. 필수지방산의 결핍은 바싹 마른 잔가지들을 쌓아놓고 성냥불을 던지는 것과도 같다. 곧 불(염증)이 붙을 것이다.

- 귓불에 대각선 주름이 생기면 심혈관 질환의 위험이 5배 증가한 것으로 볼 수 있다.[1]

- 두피가 예민한 편인가? 머리를 빗을 때 두피가 따갑게 느껴지는가? 나는 오래전부터 이런 증상이 생기면 비타민 D 섭취를 잊고 있었다는 사실을 떠올렸다(비타민 D는 내 생각에 가장 중요한 비타민이다). 비타민 D 5만IU를 섭취하면 며칠 안 되어 두피가 괜찮아지고 빗질도 편하게 할 수 있다. 비타민 D가 부족하면 우리 몸이 장 투과성과 만성 염증에 훨씬 더 취약해진다.

- 중년의 탈모나 모발이 얇아지는 현상은 염산(HCL) 부족 때문일 경우가 많고, 염산을 보충하면 6개월 정도 만에 개선된다. 나이가 들수록 염증성 식품이 가득한 식단을 먹는 데 따른 부작용이 늘어난다. 한 가지 부작용은 위에서 충분한 양의 위산과 펩신을 생산하는 일을 멈추는 것이다. 이것은 필수단백질의 소화를 저해하고 염증을 일으키며 새로운 모발의 성장을 방해한다. 염산-펩신 캡슐을 식단에 보충하면 단백질을 제대로 소화하고 흡수하기 시작할 것이고, 탈모가 멈출 수도 있다.

- 무릎과 발목 사이의 탈모나 특히 액모와 음모의 비정상적인 탈모는 체내에 남성 호르몬(DHEA와 테스토스테론) 수준이 심각하게 낮다는 지표다. 호르몬 수치가 떨어지면 면역계가 제대로 작동하지 않는다. 염증이 지나치게 심해지고, 천연 소화기는 연료가 떨어져 유전 사슬의 약한 고리에서 낮은 호르몬과 관련된 증상들이 나타날 것이다.

- 이를 닦거나 헹굴 때 잇몸에서 피가 나는 증상(치은염이나 치주질환)은 상당한 염증을 나타내는 확실한 지표다. '염'으로 끝나는 모든 질병(치은염, 치주염, 관절염, 구강염 등)은 특정 조직에 생긴 과도한 염증을 나타내는 명칭이다.

- 어떤 식품을 먹었을 때 혀 가장자리에 물결 모양의 금이 생기면 식품 알레르기일

확률이 대단히 높다. 이런 증상이 나타나면 당장 알레르기 전문 의사를 찾아가 진찰받자. 그 식품이 알레르기 반응의 원인이든 아니든 간에 그런 식품은 '불난 데 뿌리는 휘발유'이다.

- 가끔 입꼬리가 갈라진다면 충분한 비타민 B를 섭취하지 않은 경우다. 비타민 B는 체내에서 중요한 '소화기' 역할을 하며 염증성 연쇄반응을 진정시킨다.

- 눈 밑에 다크서클이 생긴다고? 다크서클을 알레르기 멍이라고 부르는 이유가 있다.

- 아래 눈꺼풀의 수평 주름, 일명 데니스 주름살(Dennie's lines)은 심각한 음식 알레르기 증상으로 인한 것일 때가 많다.

- 구부러지고 부러지고 갈라지는 약한 손톱은 위장에서 위산과 펩신을 적게 생성한다는 신호로 쉽게 짐작할 수 있다.

- 손톱의 흰 반점은 거의 항상 신체에 아연이 결핍되어있다는 신호다. 췌장 효소의 부족이나 밀 과민성 때문에 내장에 염증이 생기고 흡수력이 떨어지는 상태를 나타내기도 한다.

- 관절이 자주 아픈가? 아침에 일어나면 제일 먼저 고통 없이 움직일 만큼 '긴장을 풀기' 위해 뜨거운 물에 샤워를 해야 하는가? 많은 사람이 몇 달 동안 식단에서 가지과채소(토마토, 감자, 가지 등)를 없애고 담배를 끊자 통증이 극적으로 개선되는 것을 발견했다. 통증은 염증의 생체지표다. 불난 데 휘발유를 뿌리는 행위를 멈추면(어떤 사람에게는 가지과식물이 휘발유다), 염증이 감소하고 관절염 증상이 극적으로 줄어든다.

- 양말을 벗을 때 다리에 양말 자국이 남는가? 허리에 속옷 고무줄 자국이 남아있는가? 그렇다면 분명 양말이 너무 작거나 속옷이 너무 꽉 낄 가능성이 있다. 내일 아침에는 너무 작지 않은 양말과 속옷을 입고 하루를 마칠 때 어떤 일이 일어나는지를 살펴보자. 이런 자국은 종종 부종(체액 저류)으로, 부종은 독성이 있는 음식을 먹을 때 몸에서 그 음식의 독성을 희석시키기 위해 나타난다.

- 손톱으로 배 위를 부드럽게 세 번 그어보자. 피부를 들쑤시거나 긁지 말고 그냥 똑같은 선을 세 번 손톱으로 미끄러지듯이 그어보자. 이제 30초 정도 기다렸다가

복부를 확인하자. 손톱이 지나간 곳에 빨간 줄무늬가 보이는가? 그것은 히스타민 반응을 나타낼 수 있다. 히스타민 수치가 높아지면 어딘가 좋지 않다는 것을 의미한다. 문제는 당신 몸에서 왜 히스타민 수치가 높아졌는지를 밝혀내는 것이다.

올바른 식단은 환경 독소로부터 당신을 보호한다

4장에서 우리는 여러 가지 종류의 오염과 그에 대응하기 위한 식품과 관련된 개선책을 이야기했다. 그러나 우리에게 영향을 미치는 전반적인 환경적 독소가 있고, 우리가 그런 독소를 피할 수 있는 방법은 거의 없다. 특히 대기오염이 그렇다. 또한 산업재해, 캘리포니아 사건과 같은 초대형 화재, 우리가 알아차리지 못하는 일상적인 작은 노출—가스(벤젠) 냄새, 주방 싱크대 선반에서 방출되는 포름알데히드, 가구의 얼룩을 방지하는 스코치가드(Scotchgard)의 독성 화합물, 또는 소파 쿠션, 자녀용 카시트, 침대 매트리스에서 발견되는 난연제(유기 할로겐 화합물) 등—이 뇌 건강에 영향을 미칠 수 있다. 예를 들어 난연제 중 하나인 염화트리스(TDCPP)는 1970년대에 암을 유발할 수 있다는 우려로 어린이 잠옷에서는 제거됐지만 소파 쿠션에 보편적으로 사용되고 있다. 이 물질은 발포 고무에서 집 안 먼지로 쉽게 옮겨갈 수 있는데, 아이들은 종종 손에서 입으로 먼지를 옮긴다. 트리스는 현재 미국에서 가장 흔히 사용되는 난연제로, 매트, 자동차 좌석, 유모차, 수유 베개, 가구 등에 두루 사용된다.[2]

환경 독소를 피하기가 불가능할 때는 좋은 식단이 우리를 보호해줄 것이다. 기억하자. 공기 중의 독소는 폐를 통해 혈류로 들어가 뇌로 직행하므로 염증과 혈액뇌장벽 손상(B4)을 유발한다(장 누수, 뇌 누수, 폐 누수가 모두 동일한 메커니즘이다). 장 누수와 관련된 항체인 조눌린이 폐 누수[3]나 뇌 누수[4]가 발생할 때도 생성되는 것으로 이 사실을 확인할 수 있다. 2017년 〈뉴욕 타임스〉 기사에 따르면, 아직 많지는 않아도 점점 늘어나는 연구 결과에서 적당한 보충제를 지중해식 식단과 결합하여 섭취하면 이런 증상을 막는다는 것이 밝혀졌다. 이는 내가 제안하는 과일, 채소, 생선, 견과류 중심의 식단과도 매우 유사하다. 내 식단 계획에 있는 식품들은 몸을 직접적으로 보호하지는 못해도, 몸의 손상을 줄여준다. 내 식단 계획은 염증을 억제하는 효과가 있는 피토케미컬과 폴리페놀 함량이 높은 과일과 채소에 중점을 둔다. 염증을 억제하려면 염증을 일으키는 유전자를 비활성화하고 염증의 불을 끄는 소화기 유전자를 활성화해야 한다. 이 2017년 연구에 참여한 과학자들은 다음의 내용에 동의하는 듯하다.

> 주로 앉아서 지내는 생활방식 및/또는 나쁜 식습관이 독성 화학물질에의 노출로 인한 영향을 악화시킬 수 있고, 긍정적인 생활방식(예를 들어 건강에 좋은 영양 식단)이 환경 오염물질의 독성을 조절하거나 줄일 수 있음을 보여주는 새로운 증거들이 많다. 우리의 연구는 항염증성 생물 활성 식품 성분(예: 피토케미컬이나 폴리페놀)이 높은 식단이 독성 오염물질 노출과 관련된 질병의 위험을 조절하고 줄일 수 있는 전략임을 보여주었다. 즉, 생물 활성 영양소가 풍부한 식품을 섭취하면 환경적 독소 노출과 관련된 질병에 대한 취약성을 줄일 수 있다.[5]

좋은 음식에 보충제를 추가하는 건 환경오염에 맞서 싸울 때 발사하는 레이저에 명중률을 높이는 기능을 더하는 것과 같다.

예를 들어 브로콜리새싹 주스를 마시면 벤젠의 소변 배출량이 61% 증가한다. 요리할 때 지방이 타면 아크로레인이라는 독성 화합물이 생성되는데, 브로콜리새싹 주스는 이 물질의 배출량도 23% 증가시킨다.[6] 브로콜리새싹에는 체내에서 독성 화학물질을 뽑아내는 설포라판과 글루코라파닌이 함유되어있다. 브로콜리새싹에는 흔히 먹는 성숙한 브로콜리보다 훨씬 더 많은 양의 필수 화합물이 함유되어있어, 브로콜리새싹 주스가 더 좋은 선택이라 볼 수 있다.

오메가3 지방산이 풍부한 생선기름을 매일 3g씩 섭취하면, 대기오염이 심장과 콜레스테롤에 미치는 악영향에서 우리 몸을 보호할 수 있다. 미국 환경보호국(EPA)의 한 연구에서는 생선기름 보충제를 섭취한 참가자들이 2시간 동안 미립자 오염에 노출되었을 때 체내에 유입된 입자에 대해 유의미한 반응을 보이지 않았다고 보고했다.[7]

비타민은 대기오염에 따른 손상을 막는 데 중요한 역할을 한다. 세계 최고의 의료 연구기관 연구자들로 구성된 한 팀은 다음과 같은 성명을 발표했다. "비타민 B 보충제(엽산 하루 2.5mg, 비타민 B6 하루 50mg, 비타민 B12 하루 1mg)는 PM(미립자 물질) 효과에 대항하는 매력적인 약물이다.[8]" 대기오염에 가장

톰 박사의 조언
손수 새싹을 길러보자

브로콜리새싹은 적어도 20년 전부터 매우 강력한 항염증 식품이자 특정 암의 항암식품으로 알려졌다. 내가 오랫동안 추천해온 프로젝트를 하나 소개한다. 브로콜리 씨앗과 뚜껑이 달린 큰 유리 용기만 있으면 된다. 주스 한 잔을 가득 채울 만큼 많이 키울 수는 없어도 어느 음식에나 조금씩 넣어 먹을 수 있다. 다음 순서대로 따라 해보자.

1. 입구가 큰 병에 브로콜리 씨앗 2큰술을 넣는다.
2. 여과된 물을 몇 센티미터쯤 붓고 종이타월로 뚜껑을 덮는다.
3. 밤새 따뜻하고 어두운 곳에 보관한다.
4. 다음날 아침에 물을 버리고 깨끗한 물로 헹군 다음, 물기가 완전히 빠졌는지 확인하자. 병은 입구가 아래로 가게 세워 수프 그릇 안에 놓아둔다. 이렇게 하면 종이타월을 통해 모든 물기를 빼는 데 도움이 될 것이다. 이것을 하루에 두 번 반복한다.
5. 며칠이 지나면 싹이 트면서 자라기 시작할 것이다. 새싹이 1인치 자랄 때쯤에는 노란 잎이 날 것이다.
6. 새싹을 햇빛 아래로 옮긴다. 잎이 진녹색이 될 때까지 매일 계속 헹구어라. 이 모든 과정은 일주일 정도 걸릴 것이다. 새싹은 샐러드, 수프, 샌드위치에 넣어도 좋고, 스무디 재료로 써도 좋다.
7. 새싹이 준비되면 종이타월을 병뚜껑으로 교체한 후 냉장고에 보관한다.

취약한 인구인 아동 천식 환자를 대상으로 한 또 다른 연구에서는, 비타민 C(하루 250mg)와 비타민 E(하루 50mg)가 오존에 맞서 폐 기능을 보호하는 효과가 있는 것으로 나타났다. 흥미롭게도 이 연구는 "가벼운 천식이 있는 아이들보다 중증인 아이들에게 보호 효과가 더 크게 나타났다"고 발표했다.[9] 아이들 상태가 더 나쁠수록, 비타민의 효과가 더 강하게 나타난 것이다.

식품 독성의 메커니즘

선택한 식품이 당신 몸에 독이 되는 방식은 이렇다. 일단 당신의 면역계가 '몸에 문제가 있다'고 말하면, 식품에 대해 당신이 어떻게 '생각'하는지는 중요하지 않다. 당신 몸은 수많은 증상을 불러오는 염증성 반응을 일으킨다. 불쾌한 식품은 마이크로바이옴에도 직접적으로 영향을 미치며, 나아가 저항 체중 감량(resistant weight loss)을 위한 1차 조절자로 인식된다.

염증성 식품과 체중 증가의 관계는 명확하다. 독소에 더 많이 노출될수록, 체중을 유지하려는 장내 미생물군에 더 많은 먹이를 제공하고 몸이 더 많은 염증에 반응하여 체중이 늘게 된다. 매일같이 독소(글루텐, 유제품, 설탕 등)에 노출되면 여러 가지 결과가 나타난다. 첫째, 이런 식품들은 체내 반응 시스템을 압도하여, 장내 '생존 박테리아'를 자극하고 먹이를 공급한다. 수십 년 동안 좋지 않은 식품을 섭취하면 자체적으로 생존 의지가 있는 마이크로바이옴을 형성하게 된다. 만약 칼로리를 축적하는 마이크로바이옴을 가지고 있다면, 비만 박테리아를 충족시키는 어떤 식품(너무 많은 나쁜 지방, 설탕, 알레르기성, 가공된 단순 탄수화물 등)이든 '더 원한다'는 화학적 메시지를 뇌에 보낼 것이다.

둘째, 염증이 과도한 상태에서 좋지 않은 식품을 계속 섭취하면 백색 지방 세포의 저장능력이 증가하여 허리 주위에 다이어트만으론 없애기 힘든 군살이 축적된다. 백색 지방 세포가 생성하는 호르몬은 17가지가 있는데, 그 중 15가지가 염증을 일으킨다.[10] 단순히 너무 많은 칼로리를 섭취해야만 백색 지방이 증가하는 것은 아니다. 몸도 자체적으로 노출된 독소를 뇌에서 멀리 떨어뜨려 놓기 위한 보호 메커니즘으로 과도한 백색 지방 세포를 생성한다. 만약 당신의 해독 능력에 과부하가 걸려 간, 배변, 소변, 피부를 통해 이런 독소를 제거할 수 없다면, 뇌를 보호하기 위해서 이런 독소를 체내에 저장해 더 많은 백색 지방 세포를 만들 수 있다. 백색 지방 세포가 과도하게 많아지면 더 많은 염증을 일으켜 부종(체액 저류)이 나타난다.

일단 독성 지방 세포와 부기가 형성되면 몸은 이것들을 굳이 배출하려고 하지 않는다. 독성 지방 세포와 부기를 제거하는 동안 다시 동일한 독소에 노출되는 위험을 막기 위해 과도한 체지방이나 체액을 의도적으로 유지한다. 다시 말해, 이런 독소가 뇌로 침투하지 못하도록 순환계 밖으로 빼내어 독성 노출로부터 뇌를 보호하려 하고, 그 결과 과도한 체중을 유지하게 강요할 수 있다.

우리가 과민한 식품에 더 이상 노출되지 않는다면, 우리 몸은 그동안 유지해온 과도한 세포와 체액을 제거하는 데 주력하고 독소가 저장된 지방을 연소하기 시작할 수 있다. 바람직하지 않고 칼로리가 높고 영양소가 부족한 식품을 피하고 보다 바람직하고 영양소가 풍부한 식품으로 대체하게 되므로 몇 kg쯤은 쉽게 뺄 수도 있다. 수천 명의 사람이 글루텐 프리 식단으로 바꾼 지 60~90일 만에 15~30파운드(6.8~13.6kg)의 체중을 감량했다고 보고했다.

식품을 선택하는 새로운 원칙

면역계에서 독소로 인식할 수 있는 주된 식품을 식단에서 배제함으로

써 당신에게 가장 적합한 치유 과정을 시작할 수 있다. 가장 흔한 세 가지 염증성 식품인 글루텐, 유제품, 설탕을 한꺼번에 제거하면 소화기관과 면역계 모두 진정되고 치유되어 리셋할 수 있는 기회를 얻게 된다. 하지만 불난 데 휘발유를 뿌리는 일을 멈추어도 여전히 꺼야 할 불이 남아 있다는 사실을 기억하자. 당신이 자가면역 스펙트럼상 어디에 있든 간에 염증을 줄이는 동시에 손상된 조직을 재생하여 유익한 박테리아가 잘 자랄 수 있고 장 누수와 뇌 누수를 치유할 수 있는 더욱 건강하고 좋은 장내 환경을 만들어야 한다.

지금부터 내가 하는 제안이 염증을 가라앉히고 자가면역 연쇄반응을 역전시키는 식품과 필수 영양소가 포함된 자가면역 식습관이라고 생각한다. 모든 잠재적인 유발 인자를 제거한 극도로 제한적인 섭식이 완전한 자가면역 식단이지만, 나는 임상적으로 모든 사람이 완전한 자가면역 식단을 필요로 하는 것은 아니라는 사실을 확인해왔다. 나는 글루텐, 설탕, 유제품 세 가지 주요 유발 인자를 제거하는 것으로 내 환자의 80% 이상이 극적으로 좋아지고 자가면역 연쇄반응이 호전되는 것을 발견했다. 만약 5장의 검사 결과 자기 조직에 대한 항체가 증가했다면, 의사와 함께 혹시 당신이 식단과 관련된 분자 모방을 경험하고 있는지 확인해볼 필요가 있다. 글루텐, 설탕, 유제품 외에 조직에 대한 항체를 유발하는 또 다른 식품이 있는가? 그렇다면 그 식품 역시 피해야 한다.

나는 당신이 아기 때부터의 건강을 돌아보고 당신이 좋아하면서도 건강에 영향을 미치지 않는 음식을 계속 먹을 수 있기를 바란다. 제한하는 음식이 적을수록 그 식단에 따르기가 더 수월하다.

일정한 기간 동안 특정 식품을 끊어보면, 그런 식품이 몸과 기분에 미치는 신체적 영향을 알게 될 것이다. 이 프로토콜은 어떤 식품이 당신 몸의 과민성을 유발하는지 파악하는 가장 좋은 방법일 것이다. 앞으로 3주 동안 당신이 글루텐, 유제품, 설탕을 완전히 안 먹을 수 있도록 도와주겠다. 먹으면 건망증이 심해지고 불안하고 피곤해지는 해로운 식품을 먹는 대신 모든 종류의 과일과 채소, 깨끗한 고기·생선·가금류와 건강한 지방을 즐기게 될 것이다. 목표는 간단하다. 식단에 많이 가공된 식품을 비롯해 나쁜 식품들을 빼고 좋은 식품, 즉 찾기 쉽고 준비하기 쉬운 진짜 식품들을 추가하는 것이다.

사람들이 항상 나한테 제일 먼저 하는 질문은 어떤 식품을 먹어도 되냐는 것이다. 사실 선택할 수 있는 식품은 많이 있고, 곧 보게 되겠지만 나는 이 책에서 가능한 한 모든 선택지를 열거해놓았다. 그러니 당신이 선택지가 너무 제한적이라고 느끼지 않기를 바란다. 실제로 매일 수백 가지 식품 중에서 선택할 수 있다. 그리고 10장의 몇 가지 레시피를 시도해보자!

당신은 대부분의 인류 역사 동안 사람들이 먹었던 방식으로 식사하게 될 것이다. 식물(채소, 과일, 견과류, 씨앗, 허브와 향신료)과 동물(고기, 생선, 가금, 달걀)을 주로 먹게 될 것이다. 식물은 건강한 탄수화물과 미량 영양소(비타민, 무기질, 산화방지제, 항염증제)의 주요 공급원이다. 생견과류, 씨앗, 그것들로 만든 버터, 동물성 식품은 양질의 건강한 단백질과 지방을 제공한다. 남은 평생 동안 좋은 식품을 선택할 이유로 충분하지 않은가. 그러나 식단을 바꾸기에 앞서 오래된 손상 부위 중 일부를 제거하고 혈류에서 뇌에 영양분을 공급하는 더 나은 체내 시스템을 조성해야 한다.

케토시스를 향상시켜 인지력 상실을 예방하고 상황을 역전시키자

만약 이미 인지력 상실이나 기억력 장애 증상이 나타나기 시작했다면 (예를 들어 자동차 키를 어디에 두었는지 자주 궁금해한다면), 단기간(1~3개월) 동안 케톤 생성 식단(Ketogenic diet)을 택할 것을 추천한다. 케톤은 음식물 공급이 부족하여 에너지를 얻기 위해 몸에서 지방을 분해할 때 생성되는 부산물인데, 뇌와 신체에 에너지를 공급하는 효율적인 백업 시스템이 된다. 저장된 지방세포를 연소시켜 케톤을 생성하는 것은 우리 조상들이 며칠이나 몇 주씩 먹이를 구하지 못하고도 살아남을 수 있었던 비결이다. 우리는 '케토시스'라는 과정을 통해 케톤에 접근할 수 있는데, 케토시스는 특히 이미 혈당이 제대로 기능하지 않는 사람들에게 뇌세포에 연료를 공급하는 쉽고 대안적인 방법으로 알려졌다.

만약 뇌기능 증상이 나타난다면, 당신의 뇌가 염증 유발 인자에 반응하면서 이미 포도당을 연료로 사용하는 능력을 일부, 많으면 24%까지 상실했을 가능성이 높다.[11] 당신의 뇌는 말 그대로 굶주리고 있고, 그 결과 더 많은 염증이 생기고 더 많은 뇌기능이 손상된다. 이로써 악순환이 이어진다. 그러나 몸을 케톤 생성 상태로 유지하면 뇌세포에 연료를 더 잘 공급할 뿐만 아니라 전반적인 뇌기능과 건강을 향상시킬 수 있다는 연구 결과가 있다.[12] 특히 케톤 생성 상태를 유지하면 알츠하이머병 환자의 기억력과 인지력이 모두 향상된다고 알려졌다. 케톤 생성 상태가 관류 저하를 줄이고 뇌로 가는 혈류를 증가시키기 때문이다.[13]

진정한 케톤 생성 식단은 당신에게 모든 탄수화물을 피하도록 시킬 것이다. 그러나 인체는 영원히 탄수화물 없이 살 수 없다. 나는 당신이 이 식단을 1~3개월 동안 시도해보고, 얼마나 믿기 힘들 정도로 기분이 좋아지는지를 확인하고 나서, 서서히 덜 제한적인 식단으로 돌아갈 것을 제안한다. 그때쯤에는 그동안 케톤 생성 식단을 통해 경험한 뇌기능 향상과 체중 감량 효과를 유지하기 위해 더 건강한 탄수화물 식품을 추가하되 글루텐, 유제품, 설탕은 반드시 피하면서 (4장에서 이야기했던) 간헐적 단식을 도입하기에 좋은 시점이 될 것이다. 식단에 소량의 탄수화물을 다시 첨가하면 어떤 반응이 나타나는지 주의 깊게 살펴라. 탄수화물을 다시 먹기 시작한 후에 증상이 재발하거나 향상된 뇌기능이 흐려지기 시작한다면, 그 정도의 탄수화물 양을 다시 섭취할 준비가 아직 안 된 것이다. 다시 1주나 2주 정도 식단에서 탄수화물을 제외시킨 다음, 더 적은 양의 탄수화물을 추가하여 반응을 살펴보자.

인슐린 과민성의 생체지표인 HOMA 점수(3장에서 설명)를 이 과정 동안 몇 주마다 체크하는 방법도 있다. 매번 검사할 때마다 더 좋은 결과를 얻고 있어야 한다. 포도당 전달 체계가 얼마나 지쳐있는지에 따라 당신의 HOMA 점수가 정상 범위에 오르기까지는 시간이 좀 걸릴 수 있다. 인내심을 갖고 계속해서 좋은 기본 습관을 유지한다면, 정상으로 돌아갈 수 있을 것이다.

케톤 생성 식단은 좋은 결과를 낳지만 전체 프로그램의 일환일 뿐이다. 일반적인 구명조끼보다는 낫지만 그래도 무엇보다 하루 빨리 소용돌이에서 빠져나와야 한다. 영원히 탄수화물을 피할 수는 없다. 우리 몸은 탄수화물을 일차 에너지원으로 사용하도록 설계되어 있다. 그리고 체중 감량 프로그램의 (요요현상이 계속 반복되는) 롤러코스터 타기와 달리, 뇌 건강 프로그램을 영구히 유지하는 방법은 상류로 거슬러 올라가 근본 원인, 유발 요인, 메커니즘을 밝혀내는 것이다.

케톤 생성 식단을 성공시키고 뇌 건강에 영구적인 성과를 얻을 가능성이 가장 높은 방법은 이 식단을 지금부터 이번 장에서 소개할 나의 다면적 영양 접근법과 결합하는 것이다. 그러면 식품 과민성, 환경 독소 노출, 이미 진행 중인 누적된 손상(혈액뇌장벽 손상(B4)과 장 누수)도 해결할 수 있다. 거기에 간헐적 단식을 실천하고 중쇄지방산(MCT) 오일과 그 밖의 중요한 영양분을 보충하여 적절한 음식을 꾸준히 섭취한다면 최고의 결과를 얻게 될 것이다. 일례로 코코넛 오일과 야자 오일에서 발견되는 중쇄지방산에 대해서는 많은 연구가 이루어졌다. 하지만 야자 오일은 건강에 좋지 않다. 절대 사용하지 말라. 중쇄지방산은 미토콘드리아라는 모든 뇌 세포의 강력한 에너지 발전소에 쉽게 접근할 수 있는 연료를 공급한다.[14]

MCT 보충제 중 하나인 NEOBEE(네오비)는 케토시스를 강화하고 인지 기능장애를 해결하는 것으로 알려져 있다.[15] 코코넛 오일을 2작은술보다 조금 많이 섭취하면 NEOBEE에서 발견되는 MCT와 동일한 양을 섭취하게 된다.

GMO에 대한 몇 마디

식품 건강 문제와 관련하여 나의 주요 관심사 중 하나는 유전자 변형 식품 및 생물체, 일명 GMO의 보급이다. 유전자 변형 식품은 1994년부터 대대적으로 상용화되었다. 미국 식품의약국(FDA)과 미국 농무부(United States Department of Agriculture, USDA)에 따르면, 오늘날 40가지가 넘는 유전자 변형 식물종이 있는데 쌀, 콩, 옥수수 등의 세 가지 곡물이 가장 널리 분포되어있다.[16] 259쪽 그래프는 유전자 변형 작물 증가 추이를 보여준다. 2012년에는 미국에서 생산된 옥수수, 콩, 면화의 90% 가까이가 GMO 품종이었다.

현재 시판 중인 유전자 변형(GM) 식용작물은 콩, 옥수수, 면화(오일), 카놀라(오일), 사탕무에서 얻은 설탕, 주키니 호박, 노란 호박, 하와이 파파야, 알팔파 등 9종이다. 유전자 변형 곡물은 주로 가축들에게 먹이는데, 유제품, 달걀, 소고기, 닭고기, 돼지고기, 기타 동물성 식품에 영향을 미친다. 원료의 일부는 토마토소스, 아이스크림, 땅콩버터 같은 다양한 '천연' 가공 식품에도 추가된다. 유전자 변형 옥수수나 콩은 청량음료(옥수수 시럽, 인공감미료 아스파탐, 또는 포도당, 구연산 및 베타카로틴과 리보플라빈과 같은 색소의 형태로)뿐 아니라 일부 향신료와 조미료 혼합물에도 첨가된다. 실제로 식물성 오일이나 아침용 시리얼 등 모든 가공식품의 80% 이상에 유전자 변형 성분이 포함된다.

GMO 밀도 곧 우리의 주방으로 들어올 것이다. 그동안 밀은 수년에 걸쳐 자연 번식 기술을 통해 교잡되어 더욱더 많은 글루텐과 FOD-MAPS(포드맵)이란 발효성 탄수화물 등의 기타 유해 성분이 함유되었다. 대부분의 GMO 작물처럼 밀에도 라운드업(Roundup)이라는 제초제가 뿌려지는데, 라운드업의 활성 성분인 글리포세이트는 이제 명실상부하게 인체의 잠재적 발암물질로 분류된다.[17]

미국에서는 밀을 수확하기 몇 주 전에 라운드업을 살포한다. 여기에는 두 가지 이유가 있다. 첫째, 제초제를 뿌리면 죽은 밀밭이 콤바인을 가로막지 않기 때문에 수확 작업이 더 용이하다. 둘째, 독성 화학물질 때문에 스트레스를 받은 식물은 생존하기 위해 토양으로부터 더 많은 영양분을 빨아들인다. 이런 영양분이 밀 씨앗으로 흡수되어 더 많은 글루텐을 함유한 밀이 탄생한다. 따라서 미국에서 생산되는 대부분의 밀 제품에는 더 많은 글루텐이 함유되는 것은 물론, 암을 유발하는 글리포세이트의 자취가 있다.

각종 동물 연구를 통해 과학자들은 GMO가 면역계, 간, 신장에 손상을 초래할 수 있다고 주장해왔다. 특히 라운드업은 장내 미생물군을 변화시키고 장 투과성을 증가시키는 환경을 조성하는 것으로 밝혀졌다. 과학자들은 라운드업과 간 해독 능력의 상호작용을 연구하면서, 이 화학물질이 항상성을 파괴하고 뇌의 기억 중추인 해마에 과도한 염증을 일으키는 것을 비롯해 각종 자가면역반응을 유도한다며, 환경 유발 요인의 '교과서적 사례'라고 입을 모았다. GMO는 또 위장질환, 비만, 우울증, 자폐증, 불임, 암, 알츠하이머병과도 관계가 있다.[18] 259쪽의 그래프를 보면, 글리포세이트가 식품 생산에 도입된 후로 뇌졸중으로 인한 사망자가 증가했음을 확인할 수 있다.

이런 이야기가 충격적이고 언짢다는 것을 알지만 이런 정보는 지난 30년 동안 수많은 질병이 급격히 증가한 이유를 설명하는 데 도움이 된다. 더 많은 정보를 얻으려면 내가 집필에 참여한 13쪽짜리 권위 있는 보고서 〈유전자 조작 식품으로 글루텐 과민성이 폭발적으로 증가한 이유를 설명할 수 있을까?(Can Genetically-Engineered Foods Explain the Exploding Gluten Sensitivity?)〉를 읽어보자(내 웹사이트 theDr.com/gmofoods에서 확인할 수 있다).

GMO에 대해 가장 염려되는 부분은 소비자들이 자기가 무엇을 먹고 있는지 모른다는 것인데, 미국에서는 GMO 표시 라벨이 금지되어있기 때문이다. 대부분의 선진국들은 GMO를 안전하다고 여기지 않고, 그래서 64개국에서는 GM 식품에 대한 표시를 요구하지만, 미국에서는 어떤 라벨이나 제약도 요구하지 않는다.* 미국에서 당신이 GMO를 피할 수 있는 유일한 방법은 다음의 세 가지 간단한 규칙에 따르는 것이다.

1. 현지 농산물을 구입한다. GM 작물을 피하는 가장 간단한 방법은 지역 식품 협동 조합이나 CSA(공동체 지원 농업)에 가입하거나, 현지 농수산 시장에서 농산물을 구입하는 것이다. 일절 가공하지 않은 자연 식품을 통째로 구입하자. 현지의 농부들이나 협동조합에서 좋은 식품을 발견할 가능성이 높다.

2. 유기농 제품을 구입한다. 공인된 유기농 제품에는 GM 성분이 포함될 수 없다. 농산물과 육류 모두 마찬가지다. 소들이 GM 사료를 먹으면 그것이 소 내장의 박테리아를 변화시키고 그 박테리아가 고기와 우유에 영향을 미친다.

3. 밀가루, 씨, 견과류 등 단일 성분의 포장 식품에서 'Non-GMO Project Verified(비 GMO 프로젝트 인증)' 또는 'USDA Organic(USDA 유기농)' 표시를 찾아본다. 또 교차 오염의 위험을 줄이기 위해 라벨 어딘가에 '글루텐 프리' 표시가 있는지 늘 확인하자.

---

* 우리나라는 법적으로 GMO 재배가 금지된 반면, GMO 수입 1위 국가로 꼽힌다. 우리나라는 구분·관리 되지 않은 경우와 유전자변형 DNA가 잔류하는 경우 GMO 표시를 의무화하고 있다. 즉, 콩, 옥수수, 면화, 유채 등 농산물이나 이 농산물을 원재료로 하는 가공식품에 GMO 표시를 필수적으로 해야 한다. 하지만 유전자변형 DNA가 남아있지 않은 식용유, 간장, 당류, 주류, 식품첨가물의 경우 표시 의무가 없다. 최근 'GMO 완전표시제'에 대한 요구가 커져 관련 법안이 국회에 발의되었다. - 편집자

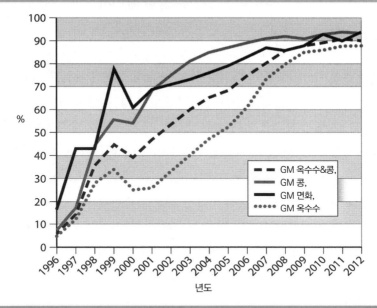

(ICD(국제질병분류기호) 162.9 & 432.9 출혈, 비색전증)
GM 옥수수와 콩 비율(%) 표시(R=0.9827, p⟨=1.354e-06)
& 옥수수와 콩에 뿌려진 글리포세이트 표시(R=0.9246,
p⟨=1.471e-07)
출처 : USDA, NASS, CDC

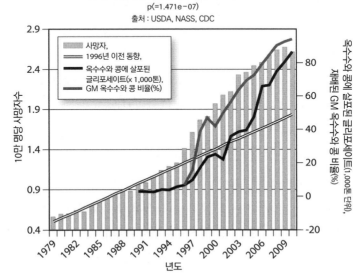

좋아하는 신선 식품을 즐기자

당신은 모든 종류의 과일, 채소, 향신료, 견과류를 먹을 수 있다. 신선한 제철 식품이라면 더욱 그렇다. 나는 항상 신선한 과일과 채소를 먹으라고 추천하지만, 사실 이를 구하기가 쉽지 않다. 냉동 과일과 채소는 잘 익은 과일과 채소를 수확한 뒤 냉동한 것으로, 산화방지제와 폴리페놀의 완전한 성분이 함유되었을 가능성이 높아 허용된다. 가능하면 유기농 농산물을 선택하고 현지에서 재배하는 품종을 고르자. 설탕이나 소금을 이용해 보존되었을지 모르는 통조림 과일과 채소는 피한다. 볶은 땅콩에는 생땅콩보다 더 많은 레스베라트롤이 함유되어 있는데, 레스베라트롤은 뇌와 심혈관 계통을 보호한다고 알려진 적포도주에서도 발견되는 유익한 성분이다. 단 땅콩 외의 모든 견과류는 날것으로 먹어야 한다.

많은 신선 식품이 위장을 치유하는 기능이 있다고 알려져있다. 이 식품들은 천연적으로 항염증성이기 때문에 건강에 좋은 선택지다. 매일매일 다음의 목록에서 한 가지라도 먹도록 하자.

- 계피
- 십자화과채소(브로콜리, 방울양배추, 콜리플라워, 양배추, 청경채) : 대장의 염증을 낮추는 데 특히 유용한 강력한 폴리페놀인 글루코시놀레이츠라는 필수 영양소군이 함유되어 있다.
- 베리, 체리, 적포도 등 폴리페놀 함량이 높은 짙은 색 과일
- 녹차 : 프리바이오틱(Prebiotic)이다.
- 오메가3 지방산 : 인체에서 합성되지 않으므로 식이요법을 통해 얻어야 한다. 우리 몸에 여러 가지 좋은 기능을 하는데, 특히 위장의 염증을 낮추는 유전자를 활성화시킨다. 오메가3가 많이 함유된 식품은 풀을 먹인 소고기, 냉수성 어류, 해

산물, 흑호두, 피칸, 잣, 치아씨, 아마씨, 바질, 오레가노, 정향, 마조람, 타라곤 등
이다.

- 파슬리
- 토마토 주스

다음과 같은 신선한 과일과 향신료는 뇌에서 아밀로이드 반점의 생성
을 억제하는 신경보호제 기능을 한다.[19]

- 계피
- 대추[20]
- 생강
- 인삼
- 로즈메리
- 세이지
- 강황

이눌린은 당신의 친구다

장 안에서 유익한 박테리아에 비료 역할을 하는 프룩탄(fructan)이란 다
당류가 있다. 가장 잘 알려진 프룩탄은 이눌린 계열이다. 이눌린은 3만
6000여 종의 식물에 함유된 천연 저장 탄수화물이다. 이눌린은 또 에너
지를 비축하고 내한성을 조절하는 프리바이오틱으로 평가받는다. 치커
리 뿌리는 이눌린 함량이 가장 높은 프리바이오틱이다(뉴올리언스 독자들은 이
말을 들으면 기뻐할 텐데, 치커리 뿌리는 뉴올리언스 지역 요리의 전통적인 재료이다). 또 밀, 사탕무,
리크(서양 대파), 아스파라거스, 아티초크, 양파, 마늘, 민들레 뿌리, 바나
나, 질경이 등에도 이 건강한 박테리아 비료가 함유되어있다.

글루텐 프리 식단의 잠재적인 함정 중 하나는 우리가 이눌린의 70%

이상을 밀에서 얻는다는 사실이다. 따라서 식단에서 밀이 빠지면, 장내 유익한 박테리아들이 많든 적든 상관없이 굶주리게 된다. 글루텐 프리 제품에는 대개 이눌린이 적게 들어있다. 장 투과성을 치유하려다가 마이크로바이옴에 전보다 더 안 좋은 환경을 초래하게 되는 것이다. 그래서 우리는 반드시 매일의 식단에 이눌린 식품을 포함시켜야 한다(이런 식품의 목록은 이번 장 뒷부분에서 소개할 것이다). 발효 식품은 장을 보호하는 박테리아군을 체내에 유입하는 동시에 성장을 촉진한다.

섬유질이 풍부한 다른 채소들도 중요하다. 또 내장과 혈액뇌장벽을 둘다 강화하기 위해 낙산염이 필요한데, 채소, 특히 파스닙, 순무, 루타바가, 양배추, 고구마, 자색 감자, 다색 당근과 같은 뿌리채소에 낙산염을 생성하는 불용성 섬유소가 함유되어있다. 그래서 나는 매일 뿌리채소를 하나씩 먹으라고 권한다.

과일

과일은 채소보다 당분이 많고, 일부는 바나나처럼 혈당지수(Glycemic Index, GI)가 매우 높다. 혈당지수란 특정 식품이 혈당을 얼마나 빨리 올리는지를 나타낸 수치다. 바나나는 혈당지수가 51(이 정도면 좋은 수치다)로, 가끔씩 먹는 것은 괜찮다. 하지만 만약 혈당지수가 중상 수준인 식품과 함께 매일 바나나를 두 개씩 먹는다면, 당분을 너무 많이 섭취한 결과 혈당 수준이 롤러코스터처럼 오르내리면서 우리 몸에 심한 불안과 당뇨병을 유발하게 된다.

순수 포도당은 혈당지수의 기준 수치로 사용되어 100의 값이 주어진다. 다른 모든 탄수화물은 혈중으로 얼마나 빨리 침투하느냐에 따라 포도당과 비교한 상대 값이 주어진다. 지수가 낮을수록 시간이 오래 걸리며 혈당이 더 안정적으로 유지되고, 지수가 높을수록 혈당이 최고로 올랐다가 떨어지는 롤러코스터를 경험하게 될 가능성이 높다.

혈당지수가 높은 식품(60 이상)으로는 아이스크림, 빵, 그 외 모든 밀가루 제품, 감자, 건포도, 감자칩, 알코올음료, 백미 등이 있다. 실제로 《밀가루 똥배》의 저자인 윌리엄 데이비스 박사에 따르면 밀 제품의 혈당지수는 모든 식품 중에서 가장 높다. 반면 혈당지수가 낮은 식품(45 미만)이 더 영양가가 있는 것으로 여겨지는데, 대부분의 다른 과일, 채소, 콩류가 이에 해당한다.

혈당지수는 확실히 더 나은 식품을 선택하는 데 도움을 주며, 소위 건강한 식품의 몇 가지 문제도 지적한다. 예를 들어 건강에 좋다고 알려진 통밀빵은 한 쪽만 먹어도 혈당지수가 69로 높은 편이다. 땅콩 덕분에 혈당지수가 42에 불과한 스니커즈(Snickers)보다 훨씬 높다. 내 웹사이트 the-Dr.com/glycemicindex에서 많은 식품의 혈당지수를 확인할 수 있다.

저혈당으로 알려진 과일(살구, 자두, 사과, 복숭아, 배, 체리, 베리)은 탁월한 선택이다. 베리 같은 일부 과일은 몸에 좋지만, 우리가 당분을 너무 많이 먹는데 죄책감을 느끼다 보니 우리의 혈당 조절 체계는 필요 이상으로 과민하다. 일단 이 프로그램을 시작하면, 당신 몸의 말을 들어라. 저혈당 과일을 적은 양 먹는 것은 몸에 좋다. 다만 예외가 있다면 다음과 같은 경우다.

1. 특정 과일에 알레르기나 과민성이 있다.
2. 당신의 HOMA 점수(3장에서 설명)를 보면 당신에게 인슐린 과민성이 있는지를 확인할 수 있다. 뇌에 영향을 미치는 저혈당 증상은 뇌 안개, 뇌와 몸의 피로, 서있을 때의 현기증 등이다. 또 우울증, 과잉행동, 불안, 집중력 장애, 변덕, 두통, 짜증도 관련이 있다.

다음의 모든 과일이 식단에 포함시키기에 좋은 선택지다.

• 아사이베리	• 사과	• 살구	• 아보카도
• 바나나	• 블랙베리	• 블랙 라즈베리	• 블루베리
• 보이젠베리	• 캔털루프	• 체리	• 코코넛
• 크랜베리	• 무화과	• 고지베리	• 구스베리
• 구아바	• 감로	• 수박	• 허클베리
• 주니퍼베리	• 키위	• 금귤	• 레몬
• 라임	• 비파	• 리치	• 망고
• 천도복숭아	• 올리브	• 오렌지	• 파파야
• 패션프루트	• 복숭아	• 배	• 감
• 파인애플	• 자두	• 석류	• 포멜로
• 마르멜로	• 스타프루트	• 딸기	
• 자몽/그레이프프루트			

견과류와 씨앗

견과류와 씨앗은 훌륭한 단백질 공급원이다. 게다가 요즘에는 밀가루 대신 사용할 수 있는 견과류와 씨앗의 가루와 버터도 있다. 특별한 알레르기나 과민성이 없는 한, 생견과류나 씨앗 중에 먹어서 안 될 것은 없다. 땅콩과 코코넛도 좋은데(나는 코코넛이 슈퍼 푸드라고 생각한다), 둘 다 엄밀히 따지면 견과류나 씨앗은 아니다. 땅콩은 콩류에 속하고 코코넛은 과일이다.

그렇다고 상점 진열대의 아무 견과류바나 먹어도 좋다는 의미는 아니다. 항상 재료와 성분표시 라벨을 주의 깊게 읽고, 설탕이나 유제품으로 만든 바와 글루텐 프리 표시가 없는 바는 피해야 한다. 유기농 가공식품과 글루텐 프리 가공식품도 건강에 좋지 않은 재료로 만들어진 경우가 많다.

좋은 씨앗과 견과류의 선택지는 다음과 같다.

• 아몬드	• 호주 너트	• 너도밤나무 열매	• 흑호두
• 브라질너트	• 버터너트	• 캐슈	• 밤
• 치아씨	• 중국 아몬드	• 중국 밤	• 개암
• 아마씨	• 헤이즐넛	• 대마씨	• 호두
• 콜라 너트	• 타이거 너트	• 마카다미아	• 피칸
• 잣	• 피스타치오	• 양귀비씨	• 호박씨
• 홍화씨	• 참깨씨	• 해바라기씨	
• 인도 너도밤나무 열매			

채소

채소는 적용할 수 있는 요리가 아주 많다. 채소는 날것으로 먹거나 살짝 데치거나 구워 먹거나, 볶아서 간식, 반찬, 메인 요리로 즐길 수 있다. 수프, 칠리소스, 스튜, 구이, 샐러드, 볶음, 캐서롤(오븐에 넣어서 천천히 익혀 만드는, 한국 음식의 찌개나 찜 비슷한 요리 - 옮긴이)에도 넣을 수 있다. 가능하면 구할 수 있는 최고 품질의 채소를 구입하는 것을 목표로 삼자. 이 말은 기회가 있을 때마다 유기농, 로컬, 산지 직송 제품을 구하라는 의미다.

채소는 매일 더 많이 먹을수록 더 좋다. 나는 하루에 다섯 가지 색깔의 채소를 먹으라고 권한다. 색깔이 다른 채소는 서로 다른 종류의 산화방지제와 폴리페놀을 제공하며, 이런 성분은 강하고 건강한 몸을 유지하는 유전자를 활성화시킨다.

물론 나도 매 식사마다 채소를 챙겨 먹기는 어렵고, 특히 아이들의 식사를 준비할 경우 그렇다는 것을 잘 안다. 내가 해줄 조언은 아이들이 즐겨 먹을 방법으로 채소를 준비하라는 것이다. 아이들이 채소를 전혀 먹지 않는다면 더더욱 그러는 것이 중요하다. 채소는 가급적 적게 요리하는 방법을 택하려고 노력하자. 오래 튀긴 채소에서는 건강에 좋은 점을 찾기 힘들다.

그리고 어떤 채소를 택하는지도 중요하다. 참마의 혈당지수는 37, 고구마는 44, 햇감자는 57, 흰 껍질의 으깬 감자는 70, 감자튀김은 75, 구운 감자는 85, 즉석 으깬 감자는 86, 붉은 껍질의 삶은 감자는 88이다. 되도록 아이들이 먹을 만한, 혈당지수가 가장 낮은 채소를 고르자. 우리가 선택한 식품이 우리 몸에 미치는 영향에서, 혈당량은 미묘하지만 결정적인 역할을 하므로 신중하게 선택해야 한다.

특별한 알레르기나 과민성이 없는 한, 채소 중에 먹어서 안 될 것은 없다. 유일하게 주의해야 할 채소는 비유기농 콩과 옥수수다. 실제로 미국의 모든 콩과 옥수수는 유전자 변형 식품이라, 그 자체로 장 투과성을 일으킬 수 있다. 성분표시 라벨을 주의 깊게 읽고 유기농 제품을 찾아보자. 유기농 제품에는 절대로 GMO가 없다.

좋은 채소의 선택지는 다음과 같다.

• 아티초크, 글로브	• 아티초크, 하트	• 아티초크, 예루살렘	• 루콜라
• 아스파라거스	• 아보카도	• 콩(모든 품종)	• 사탕무와 근대
• 청경채	• 브로콜리라브	• 방울양배추	• 양배추
• 당근	• 콜리플라워	• 셀러리	• 콜라드 그린
• 옥수수-유기농만!	• 오이	• 가지	• 회향
• 고비	• 마늘	• 히카마	• 케일
• 리크(서양 대파)	• 상추	• 버섯	• 겨자잎
• 양파	• 파스닙	• 완두콩	• 고추(모든 품종)
• 감자	• 호박	• 무	• 대황
• 로메인 상추	• 루타바가	• 식용 해초	• 샬롯

- 콩(풋콩, 두부 등)-유기농만!
- 시금치
- 늙은 호박
- 꼬투리채 먹는 완두콩
- 고구마(참마)
- 스위스근대
- 토마토
- 순무와 순무잎 · 물냉이
- 애호박

더티 더즌과 클린 15

우리는 항상 가장 깨끗한 식품을 원한다. 이를 위해 지키면 좋은 기본 원칙은 유기농 제품과 현지 농산물을 구입하는 것이다. 지역 농부들은 안전하다고 알려진 가장 효과적인 화학물질을 사용한다. 유기농 농부들은 농작물에 화학 살충제를 전혀 사용하지 않는다. 그러나 상업적인 거대 농업기업들은 최종 목표가 생산량을 증대하는 것이라 의심의 여지 없이 이를 위해 화학물질을 사용할 것이다. 흠집 하나 없는 농산물을 대량으로 생산하기 위해 말이다. 이런 일이 가능한 것은 농업기업들이 로비력을 동원하여 각종 화학물질을 GRAS(Generally Recognized as Safe, 일반적으로 안전하다고 인식되는 물질로, 식품 첨가물에 대한 미국식품의약국(FDA)의 합격증 - 옮긴이)로 승인받았기 때문이다. 나는 보기 좋지만 맛이 없고 유해한 화학물질로 뒤덮인 예쁜 사과보다 내가 먹어도 안전한 못생긴 사과를 훨씬 더 선호한다.

슈퍼마켓에서 구입하는 농산물 중에 산지 직송이나 유기농으로 분류되지 않는 것은 대부분 이런 거대 농장에서 생산된다. 이 말은 가장 수요가 많은 과일과 채소가 종종 가장 독성이 강하다는 의미기도 하다. 그런 과일과 채소는 무엇일까? 환경실무그룹(EWG)은 매년 '더티 더즌(Dirty Dozen)'과 '클린 15(Clean 15)' 목록을 발표해왔다.[21] 더티 더즌 목록에서 사과가 5년 연속 1위를 차지했다. 나머지는 딸기, 시금치, 천도복숭아, 복숭아, 배, 체리, 포도, 셀러리, 토마토, 피망이나 고추, 감자 등이다. 이런 과일과 채소는 당연히 건강에 좋은 선택지지만, 유독성 화학물질로 가득한 제품이라면 체내에 독소가 축적될 위험이 있다. 결국에는 염증 상태를 유발하는 독소의 임계점에 이르게 될 것이다.

이런 독소의 축적은 엄마 뱃속에서부터 시작되며, 어떤 나이에 접어들면 임계점을 넘어설 수 있다. 심지어 갓 태어난 아이들도 이미 허용치의 한계를 넘었을 수 있다. 예를 들어 〈국제 암 저널(International Journal of Cancer)〉에 발표된 2017년 연구는 임신 중에 엄마가 살충제에 노출되면 아이가 소아 뇌종양에 걸릴 가능성이 40% 증가한다는 것을 보여주었다.[22]

농약으로 인해 체내에 축적된 독소들은 우리가 잘 아는 흡연 시의 문제와 같은 종류의 문제를 야기한다. 임신 중에 엄마가 담배를 피우면 아이가 천식에 걸릴 위험이 79% 증가한다는 사실은 이미 오래전에 밝혀졌다.[23] 임신 전에 아빠가 담배를 피우면 아이가 천식에 걸릴 위험이 68% 증가한다는 사실도 알려졌다.[24] 조셉 피조르노 박사가 그의 연구서에서 말하듯 "현대 기술과 과학의 발달은 우리에게 또 다른 문제를 안겨주었다. 바로 독성의 누적된 영향이다. 체내에 해로운 화학물질이 서서히 축적되면 장기와 체계가 점차 잠식되어 만성 질환을 일으킬 수 있다."[25]

클린 15에는 사탕옥수수, 아보카도, 파인애플, 양배추, 양파, 스위트피, 파파야(하와이산 제외. 하와이산은 대부분 GMO다), 아스파라거스, 망고, 가지, 감로 멜론, 키위, 캔털루프, 콜리플라워, 자몽 등이 포함된다.

만약 유기농 식품을 찾을 수 없다면, 더티 더즌을 피해 클린 15를 찾아보자. 그리고 만약 더티 더즌밖에 없다면, 어쨌든 간에 채소를 섭취하자. 이것이 똑똑한 방법으로 건강을 돌보고 지금 당장 직면한 상황이 어떻든지 최선을 다하는 통합적인 건강관리 과정의 전부다.

동물성 단백질

단백질 공급원을 선택할 때 우리의 최우선 과제는 곡물을 먹여 키운 가축에서 나온 식품을 피하는 것이다. 가장 좋은 선택지는 풀을 먹이고

방목한 가축에서 얻은 식품인데, 이런 식품은 현지 농장에서 직접 구입할 수 있다. 차선의 선택은 유기농 식품이다. 예를 들어 풀을 먹인 소고기는 옥수수를 먹인 소고기보다 오메가3가 4배 더 많다. 가까운 곳에서 좋은 육류 공급원을 찾으려면 웨스턴 A. 프라이스 재단(Weston A. Price Foundation) 지부에 문의하거나 로컬 농부들의 시장을 방문하자. 내 웹사이트 theDr.com에서도 많은 정보를 얻을 수 있다.

풀을 먹여 키운 소고기는 옥수수를 먹인 소고기보다 우리 건강에 더 좋다. 이 점은 의심할 여지가 없다. 소는 원래 곡물이 아니라 풀을 먹는다. 원활한 소화를 위해 위가 두 개 있는 것도 이 때문이다. 위에서는 풀의 엽록소를 소화시켜 공액리놀레산(CLA)이라는 지방의 일종으로 전환한다. 따라서 풀을 먹인 소고기는 CLA 함유량이 많은 반면, 옥수수를 먹인 소고기는 CLA 함유량이 매우 낮다.

CLA는 우리 몸이 콜레스테롤을 더 건강한 방법으로 사용할 수 있도록 돕고[26] 체중을 줄이기 위해 장내 유익한 박테리아를 만드는 데 기여한다. 또 칼로리를 저장하기보다 연소시키는 유익한 박테리아(젖산균과 비피더스균)를 증가시켜, 다이어트를 원하는 사람들이 섭취하는 보충제이기도 하다.[27] 비만과 마이크로바이옴에 관한 연구를 살펴보면, CLA를 복용하는 사람들이 더 건강한 마이크로바이옴을 만들어 체중을 줄인다는 사실을 발견할 수 있다. 한 연구에서는 이 보충제를 복용하면 한 달에 450g까지 체중이 감소한다는 것을 보여준다.[28] 마지막으로 옥수수를 먹인 소에는 항생 물질과 성장 호르몬이 들어있을 가능성이 높다.

단백질을 선택할 때 중요한 개념은 우리 몸에 섭취된 식품 중에 우리 몸의 단백질로 통합되는 단백질의 비율인 생물가(BV)이다. 달걀이 완전식품이라고 불리는 이유는 이 생물가가 100%이기 때문이다. 즉 우리 몸에서 달걀에 들어있는 모든 단백질을 흡수하여 사용할 수 있다. 소젖은 BV가 91%다. 우유가 항상 아이들에게 좋은 식품으로 꼽히는 이유다. 단백질은 성장을 위해 필수적인 구성요소이니 말이다. 그런데 문제는 우리 면역계에서 우유를 독소로 인식할 위험이 있다는 것이다. 그래서 우유는 단백질을 섭취하기에는 유리해도 우리가 챙겨 먹어야 할 식품은 아니다.

생선의 BV는 83%이다. 소고기는 80%, 닭고기는 79%, 대두는 74%, 밀은 54%이다. 콩류의 BV는 50% 미만이다. 이 수치들은 채식주의 식단에 따를 때 단백질을 충분히 섭취하기가 얼마나 어려운지를 보여준다. 이런 이유로 내가 만나는 환자들 가운데 가장 심하게 아픈 사람들이 채식주의자인 경우가 많다. 그들은 대체로 단백질이 부족하다. 그런데 유럽식품정보위원회(European Food Information Council)는 한 끼 식사에서 두 가지 단백질을 결합시키면 한 단백질의 아미노산이 다른 단백질의 한계를 보완하여 BV가 높아진다는 사실을 입증했다. 그래서 많은 다른 문화권에서는 육류 이외의 단백질 공급원을 함께 요리하여 먹는다. 멕시코 콩과 옥수수, 일본 콩과 쌀, 케이준 팥과 쌀, 인도 달과 쌀은 콩류와 곡물을 결합하여 필수 아미노산 함량이 높은 식사를 제공한다.

가능하면 항생제와 호르몬이 함유된 공장식 축산 농장의 육류나 생선은 피해야 한다. 직접 만드는 경우가 아닌 한, 핫도그, 베이컨, 소시지, 육포, 런천미트 같은 가공육도 피하자. 대개 이런 식품들은 설탕으로 맛을 내고, 결합제로 글루텐을 포함하고, 방부제를 첨가한다.

달걀은 간편하고 건강한 다양한 요리에 사용될 수 있다. '자유방목과 유기농(free range and organic)'으로 표시된 제품을 찾자. 이 달걀들은 건강에 더 좋을 뿐만 아니라 맛도 더 좋다. 겉모양도 약간 다르다. 노른자가 순수한 노란색 대신 오렌지 빛깔을 띤다.

좋은 동물성 단백질 선택지는 다음과 같다.

- 소고기

- 들소/물소
- 수퇘지
- 닭고기
- 오리고기
- 달걀(모든 종류)
- 엘크(내가 개인적으로 가장 선호하는 것)
- 거위고기
- 양고기
- 돼지고기
- 칠면조고기
- 송아지고기
- 사슴고기

생선에 관한 진실

우리 모두 생선이 몸에 얼마나 좋은지 잘 알고 있다. 생선은 생물가가 높고 뇌가 최적으로 성장하고 기능하는 데 필요한 성분을 정확히 공급하는 좋은 지방으로 가득하다. 그래서 생선을 먹으면 심혈관계 질환의 위험이 줄어드는 것으로 알려졌다. 실제 우리가 섭취할 수 있는 모든 비타민과 무기질 가운데 가장 이상적인 것이 냉수성 어류에 많이 함유된 오메가3라는 데 전 세계 영양학자들이 동의한다. 오메가3는 심장을 보호하고 높은 콜레스테롤을 줄여주며 건강한 뇌세포를 구성하는 주요 성분이다.

그런데 문제는 생선이 환경오염의 또 다른 희생양이라는 데 있다. 잔류성 유기오염물질(POPs)은 다이옥신, 폴리염화비페닐(PCBs), 브롬화불연물질, 살충제 등 일군의 환경 독소를 가리키는 총칭인데, 잔류성 유기오염물질은 매우 느린 속도로 분해되고, 거의 배설되지 않기 때문에 몸에 축적되는 경향이 있다. 이런 물질은 대부분 지용성이어서, 우리 식단 중에는 지방이 많은 식품, 특히 기름진 생선[29]에 고농축으로 들어있다. 물론 유아들의 경우에는 모유가 이런 물질의 주요 공급원이다.[30]

대부분의 과학자들과 미국 환경보호국(EPA), 미국 식품의약국(FDA)은 임신부, 가임기 여성, 모유 수유 여성, 유아, 어린아이들이 생선의 선택과 섭취량에 극도로 신중할 필요가 있다는 데 동의한다. 태아가 수은 노출(엄밀히 말하면 메틸수은 노출)로 인해 뇌 발달에 심각한 문제를 겪고, 출생한 후에도 이 문제가 계속된다는 설득력 있는 증거가 있다. 수은 함량이 높은 물고기에 노출된 유아와 어린아이들에게도 동일한 유형의 뇌와 신경 발달 문제가 발생한다. 한편 오염된 양식 어류에 함유된 다이옥신과 폴리염화비페닐은 유아와 어린이들에게 '언어 표현 능력의 부족'[31]과 언어지체[32]가 나타날 위험을 증가시킨다.

연어는 먹이사슬에서 높은 위치에 있는 비교적 지방이 많은 생선이다 (연어 같은 대형 어류는 중간 크기의 물고기를 먹고, 중간 크기 물고기는 더 작은 물고기를 먹고, 더 작은 물고기는 바다에서 독성 화학물질을 축적한 플랑크톤을 먹고, 그런 독성 화학물질은 주로 농업 유출액과 오염된 비를 통해 바다로 흘러든다). 그러므로 먹이사슬의 꼭대기에 있는 생선에 가장 높은 농도의 독소가 축적된다. 건강에 가장 좋은 선택지는 야생에서 잡은 어류다. 농장에서 양식하는 어종은 피하라. 사상 최대 규모의 연어 연구에서 과학자들은 세계 39개 지역에서 잡은 양식 및 야생 연어 2메트릭톤을 대상으로 유독성 폴리염화비페닐(PCBs), 디엘드린(살충제), 톡사펜(살충제), 다이옥신, 염소제 등을 분석했다. 양식 연어와 야생 연어는 수은 함량에서는 큰 차이가 없었지만, PCBs, 다이옥신, 톡사펜(살충제), 디엘드린 등의 오염물질의 경우 양식연어가 (평균적으로) 3배 많이 함유한 것으로 나타났다. 게다가 미국 환경보호국(EPA)에 따르면 이런 물질은 양식 연어에서 발견된 '확률적'이거나 '가능성 있는' 인체 발암물질 14개 가운데 4가

● 참치(눈다랑어, 아히 튜나) *

* 곤경에 처한 물고기! 이 물고기들은 멸종 위험이 있을 정도로 개체수가 적거나 환경을 파괴하는 방법으로 포획된다. 자세한 내용이 궁금하다면 몬터레이만 수족관(Monterey Bay Aquarium) 웹사이트(seafoodwatch.org)와 사피나 센터(Safina Center, 구 블루오션 연구소(Blue Ocean Institute, safinacenter.org)) 사이트에 방문하자. 두 사이트 모두 환경적인 요인을 기준으로 즐기거나 피해야 할 물고기 목록을 제공한다.
** 양식 연어에는 장기적으로 건강에 심각한 영향을 미치는 화학물질인 폴리염화비페닐(PCBs)이 함유되었을 가능성이 있다.

건강한 지방

코코넛과 코코넛 제품은 건강한 지방이 가득한 식품으로 상온에서도 오랫동안 상하지 않는다. 코코넛의 크림 같은 질감은 유제품 프리 음식을 만들기에 좋다. 코코넛 밀크는 지방 함량이 높아서 어떤 레시피에도 유제품을 대체할 수 있다. 코코넛을 이용한 식품은 뇌 건강에 도움이 된다. 코코넛 오일에는 중쇄지방산(MCT)이 함유되어 신경보호 효과가 있다고 알려져있다. 중쇄지방산은 몸에 쉽게 흡수되어 에너지로 사용되고, 또 간에서 쉽게 신진대사가 되어 뇌의 대체 연료인 케톤(유익한 성분)으로 전환되므로, 혈당에 대한 의존도도 줄일 수 있다. 또한 코코넛에 들어있는 페놀 화합물은 알츠하이머병의 진행에서 핵심 과정인 베타아밀로이드 반점의 축적을 막는다.[37]

가장 적게 가공한 요리용 오일에는 '엑스트라버진'이나 '콜드프레스' 같은 라벨이 붙어있다. 자외선이 차단되는 병에 담아 판매하는 오일을 찾아보자. 그런 오일이 빨리 상하지 않는다. 오일을 사용해 요리할 때 가장 주의해야 할 점은 연기가 날 때까지 가열하지 않도록 주의하는 것이다. 오일에서 연기가 나기 시작하면, 오일이 산화되면서 다량의 유리기가 생성된다. 그래서 가열점이 높아 연기가 쉽게 나지 않는, 건강에 좋은 오일을 찾아야 한다.

건강에 좋은 오일로 추천할 만한 선택지는 다음과 같다.

- 아보카도 오일
- 코코넛 오일
- 기 버터(ghee)
- 마카다미아 오일
- 올리브 오일

베이킹용 가루

다음 베이킹 재료는 포장에 '글루텐 프리'라고 명확하게 표시되어있고 (팬케이크용 혼합재료 등에서) 설탕이나 유제품이 첨가되지 않은 한 글루텐 프리 식단에 포함시킬 수 있다(물론 베이킹 제품에 대한 과민성이 없어야 한다).

- 아마란스 가루
- 칡가루
- 메밀가루
- 글루텐 프리 가루(쌀, 감자, 콩)
- 호미니그리트(곱게 갈은 옥수수–옮긴이)
- 수수 가루
- 폴렌타 가루
- 타피오카 가루

발효 식품

매일 발효 식품을 한 젓가락씩 빠짐없이 먹으면 몸에 유익하다. 이것은 건강한 장내 박테리아를 다시 생성하고 유지하기 위한 훌륭한 전략이다. 발효 식품 자체가 프로바이오틱 박테리아를 공급하고 생성하여, 그 박테리아들이 소화관으로 유입된다.

슈퍼마켓에서 판매하는 일반 사우어크라우트(sauerkraut, 양배추를 절여서 발효시킨 독일식 김치 – 옮긴이)에는 벤조산나트륨이 들어있어 발효를 멈추게 한다. 하지만 식료품점에서 판매하는 몇몇 브랜드의 사우어크라우트는 자연 발효된 것으로 설탕과 첨가물도 없다. 골드 마인 내추럴 푸드(Gold Mine Natural Food), 팜하우스 컬처(Farmhouse Culture), 에덴푸드(Eden Foods), 와일드브라인(Wildbrine), 버비스(Bubbies) 같은 브랜드를 찾아보자. 발효 식품은 밀폐 용기에 담아 판매하거나 식료품점의 올리브 바에서 신선한 상태로 팔아야 한다. 잘 저장해야 일부 사람들이 반응하는(발진, 소화불량, 염증 등) 히스타민을 유발하는 곰팡이를 피우지 않고 발효할 수 있다.

좋은 선택지는 다음과 같다.

- 코코넛 케피르
- 발효 오이(글루텐이 들어있을 수 있는 맥아 식초로 만든 피클과는 다르다)
- 김치
- 콤부차
- 올리브
- 생강 피클
- 사우어크라우트

프리바이오틱 식품에 주목하자

마이크로바이옴은 우리 몸 전체에서 건강의 1차 조절자 역할을 한다(운전대를 잡고 있다). 당신이 먹는 식품은 장내에서 더 많은 '좋은 미생물'이나

'나쁜 미생물'을 부추길 것이다. 그리고 이런 일은 단 하루 이틀 만에 매우 빠르게 일어난다. 프리바이오틱스는 좋은 미생물의 배양을 돕는다.

프리바이오틱스는 몇 가지 다른 범주로 분류될 수 있다. 가장 일반적인 범주에는 박테리아 군을 배양하는 식품과 개별 박테리아종을 배양하는 식품이 포함되는데, 이중에서 가장 잘 알려진 것이 녹차다. 녹차의 건강에 유익한 효과와 성분은 광범위하게 입증되었는데, 그중 하나는 유익한 박테리아군인 비피더스 박테리아를 증가시키는 기능이다. 또 녹차 속 폴리페놀은 항균제 역할을 하며, 클로스트리듐 디피실리균, C. 페르프린젠스, 화농연쇄상구균 등 마이크로바이옴의 유해한 박테리아들을 추적한다.[38]

여러 박테리아군을 증가시키는 '일반적인 이점'이 있는 그 밖의 프리바이오틱스로는 뿌리채소, 콩 및 콩류, 바나나, 밥, 조리된 감자, 치커리, 아스파라거스, 아티초크, 양파, 마늘, 리크(서양 대파), 대두와 인간 모유가 있다.[39] 매일 식단에 프리바이오틱스를 몇 접시씩 포함시키면, 안정적인 체중을 선호하는 더욱 건강한 마이크로바이옴을 재형성할 매우 좋은 기회를 얻게 된다(만약 너무 마른 체형이라면 섭취를 늘리고, 허리 주위에 군살이 많다면 섭취를 줄이자).

엄청난 보상이 따르는 좋은 기본 습관이 하나 있다. 매일 뿌리채소를 먹는 것이다. 나는 장을 보러 갈 때마다 항상 파스닙, 순무, 적근대, 황금사탕무, 루타바가, 당근, 감자 등의 유기농 뿌리채소를 1~2개씩 구입한다. 각각의 뿌리채소에는 마이크로바이옴을 구성하는 다른 성분이 함유되어 있다. 이러한 훌륭한 원료를 공급하면 더욱 강한 세포를 만드는 데 도움이 된다. 나는 이 채소들을 늘 같은 방식으로 요리한다. 채소들을 네모꼴로 썰어서 올리브 오일, 아보카도 오일, 코코넛 오일로 재빨리 볶고, 약간의 향신료와 바다소금을 뿌리면 끝이다. 나는 이런 식으로 만족스러운 채소를 먹는 것을 즐긴다.

식단에서 글루텐을 없애자

글루텐을 먹지 않는 생활방식은 글루텐이 포함된 모든 곡물, 주로 밀과 호밀, 보리, 스펠트밀, 카뮤 등을 피하는 것이다. 종래의 방식대로 재배한 쌀도 비소가 많은 것으로 알려졌으니 역시 피한다. 특별한 과민성이 없다면, 유기농 쌀이나 다른 글루텐 프리 유기농 곡물을 먹는다.

귀리에는 유독성 글루텐이 들어있지 않다. 그런데 귀리를 마트에서 구입할 때는 교차 오염 때문에 글루텐이 들어있을 가능성이 매우 높다. 이는 귀리를 재배하는 밭이 오염되었거나(농부가 같은 밭에서 전년도에 밀을 재배한 경우), 귀리를 제조설비로 운송하는 트럭이 지난주에 밀을 운반하고 그 사이에 청소를 안 했거나 제조시설에서 밀과 귀리를 같은 조립라인에서 처리하기 때문이다. 〈뉴잉글랜드 의학 저널〉에 게재된 연구에서는 세 개의 다른 회사(한곳은 유기농 기업, 한곳은 귀리 전용 시설에서 제조되어 생산 과정에서 교차 오염될 가능성이 없는 회사, 한곳은 매우 유명한 대형 제조사)에서 나온 네 가지 종류의 귀리 샘플을 조사한 결과, 12개 샘플 가운데 2개만이 독성 수준의 글루텐이 검출되지 않았다.[40] 자사의 귀리 제품에 글루텐이 없다는 사실을 자랑하는 회사들도 있다. 그런 회사들은 별도의 추가 조치를 취한다. 밥스 레드 밀(Bob's Red Mill), GF 하베스트(GF Harvest, theDR.com/thrive), 트레이더 조스(Trader Joe's) 홀 그레인 글루텐 프리 롤드 오츠 등이 내가 좋아하는 브랜드다.

나는 거짓말을 하지 않겠다. 글루텐을 먹지 않는 것은 처음에는 꽝장한 도전이다. 밀은 파스타, 스낵, 아침 시리얼, 대부분의 빵은 물론 조미료, 소스, 수프 등을 걸쭉하게 만드는 데 사용되는 증점제와 안정제, 냉동식품, 가공육 등 어디에나 들어있다. 뒤에 나오는 목록과 10장에서 소개할 레시피는 글루텐 프리 식사를 좀 더 쉽게 만들어줄 것이다. 그저 약간의 계획이 필요할 뿐이다.

내 친구 메린다 데니스(Melinda Dennis)는 하버드 의학대학원의 분과인 베스 이스라엘 디컨네스 의료센터(Beth Israel Deaconess Medical Center)의 셀리악 센터(Celiac Center)에서 근무하는 영양 코디네이터다. 그녀는 식단에서 밀을 제외하고 앞서 살펴본 바와 같이 건강에 좋은 단백질과 섬유질이 풍부한 채소로 대체하는 일의 중요성을 내게 상기시켰다. 그녀도 나처럼 식단에서 밀을 완전히 뺀다면, 막대한 양의 프리바이오틱 섬유질, 비타민 B, 철분을 잃게 될 것이라고 믿는다. 만약 당신이 전에는 밀을 먹다가 글루텐 프리 식단으로 바꿨음에도, 밀을 대체할 식품에 특별한 주의를 기울이지 않는다면, 잠재적인 영양소 결핍과 건강에 좋지 않은 마이크로바이옴의 변화로 실패를 겪게 될 것이다. 심지어 당신이 선택하는 글루텐 프리 식품의 종류에 따라 살이 더 찔 수도 있다.

글루텐 프리, 유제품 프리, 무설탕 라벨이 없는 식품은 철저히 피하자

식품 제조업체들은 글루텐 프리 제품을 수 톤씩 양산해가며 트렌드에 편승했다. 문제는 그런 제품이 대개 글루텐이 포함된 제품만큼 나쁘다는 것이다. 나쁜 이유만 다를 뿐이다. 이런 제품들은 보통 고도로 정제된 탄수화물, 설탕, 그리고 다양한 화학물질로 구성된다. 무지방 식품의 경우처럼, 한 가지 재료를 제외시키려면 그와 유사한 맛, 밀도, 식감을 제공하는 다른 재료로 대체해야 한다. 글루텐 프리 제품은 풍미를 더하기 위해 많은 양의 첨가제를 포함시킨 경우가 많다. 그래서 글루텐 프리 페이스트리 같은 식품은 유혹적으로 들릴지라도 설탕 함량이 매우 높기 때문에 피해야 한다.

상점에서 파는 식품 중에 피해야 할 글루텐이 함유된 식품은 다음과 같다.

- 맥주

- 부용 큐브(수프용 고기 조각)

- 빵

- 케이크

- 사탕

- 시리얼

- 쿠키

- 쿠스쿠스

- 크래커

- 크루통

- 그레이비

- 가짜 육류와 해산물

- 글루텐 프리 성분표시 라벨이 없는 귀리

- 파스타

- 파이

- 샐러드드레싱

- 간장

항상 글루텐 프리 라벨을 찾아보자

글루텐 프리 라벨이 붙은 대부분의 포장 식품은 실제로 먹기에 안전하다. 〈식품 화학(Food Chemistry)〉 저널에 실린 2014년 연구에서 세 명의 FDA 과학자들은 글루텐 프리 식품의 97.3%가 정확하게 성분표시 라벨이 붙어있음을 확인했다.[41] 이 결과는 가이드라인이 식품업계 전반에 적용되고 있고 FDA의 요구 조건이 충족되고 있음을 의미한다. 다행스러운 일이다. 하지만 만약 당신이 셀리악병을 앓고 있고 독성 수준의 글루텐에 오염된 약 3%의 제품 중 하나를 먹는다면, 난데없게 면역 반응을 경험할 수도 있는데, 특별히 신경 써가며 글루텐 프리 식단을 유지하기 때문에 왜 증상이 재발하는지 결코 알 수 없을 것이다.

이 FDA 지침에 따르면 글루텐 프리 라벨이 붙은 모든 포장 식품은 글루텐 함유량이 20ppm(parts per million) 미만이어야 한다. 그러나 앞서 언급한 2014년 연구에서 연구자들은 쌀, 소금, 물로만 만든 쌀 파스타처럼 당연히 글루텐이 없어야 하는 식품 중 24.7%에 여전히 독성 수준의 글루텐이 들어있음을 발견했다(그래서 글루텐 프리 라벨이 붙어 있지 않다). 이런 의도치 않은 글루텐 노출이 일부 사람들이 엄격히 글루텐 프리 식단을 따르는 데도 치유되지 않는 주요한 이유다. 실제로 글루텐 프리 식단으로 완전히 치유되는 셀리악병 환자는 8%에 불과하며, 65%는 심각한 증상을 치료하더라도 여전히 염증을 일으키는 장 투과성이 남게 된다. 그 유력한 용의자가 바로 이런 식의 의도하지 않은 글루텐 노출이다. 그렇기 때문에 글루텐 과민성이 있는 사람들에게 숨은 글루텐이라는 주제가 그토록 중요한 것이다. 그들은 한 번 노출될 때마다 유전 사슬의 약한 고리가 어디든 간에 그 부위의 조직을 파괴하는 항체가 수개월씩 증가하는 처지에 놓이기 때문이다.

마지막으로 어떤 제품에 글루텐 프리 라벨을 붙일 때는, 보통 제대로 소화되지 않은 밀의 가장 흔한 펩티드 파편인 알파 글리아딘 검사만 기준으로 삼는다. 하지만 알파 글리아딘은 50%의 밀에만 존재하며 나머지 밀에는 면역 반응을 자극할 수 있는 다른 펩티드들이 포함되어 있다. 따라서 '글루텐 프리'는 업계에서 잘못 사용하는 용어다. 정확한 용어는 '알파 글리아딘 프리'인 것이다. 이런 사실을 알면 글루텐 프리 라벨이 붙은 식품을 조금 더 의심의 눈길로 보게 된다.

이 모든 이유로 나는 가급적 가공식품을 피할 것을 강력히 권한다. 신선한 채소, 과일, 동물성 단백질과 같이 천연 재료를 사용하여 직접 음식을 준비하는 편이 언제나 더 안전하다.

다음 목록은 밀이 변장한 식품들이다.

밀이 변장한 식품		
에일	강화 표백 밀가루	파스타
아타 밀가루	강화 밀가루	페르시아밀(트리티쿰 카르스리쿰)
보리	전분	폴란드 참밀(트리티쿰 포로니쿰)
보리 효소	통밀 전분	폴란드 밀(트리티쿰 투르기둠)
보리 플레이크	통보리	루(Roux)
보리순	첨가제	러스크(Rusk)
보리가루	가루(보통은 밀이다)	호밀
겉보리(호르데움 불가레)	푸(말린 밀 글루텐)	호밀 가루
보리맥아	싹	호맥
보리맥아 추출물	글루텐	세이탄(밀고기)
보리맥아 향료	글루테닌(Glutenin)	베이킹파우더가 든 밀가루
보리 진주	통밀 밀가루	세몰리나(Semolina)
맥주	그래너리(Granary) 가루	샷(Shot) 밀가루(트리티쿰 애스티붐 스파애로코쿰)
표백 밀가루	겉보리 추출물	수지(Sooji)
겨	카뮤(Kamut, 호라산 Khorasan)	스펠트밀(Spelt)
빵 부스러기	클루스키 파스타	새싹 보리
빵가루	라거	스틸 그라운드 가루
브레딩(Breading)	마이다(Maida, 인도 밀가루)	스톤 그라운드 가루
양조효모	맥아	흑맥주
통밀가루	맥아 보리 가루	강력분
불구르(Bulgur, 밀을 삶아서 말렸다가 빻은 곡물 – 옮긴이)	맥아유	타불레(중동식 곡물 채소 샐러드 – 옮긴이)
불구르 밀	맥아 추출물	데리야끼 소스
곡물 결합제	맥아 향료	티모피이비 밀(트리티쿰 티모피이비)

밀이 변장한 식품		
곡물 추출물	맥아 시럽	라이밀(트리티케일)
칠턴(Chilton)	맛초 가루	트리티쿰 애스티밤
쿠스쿠스	맛초(Matzo)	트리티쿰 불가레
크루톤(바삭하게 튀긴 작은 빵 조각-옮긴이)	메리프로 711(Meripro 711)	트리티쿰 불가레 배아유
식용 녹말	미르(Mir)	트리티쿰 불가레 (밀) 추출 용액
외알밀(트리티쿰 모노쿰콤)	니샤스타(Nishasta)	우동 국수
에머밀(트리티쿰 디코크콘)	오리엔탈밀(트리티쿰 투라니쿰)	무표백 밀가루
강화 표백 가루	오르조(Orzo) 파스타	

글루텐이 포함될 수 있는 식재료

식품 제조업체들은 우리가 보통 글루텐 프리 식단에 아무 고민 없이 포함시키는 수많은 식품에 글루텐을 첨가한다. 그래서 나는 어떤 제품에 글루텐이 포함되어있냐는 질문을 늘 받는다. (예를 들어, "바닐라는 정말 괜찮나요?"라는 질문에 내 대답은 일부 브랜드에는 글루텐이 포함되어있으니 확인해봐야 한다는 것이다.) 이런 재료 중 일부가 10장에서 소개하는 레시피에 사용되므로 반드시 글루텐 프리 라벨이 명시된 제품을 구입해야 한다. 만약 글루텐 프리 포장식품을 먹거나 사용해야 한다면, 낯선 성분의 목록이 길게 표시된 제품은 피해야 하고, 특히 다음과 같은 용어가 포함된 경우는 피해야 한다.

귀리	추가적으로 다른 곡물에서 오염될 수 있음
베이킹파우더	밀 전분이 포함될 수 있음
탄산음료 중탄산염	밀 전분이 포함될 수 있음
스톡	글루텐이 포함될 수 있음
육수	글루텐이 포함될 수 있음
현미 시럽	보리가 포함될 수 있음

캐러멜 색소	많이 가공된 밀이나 보리에서 추출될 수 있음, 북아메리카에서는 보통 글루텐 프리임
캐러멜 향료	제조사에 따라 글루텐이 포함될 수 있음, 북아메리카에서는 보통 글루텐 프리임
캐롭(Carob)	보리가 포함될 수 있음
셀룰로오스	글루텐이 포함된 곡물로 만들 수 있음
시리얼	글루텐이 포함된 곡물로 구성될 수 있음
사과주	생산 과정에서 보리를 이용할 수 있음
구연산	밀(또는 옥수수/사탕무/당밀)에서 추출할 수 있음
청정제	글루텐 함유 곡물 또는 부산물이 포함될 수 있음
코덱스 밀 전분	글루텐이 제거된 많이 가공된 밀 전분
바삭바삭한 쌀 시리얼(튀밥)	보리가 포함될 수 있음
카레 가루	밀 전분이 포함될 수 있음
덱스트리말토스(Dextrimaltose)	보리에서 추출할 수 있는 많이 가공된 전분
덱스트린(Dextrin)	밀(또는 다른 전분)에서 파생될 수 있는 많이 가공된 전분
덱스트로스(Dextrose)	밀이나 보리(또는 다른 전분)에서 파생될 수 있는 많이 가공된 전분. 유럽에서는 글루텐 성분을 표시할 필요가 없음
식용 식품 코팅 및 필름	밀 전분이 포함될 수 있음
식용 종이	밀 전분이 포함될 수 있음
유화제	글루텐이 포함된 곡물로 만들 수 있음
지방 대체제	밀에서 추출될 수 있음
향이 첨가된 술	글루텐이 포함될 수 있음
향료	글루텐이 포함된 곡물로 만들 수 있음
진(Gin)	증류한 곡물을 섞어 만들 수 있음
글루코오스 시럽	밀(또는 다른 전분)에서 추출할 수 있는 많이 가공된 감미료. 보통 북아메리카에서는 옥수수로 만듦. 유럽에서는 글루텐 성분을 표시할 필요가 없음
곡식에서 얻는 에틸알코올	증류된 글루텐 곡물로 만들 수 있음
곡물 기반 보드카	증류된 호밀이나 밀로 만들 수 있음
힝(Heeng/hing)	보통 밀가루와 섞음
허브차	향료에 보리 같은 글루텐이 포함될 수 있음
하이드로제네이티드스티치가수분해물	밀에서 추출될 수 있음

가수분해 식물단백질(HPP)	밀에서 추출될 수 있음
가수분해단백질	밀에서 추출될 수 있음
식물단백질 가수분해물(HVP)	밀에서 추출될 수 있음
하이드록시프로필(화) 전분	밀에서 추출될 수 있음
케캅 마니스(간장과 유사함)	밀이 포함될 수 있음
말토덱스트린(Maltodextrin)	많이 가공된 밀에서 추출될 수 있음
말토오스(Maltose)	보리나 밀에서 추출될 수 있음
맥아 식초	보리에서 추출되고, 발효과정으로 인해 글루텐의 흔적만 포함됨
미소(일본 된장)	보리로 만들 수 있음
혼합 토코페롤	보통 맥아(또는 콩)에서 추출
변성 (식용) 전분	많이 가공된 밀에서 추출될 수 있음
모노글리세리드(Monoglycer-ides) / 글리세리드(diglycerides)	가공 중에 밀을 운반체로 사용할 수 있음
글루탐산모노나트륨(MSG)	밀에서 추출될 수 있음
겨자 가루	밀 전분이 포함될 수 있음
천연향료	글루텐 함유 곡물에서 추출될 수 있음
아위(미나리과 풀)	보통 밀가루와 섞어서 판매
전호화분 녹말	글루텐 함유 곡물에서 추출될 수 있음
단백질 가수분해물	글루텐 함유 곡물에서 추출될 수 있음
쌀 맥아	보리가 포함될 수 있음
쌀 시럽	보리 효소가 포함될 수 있음
사케	증류된 밀, 호밀, 보리에서 추출될 수 있음
스카치	글루텐 함유 곡물로 만들 수 있음
양념	밀 전분이 포함될 수 있음
향 조미료	보리가 포함될 수 있음
간장/쇼유	밀이 포함될 수 있음
간장 고형물	밀이 포함될 수 있음
향신료와 허브 혼합물	밀 전분이 포함될 수 있음
안정제	글루텐 함유 곡물에서 추출될 수 있음
전분	보리가 포함될 수 있음
수이트(Suet, 쇠기름)	봉지에 든 수이트에는 밀가루가 포함됨

타마리(Tamari)	밀이 포함될 수 있음
거친 식물성 단백질	글루텐 함유 곡물에서 추출될 수 있음
토코페롤	일반적으로 맥아(또는 콩)에서 추출
바닐라 농축액	곡물 알코올이 포함될 수 있음
바닐라 향료	곡물 알코올이 포함될 수 있음
식물 수지	글루텐 함유 곡물에서 추출될 수 있음
식물성 단백질	글루텐 함유 곡물에서 추출될 수 있음
식물성 전분	글루텐 함유 곡물을 이용해 만들 수 있음
위스키	증류된 밀, 호밀, 보리(또는 옥수수)에서 추출될 수 있음
잔탄검(크산탄검)	밀에서 추출될 수 있음
이스트 추출물	글루텐 함유 곡물을 이용해 만들 수 있음

유제품을 먹지 않는 방법

소젖의 단백질 구조는 인간 모유에서 발견되는 단백질 크기의 8배에 달하기 때문에, 많은 사람이 소젖을 소화하는 데 어려움을 겪는다. 염소 젖의 단백질 구조는 인간의 모유보다 6배 크다.[42] 소젖보다는 낮지만 역시 소화하기 쉽지 않다. 그러나 구할 수만 있다면 몇몇 종류의 동물 유제품은 잘 소화시킬 수 있다. 2007년 〈알레르기 및 임상 면역학 저널 (Journal of Allergy and Clinical Immunology)〉에 실린 연구에 따르면, 동물 젖이 인간 모유 단백질과 62% 이상 비슷한 단백질 구조를 가지고 있으면, 오히려 그 젖이 알레르기 반응을 일으키지 않을 가능성이 더 높다고 한다.[43]

이런 동물성 유제품이 실제로 존재한다. 일부 민속 특산품 가게에서는 낙타유[44], 순록유[45], 당나귀유[46] 등 소젖의 좋은 대용품을 판매한다. 나는 얼마 전에 낙타유를 먹어봤는데, 소젖을 먹을 때 생기는 전형적인 점액 생성 부작용이 없었다. 나는 동물성 유제품을 부어 (글루텐 프리든 아니든) 시리얼 한 그릇을 먹은 지가 오래되었는데, 낙타유는 그 갈망을 충분히 채워주었다. 내 웹사이트 theDr.com에서 더 많은 정보를 찾을 수 있다.

그 외에도 우유를 대체할 수 있는 많은 동물성 유제품이 있다. 나는 유기농 제품이라도 두유를 좋아하지 않는다. 콩의 장단점을 보여주는 여러 연구가 있는데, 식물성 에스트로겐의 영향에는 의문의 여지가 없다. 콩에서 나오는 식물성 에스트로겐 분자들은 체내의 수용체 부위에 결합하여 약한 에스트로겐 호르몬처럼 작용한다. 에스트로겐이 결핍된 상태라면 콩을 추가로 섭취해도 좋을 것이다. 그러나 에스트로겐이 적절하거나 과도한 상태라면, 콩은 남녀 모두에게 나쁠 수 있다. 더욱이 콩의 장점을 보여주는 연구는 아시아 연구 기관들에서 주로 나오는데, 그곳에서는 실험 참여자들이 전지 대두로 만든 음식을 먹는다.

두유와 다른 대체 유제품은 제조 과정에서 주요 영양소가 손실된다. 게다가 맛을 향상시키기 위해 보리맥아(글루텐이 함유될 수 있음)가 포함된 감미료가 첨가된다. 안정제로 수지도 추가된다. 식품 과민성이 있는 일부 사람들은 가공 식품에 첨가되는 이 수지에 대해서도 항체를 만든다는 강력한 증거가 있다.[47] 식품 속 수지에 대한 면역 반응에 더 취약해지게 하는 유발 인자는 아스피린, 베타차단제, 고혈압 치료제 등 약을 섭취하면서 운동하거나 술을 마시는 것이다.[48] 내 멘토 중 한 분인 식품 면역 반응의 세계적인 권위자 아리스토 보드자니(Aristo Vodjani) 박사에 따르면, 가장 흔한 수지를 반응성이 가장 높은 것부터 순서대로 나열하면 다음과 같다.

- 카라지난(Carrageenan)
- 매스틱 검(Mastic gum)
- 로커스트콩 검(Locust bean gum)
- 크산탄 검(Xanthan gum)
- 베타글루칸(Beta-glucan)
- 트라가칸트 검(Gum tragacanth)

• 구아 검(Guar gum)

    내가 가장 좋아하는 우유 대용품은 코코넛 밀크로, 여기에는 HDL(좋은) 콜레스테롤을 향상시키는, 심장 건강에 좋은 포화 지방인 라우르산이 풍부하다. 견과류나 쌀로 만든 유제품도 있다. 어쨌든 원칙적으로 항상 무가당 제품을 선택하라. '플레인' 우유 대용품에는 실제로 1컵당 6g(1.5작은술)의 설탕이 첨가되어 있다. 맛이 가미된 제품은 1컵에 12g(3작은술)에서 20g(5작은술)까지 첨가될 수 있다. 성분표시 라벨에서 '무가당' 표시를 찾으면 설탕이 첨가되지 않은 바닐라 맛을 찾을 수 있다.

    식품 유발항원 표기 및 소비자 보호법(Food Allergen Labeling and Consumer Protection Act)은 우유 성분이 포함된 모든 포장 식품의 성분표시 라벨에 '우유'라는 단어를 명시해야 한다고 규정한다. 우리는 모든 제품의 성분표시 라벨을 주의 깊게 읽을 필요가 있다. 비유제품이라는 라벨이 붙은 제품에도 때때로 우유가 발견되는 경우가 있다. 일부 브랜드의 참치 통조림을 포함한 많은 비유제품에 카세인(성분표시 라벨에 표시해야 하는 우유 단백질)이 들어 있다. 그리고 일부 가공육에도 접합제로 카세인이 포함될 수 있다. 카세인에 노출되면 편두통이 생길 수 있다.[49] 나는 편두통을 앓는 환자들이 글루텐과 유제품을 먹지 않으면 증상이 현저히 개선되는 사례를 많이 봐왔다. 수년씩 고생해온 환자들이 식단을 바꾸고 한두 달 안에 편두통이 사라질 때가 많다.

    어패류는 요리 전 생선 비린내를 줄이기 위해 우유에 담가놓기도 한다. 많은 식당이 풍미를 더하기 위해 구운 스테이크에 버터를 바른다. 어떤 약품에는 우유 단백질이 함유되어 있으니 처방약을 조제할 때 항상 약사에게 물어보고 어떤 약이든 복용을 중단하기 전에 먼저 의사와 상의하자.

    대부분 유제품의 지방 분자에 민감하기보다는 단백질에 민감하다. 식당에서 바닷가재나 게 요리를 주문하면, 정제 버터(또는 기 버터)가 함께 나온다. 기는 카세인 단백질이 제거된 버터 지방으로, 보통 유제품에 과민한 사람이 먹어도 괜찮다(기는 278쪽의 건강에 좋은 지방 목록에 있다). 요리할 때도 버터 대신 기를 사용할 수 있다. 단, 이미 우유 부티로필린(butyrophilin)에 대한 항체가 있다면 피해야 한다.

우유나 다음의 성분을 포함하는 식품은 피하자.

- 인공 버터 향
- 그라탱 요리와 화이트소스
- 구운 제품
- 버터, 버터 지방, 버터 오일, 버터 산, 버터 에스테르
- 버터밀크
- 케이크용 믹스
- 캐러멜 캔디
- 카세인
- 카세인 염
- 카세인 가수분해물
- 시리얼
- 치즈
- 추잉 검
- 초콜릿
- 코티지치즈
- 크림
- 커드(curds)
- 커스터드

- 디아세틸(diacetyl)
- 젤라토
- 우유와 크림을 반씩 섞은 혼합물
- 아이스크림
- 락트 알부민, 락트 알부민 인산염
- 락트산 종균 배양 및 기타 박테리아 배양
- 락토페린(lactoferrin)
- 락토오스
- 락툴로스
- 마가린
- 우유(모든 형태 : 고밀도, 유도체, 건조, 증발, 염소유, 저지방, 맥아, 유지방, 무지방, 분말, 단백질, 탈지제, 고형분, 전체)
- 우유 단백질 가수분해물
- 니신(nisin, 가공식품 보존료)
- 누가(nougat)
- 푸딩

- 리칼덴트(recaldent)
- 레닛(rennet)
- 샐러드드레싱
- 셔벗
- 사우어크림, 사우어크림 고형
- 산유(사우어밀크) 고형
- 타가토스(tagatose)
- 유장(whey)
- 유장 단백질 가수분해물
- 요구르트

우유와 비슷해 보이지만 다른 성분들

다음의 성분들은 우유 단백질이 함유되어있지 않으므로 먹어도 안전하다.

- 젖산칼슘
- 스테아릴 젖산칼슘
- 코코아 버터
- 타르타르 크림
- 젖산(그러나 젖산 종균 배양에는 우유가 포함될 수 있다)
- 올레오레진
- 젖산나트륨
- 스테아릴젖산나트륨

무설탕 식품을 고르는 법

우리는 설탕에 중독된 사회에 살고 있다. 식품의 74%에 저칼로리나 고칼로리 감미료 혹은 둘 다가 포함되어있다. 2013년에 미국에서 판매된 모든 포장 식품과 음료의 68%(칼로리 비율 기준)에 고칼로리 감미료가 포함되어있고, 2%에는 저칼로리 감미료가 들어있었다.[50] 내가 메릴랜드 통합보건대학의 영양 및 통합 건강 프로그램 학장인 리즈 립스키(Liz Lipski) 박사와 글루텐 서밋 온라인 인터뷰를 했을 때, 그녀는 평균적으로 미국인이 매년 130~145파운드(59~66kg)의 설탕을 그래뉴당과 고농축 옥수수 시럽의 형태로 먹고 있다고 말했다. 이것은 많은 성인의 몸무게를 넘는 양이다. 내가 이 자료를 좀 더 자세히 조사해보니 미국 농무부(USDA)에서는 미국인 한 사람이 1년에 평균 152파운드의 고칼로리 감미료를 소비한다고 발표했는데, 이것은 하루에 2/5파운드(181g) - 또는 52작은술 - 에 달하는 양이다![51]

정제된 설탕은 그 해로운 부작용에도 불구하고 우리가 먹는 대부분의 가공 식품에 포함된다. 오늘날 미국에서 믿기 힘들 정도로 치솟은 비만과 당뇨병 환자 비율이 어디에서 비롯되었는지 이해될 것이다.

가공하지 않은 사탕수수는 사실 독성 물질로부터 간을 보호하는 것부터 콜레스테롤을 낮추고 혈당을 안정시키는 것까지 다양한 건강상의 이점을 지닌다.[52] 하지만 우리가 사탕수수에서 풍부한 항산화제와 플라보노이드를 제거하고 설탕이라고 부르는 흰색 결정성 가루만 추출할 때, 이 식물에서 기대할 수 있는 모든 보호 기능은 상실된다.

몇 가지 의학적 예외만 제외하면, 사실 식단에서 설탕은 거의 필요하지 않다. 우리 몸속의 당은 원래 복합 탄수화물이라고 불리는, 자연에서 발견되는 형태 그대로여야 한다. 정제된 탄수화물은 암세포에 먹이를 제공한다. 또 설탕은 장 내벽을 솔처럼 문지르는 자극물로, 많은 염증을 불러일으킨다(불난 데 휘발유를 뿌리는 꼴이다). 과도한 설탕은 우리 몸의 잘못된 효모에 먹이를 공급하고 나쁜 박테리아의 지나친 성장을 부추겨(장내 세균 불균형), 결과적으로 내장의 염증을 증가시키고 장 누수를 초래한다.

우리는 제로 칼로리 감미료를 포함한 모든 당을 피해야 한다. 무칼로리 감미료도 설탕만큼 해로울 수 있다. 2014년 〈셀 메타볼리즘(Cell Metabolism)〉에 발표된 연구에 따르면, 인공 감미료 스플렌다(Splenda)가 체중 증가를 유발하고 유익한 장내 박테리아를 죽이며 처방약의 흡수를 막는 칼로리 저장 박테리아의 성장을 극적으로 증가시킨다.[53]

설탕은 온갖 식품에 포함되어있어 글루텐만큼이나 식단에서 제거하기가 어렵다. 설탕을 피하려면 포장 식품의 성분표시 라벨을 꼼꼼히 읽어야 한다. 향신료 믹스에조차 설탕이 들어있다. 내가 확인한 모든 패스트푸드 식품에 주요 성분으로 정제된 설탕이 포함되었고 심지어 소금까지도 그랬다. 이는 내가 10장의 레시피와 식단 계획에 따르고 오직 홀 푸드(whole food, 가공하지 않은 자연 그대로의 온전한 식품-옮긴이)를 먹는 데 주력하라고 강력히 권하는 여러 가지 이유 중 하나이다.

음료는 설탕의 숨은 최대 공급원 중 하나다. 앞서 말했듯 탄산음료, 과일즙, 우유 대용품은 설탕을 많이 함유하고 있으므로 반드시 피해야 한다. 다이어트 탄산음료에도 장내 박테리아를 변화시키고 심한 비만을 부추기는 인공 감미료가 들어있다. 한 학교의 교육 프로그램에서 7~11세 아이들에게 과일 주스와 단 음료보다 물을 더 많이 마시게 강조한 결과 1년 만에 과체중이나 비만인 학생 수가 7.7% 감소했다.[54]

알코올성 음료는 기본적으로 액상당으로, 밀(앞의 목록 참조)이나 설탕(와인이나 럼주 등)에서 파생된 탄수화물이다. 미국 국립보건원(National Institutes of Health, NIH) 산하 미국 국립 알코올남용 및 중독연구소(National Institute on Alcohol Abuse and Alcoholism), 영양보조식품실(Office of Dietary Supplements), 당뇨병, 소화기병, 신장병 연구소(National Institute of Diabetes and Digestive and Kidney Diseases)에서 주최한 알코올 섭취의 의학적 결과에 관한 심포지엄의 주요한 메시지는 알코올 노출이 장내에서 장 투과성(장 누수)을 증가시키는 그람(Gram) 음성 박테리아의 성장을 촉진할 수 있다는 것이었다. 그 내용이 궁금하다면 다음을 읽어보자.

알코올 노출은 장에서 그람 음성 박테리아의 성장을 촉진하여 내독소가 축적되게 할 수 있다. 더욱이 그람 음성 박테리아와 장내 상피세포에 의한 알코올 대사 작용으로 아세트알데히드가 축적될 수 있는데, 이는 다시 치밀 결합 및 부착 결합 단백질의 타이로신 인산화를 증대시켜 내독소의 장 투과성을 높일 수 있다. 또 알코올로 인해 생성된 산화질소는 튜불린과 반응하여 내독소의 투과성 향상에 일조할 수 있고, 그 결과 미세관 세포골격에 손상을 입히고 장 방어벽 기능을 붕괴시킬 수 있다.[55]

내가 왜 이 대목을 인용했을까? 알코올 섭취는 튜불린(tubulin, 모든 신경세포 내의 비계)을 손상시켜 튜불린에 대한 많은 항체를 생성하므로, 튜불린 항체 수치는 뇌염의 생체지표 중 하나가 된다. 이는 장 질환이 뇌염과 혈액뇌장벽 손상(B4)의 원인이 되는 예이다.

알코올은 아무리 좋은 와인이라도 장을 손상시켜 장 투과성(장 누수)을 초래하고, 장내 세균을 좋지 않은 방향으로 변화시킨다. 혹시 장 누수를 치료하는 중이라면, 장 내벽이 치유되는 동안 알코올을 완전히 피해야 한다. 나는 누구나 처음 3주 동안은 독한 술을 피해서 몸을 좀 쉬게 하라고 권한다. 그 후에 글루텐 프리 와인이나 맥주, 증류주 등으로 실험해볼 수 있다. 혹은 당신이 생각보다 술을 별로 그리워하지 않는다는 것을 깨닫게 될지도 모른다. 내 몸에는 이탈리아인의 피가 흐른다. 만약 내가 와인을 거절하면 할아버지가 무덤에서 벌떡 일어나실 것이다. 그렇지만 우리 모두 자신을 궁지에 몰아넣는 요인이 무엇인지를 현실적으로 평가해야 한다. 만일 매일 한 잔의 와인을 다시 마시기 시작하여 예전의 일과로 돌아갔는데 와인에 들어있는 당분 때문에 당신의 '좋아진 몸 상태'가 다시 악화되는 것을 깨닫는다면, 당신은 그 와인 한 잔을 다시 평가해야 한다.

세계적으로 유명한 에이멘 클리닉(Amen Clinics)의 국가공인영양사 에리

기억, 학습과 같은 뇌기능은 포도당 수준과 이 에너지원을 사용하는 뇌의 효율성과 밀접하게 연관된다. 뇌에 충분한 포도당이 공급되지 않으면, 뇌의 화학적 메신저인 신경전달물질이 분비되지 않아 뉴런 간의 의사소통이 끊길 것이다. 더욱이 혈중 포도당 수치가 낮아서 생기는 당뇨병의 흔한 합병증인 저혈당증은 뇌기능에 필요한 에너지 손실로 이어질 수 있어 주의력 저하와 인지장애를 유발한다.[56]

즉, 약간의 당은 몸에 필요하다는 의미다. 하지만 과도한 당은 정반대의 결과를 초래한다. 우리는 아이에게 초코바를 줄 때 무슨 일이 일어나는지를 관찰해왔다. 처음에는 혈류에 초코바의 설탕이 넘쳐나게 되어 혈당이 높아지고, 그 후에 45분 정도 기다렸다가 다시 보면 혈당이 급격히 떨어져있음을 알 수 있다. 이런 일은 알코올 중독자들이 술을 너무 많이 마셨을 때도 일어난다. 조지 굿하트 박사는 이에 대해 두 종류의 주정뱅이가 있다고 비유했다.

- 구석에 앉아서 멍하고, 주변 일에 관여하지 않고, 말을 하지 않는 사람
- 공격적이고, 큰 소리로 떠들고, 행동이 과도하고, 심지어 폭력적인 사람

오늘날 우리는 이런 증상을 주의력결핍 과잉행동장애(ADHD)라고 부른다. 이것이 바로 어린아이들(과 성인)에게 일어나는 일이다. 어른들은 (때때로) 아이들보다 공공장소에서 조금 더 자제력을 발휘할 뿐이다.

의도치 않은 식품 노출에서 스스로를 보호하자

우리는 글루텐, 유제품, 설탕 또는 우리가 과민한 어떤 식품에 의도치 않게 노출될 수 있다. 안타깝게도 의도치 않은 식품에의 노출은 그토록 많은 사람이 '철저히' 글루텐 프리 식단에 따르는데도 더 나아지지 않는

주된 이유다. 사람들이 가끔 속이고 글루텐이 함유된 음식을 먹기 때문이 아니다. 식품 과민성이 있는 내 환자들은 대부분 글루텐이 없는 생활을 하기 위해 정말 열심히 노력하는데, 본인도 모르는 사이에 글루텐을 섭취하기 때문에 여전히 증상에 시달리고 있다.

당신이 좀 더 완전하게 치유되려면 당신의 몸에 여분의 탄약을 제공할 필요가 있다. 내가 아는 한 가장 효과적인 방법은 추가적인 소화 효소로 식단을 보충하는 것이다. 소화 효소는 췌장과 소장에서 자연적으로 생성된다. 소화 효소는 우리가 먹은 음식을 우리 몸에서 흡수할 수 있는 영양분으로 분해한다. 또 무심코 먹은 글루텐을 더 완전히 소화시킬 특정한 효소를 추가로 보충하는 방법도 있다. 이런 효소는 8대 알레르겐(밀, 유제품, 콩, 달걀, 견과류, 생선, 삼, 완두콩)에 무심코 노출되었을 때의 여파로부터 당신을 보호해준다.

제대로 소화되지 않은 글루텐의 흔적이 위에 남지 않도록 매끼 식전에 글루텐 보조 소화 효소를 복용하자. 단순하게 요리한 고기와 채소 이외의 식품이 포함된 모든 식사를 할 때마다 이렇게 해야 한다(수프, 소스, 양념, 드레싱 등에도 종종 글루텐, 유제품, 설탕이 포함되어있기 때문이다).

시중에 많은 글루텐 소화 효소가 있긴 한데, 나는 그것들의 효과가 썩 마음에 들지 않았다. 여러 해 동안 많은 내 환자가 효소를 복용하는 추가적인 단계를 밟았지만 기대만큼 차도를 보이지 않았다. 연구는 이런 효소들이 실험실에서는 효과를 나타내도 임상시험에서는 늘 그렇지 않다는 것을 보여주었다. 나는 왜 이런 접근법이 완전히 효과가 없는지를 조사하기 시작했고, 글루텐을 좀 더 완전하고 빠르게 소화하도록 돕는 효소를 개발하는 데 11년을 보낸 연구자들을 발견했다. 나는 그들과 협력하여 알려지지 않은 요인을 밝혀내기 위해 2년 동안 연구했다. 그리고 갑자기 그 요인을 발견하게 되었다. 요인은 바로 몸을 보호하기 위해 생성된 면역계의 보초들이 위와 연결되는 소장의 첫 부분(십이지장)에서 감시를 서고 있다는 것이다. 이 부위에는 수상돌기 세포와 항원제시 세포(보초들)가 있다. 만약 제대로 소화되지 않은 단백질 분자가 하나라도 위에서 내려오면, 보초들은 우리 몸의 방어 메커니즘을 발동시키는 경고 메시지를 보낸다. 면역계 반응은 우리가 대부분의 비타민과 무기질을 흡수하는 장소인 소장의 첫 부분에서 많은 염증을 유발하고, 바로 이 부위에서 셀리악병이 시작된다. 이것이 식품에 대한 거부반응을 보이는 사람들이 그토록 많은 신체 부위에서 증상을 보이는 주된 이유 중 하나다. 비타민과 무기질의 흡수가 감소하면 영양소 결핍이 나타나는 부위마다 증상이 발생하기 때문이다.

기억하자. 일단 면역계가 가동되면 단 한 번의 노출로도 3~6개월 동안 활성화된다는 사실을 말이다. 소화되지 않은 음식이 위에서 나오자마자 경보가 발동된다는 것을 알게 된 우리는 음식이 반드시 위에서 완전히 소화되어야 한다는 사실을 깨달았다. 우리는 섭취한 음식이 위를 벗어나 소장으로 들어가기 전인 60분에서 90분 사이에 과민성을 유발하는 8가지 주요 식품을 모두 완전히 소화시키는 소화 효소를 만들 필요성을 느꼈다. 이렇게 해서 만들어진 소화 효소가 E3 어드밴스드 플러스(E3 Advanced Plus)다. 이는 내 웹사이트에서 구할 수 있다. 시판되는 다른 글루텐 보조 소화 효소들도 효과가 있을지 모르지만, 대체로 글루텐을 소화시키는 데 3~4시간이 걸려 채 소화되지 않은 펩티드가 위에서 빠져나가 길목에서 감시하는 보초를 활성화시키고 전체 자가면역 연쇄반응을 일으킬 위험이 있다. 그래서 글루텐을 소화시키는 모든 효소가 (효소를 복용하고 3~6시간 후에) 음식물을 장 아래쪽으로 더 내려 보내는 데 도움이 되더라도, 그때는 이미 소장의 첫 부분에서 염증성 연쇄반응이 활성화된 상태다.

E3 어드밴스드 플러스 효소는 유익한 박테리아를 지원하는 프리바이오틱스가 함유되어 건강한 마이크로바이옴을 지원하는 역할을 한다.

이 효소는 특히 소장에 균형 잡힌 환경을 만들어주는데, 이는 어떤 보충제로도 수행하기 힘든 일이다. 또 재접종의 이중 효과가 있고 글루텐을 소화시키는 데 도움을 주는 특별히 선택된 프로바이오틱스가 포함되어있다.

매일의 식단에 다양한 발효 채소와 프리바이오틱스를 포함시켜도 이 효소와 유사한 효과를 얻을 수 있다.

입안에서 장 누수와 뇌 누수를 중단시키자

치주질환을 유발하는 주요 박테리아인 포르피로모나스 긴기발리스 (porphyromonas gingivalis)는 장내 정상 미생물총(microbiota, 미생물 집단 전체의 유전체 총합)을 파괴하고 장 누수를 유발하는 것으로 알려진 강력한 독소를 방출한다. 또한 입안에서도 약간의 투과성을 야기하여 박테리아가 입에서 혈류로 흘러들게 할 수 있다.

양치질이나 치실 사용 외에 입안에 건강한 미생물총을 유지하는 한 가지 간단한 방법은 매일 입안에 코코넛 오일을 조금 머금은 채 굴리는 것이다. 어떤 연구에서는 10분 동안 머금고 있으라고 권하고, 어떤 의사들은 30분을 추천한다. 나는 개인적으로 조금이라도 하는 것이 안 하는 것보다 낫다고 믿어 1분만 머금고 있어도 좋다고 생각한다. 이 방법을 오일 풀링(oil pulling)이라고 부른다. 한 연구에서는 오일 풀링을 30일간 실시한 결과 7일 후 반점이 통계적으로 유의미하게 감소하고 잇몸 건강이 개선되는 효과를 발견했다. 그리고 이 두 가지 지표는 연구가 진행될수록 더욱더 개선되었다.[57] 오일 머금기나 오일 풀링은 입안에 있어서는 안 될 박테리아와 바이러스를 감소시킬 것이다.[58]

나는 샤워할 때 소량의 코코넛 오일을 입안에 1작은술 정도 넣고 굴리다가 뱉는다. 처음에는 오일의 맛과 밀도가 적응하기 어려웠다. 하지만 이제는 오일 풀링을 하고 나면 입안이 너무 상쾌하게 느껴져서 오히려 그 시간을 기다리게 된다.

염증을 공격하고 장과 혈액뇌장벽 손상을 치료하고 봉합해주는 영양소

과도한 염증 반응을 해결하려면 염증을 일으키는 유전자를 최대한 비활성화시키고 염증을 진정시키는 유전자를 최대한 활성화하는 방식으로 염증성 유전자의 발현을 조절해야 한다. 부작용과 장기적 문제를 최소화하며 유전적 발현을 조절하는 가장 안전한 전략은 두 가지다. 첫째, 가장 질 좋은 식품을, 가급적 유기농 식품을 먹는 것이다. 둘째, 올바른 영양제로 식단을 보충하는 것이다.

천연 비타민과 무기질의 항염증제는 의약품 소염제만큼 강력하거나 위험한 것과는 거리가 아주 멀다. 심지어 같은 척도로 비교조차 할 수 없다. 이것은 다윗과 골리앗, 자전거와 페라리, 노 젓는 보트와 쾌속보트를 비교하는 셈이다. 비타민, 항산화제, 폴리페놀, 영양 보충제—주로 녹차나 토마토의 리코펜, 강황의 쿠르쿠민, 비타민 C 등에서 발견되는 가장 강력한 항산화 폴리페놀인 에피갈로카테킨 갈레이트(EGCG) 같은— 형태의 천연 항염증제 성분은 염증성 유전자를 약화시키거나 항염증성 유전자를 활성화시킴으로써 염증성 연쇄반응과 연관된 1,100개의 유전자 중 일부를 활성화시킨다. 천연 항염증제 성분은 의약품처럼 유전자의 활동을 완전히 차단시키지 않는다. 의약품은 온/오프 스위치처럼 작동하며 모든 염증성 유전자를 차단하는데, 염증은 본래 '무장한 군대'로 우리를 보호하는 방법이므로, 의약품의 일괄적인 방법은 좋은 생각이 아니다. 문제는 염증이 아니라 과도한 염증이니 말이다. 염증성 메커니즘 전체를 차단하면, 자가면역질환, 우울증, 불안, 심지어 암과 같은 의약품 항염증제와 관련된 부작용을 경험할 수 있다. 우리는 매일 노출되는 모든 화학적 공격에 대처할 수 있는 어느 정도의 염증 대응 능력이 필요하다. 이런 점에서 천연 항염증제는 약하기는 해도 더 효과적인 전략이다. 이것은 여러 유전자를 활성화시키고 여러 가지 이점을 제공하여 항염증성 효과를 내는 안전한 천연 물질을 다양하게 사용하는 나의 다면적인 영양 접근법 중 하나다.

한 예를 들어보자. 녹차는 유전자를 조절하여 장 투과성을 치료하고 TNF(강력한 항염증제) 생산을 중단시키는 강력한 약물의 손상으로부터 몸을 보호하는 것으로 밝혀졌다. 혈관의 탄력성을 보호하는 효과도 입증되었다. 또 녹차는 '신경보호 작용'을 통해 우리의 사고능력도 보호할 수 있다. 녹차가 신경을 보호하는 방법은 알츠하이머병의 베타아밀로이드 반점과 파킨슨병의 알파시누클레인 소섬유의 형성을 감소시키는 것이다.[59, 60, 61, 62] 녹차와 그 활성 폴리페놀인 EGCG는 너무나 많은 유전자를 조절하여 항염증성 효과를 내는 만큼 매우 유익한 식품/영양소다.

그렇다면 녹차가 모든 건강 문제의 유일한 해답일까? 그렇지 않다. 그래도 녹차가 다면적인 영양 접근법에 기여하는 귀중한 식품일까? 당연히 그렇다. 우리는 녹차가 순수하게 항염증 효과를 위해 많은 유전자를 활성화시킨다는 것을 안다. 나는 매일 녹차를 조금씩 마시려고 노력해왔다. 이것은 좋은 기본 습관이다.

보조식품 시장은 제도적으로 규제되지 않는 분야이고, 일부 제품이 성분표시 라벨에 표시된 성분이나 분량을 제대로 포함하지 않는다는 사실에 초점을 맞추어 비난하는 반대론자들이 있다. 타당한 비난이다. 모든 영역에는 어떤 방법을 써서든 최대한 이윤을 짜내려고 드는 사기꾼들이 있다. 그래서 우리는 신뢰할 수 있는 보조식품 공급처를 찾고 싶어 한다. 나는 염증 유전자와 치유에 영향을 미치는 영양소들의 장점을 입증한 수백 편의 연구를 찾아 살핀 후에, 염증을 완화하고 장 내벽을 회복하기 위해 함께 작용하며 시너지를 내는 22가지 다른 항염증성 영양소를 식별해냈다. 이 영양소 모델을 많은 의사에게 가르쳤고, 그들은 1만 명 이상의 환자에게 이를 적용했는데, 내가 아는 한 부작용은 없었다.

글루텐 센시티비티 서포트팩(Gluten Sensitivity Support Packs)TM은 이런 22가지 영양소를 함유하고 있는 6가지 알약의 강력한 조합이다. 장, 피부, 뇌, 관절, 전체 소화계, 그리고 신체의 거의 모든 장기 계통에서 건강한 조직의 생성을 촉진하며, 밀이나 글루텐도 전혀 포함되어있지 않다. 내 웹사이트 theDr.com/GSSP에서 이런 영양 보충제의 정보를 찾아볼 수 있고, 또는 아래에 소개된 정보를 이용하여 당신만의 서포트팩을 손수 만들 수도 있다.

현재 처방약을 복용하는 사람들도 이런 보충제를 적용하는 데 아무런 제약이 없다. 나는 최소 6개월 이상 GS팩(하루 1팩)을 복용한 다음 5장에서 설명한 혈액 검사를 다시 받아서 비정상적인 생체지표가 정상으로 돌아왔는지 확인하도록 권장한다.

또 장 누수의 자연적인 치료법으로 초유를 추천한다. 초유는 출산 후 처음 3~5일 동안 나오는 젖으로 모유와는 전혀 다르다. 초유는 출산 과정에서 모든 포유류의 젖샘에서 분비된다. 초유에는 신생아를 질병으로부터 보호하는 데 필요한 항체가 포함된다. 초유는 지구상의 어떤 물질과도 다른 방식으로 유전자를 조절한다. 이제는 이것이 모든 면에서 장 건강을 위한 최고의 치료법이란 사실이 밝혀졌다. 초유에는 (자궁 내에서 완전히 투과되었던) 미성숙한 장벽의 치밀결합을 강하게 하는 데 필요한 성장 인자와 호르몬이 포함된다. 성인의 경우 역시, 초유는 같은 유전자를 활성화시켜 장 내벽 손상을 복구하고 장을 온전하게 회복하며, 느슨해진 치밀결합을 단단하게 조여 장내 염증성 유전자의 1차 조절자 역할을 하는 데 도움이 된다. 또 유익한 박테리아로 장의 재생성을 촉진한다.

초유는 전체 고형물 중 대략 4분의 1이 항체(IgG, IgE, IgA, IgD)로, 신생아는 이 항체들을 마이크로바이옴에 착생시켜야 한다. 초유에 포함된 IgG는 아기를 벌레, 박테리아, 바이러스, 곰팡이, 균류, 기생충으로부터 즉각 보호해준다. 성인의 경우도 이런 침략자들로부터 몸을 보호해줄 것이다. 또 초유는 미세 융모를 복원하는 유전자를 활성화시켜 셀리악병에 걸리면 닳아 없어지는 털을 다시 자라게 한다. 세계적으로 유명한 초유 권위자인 앤드류 키치(Andrew Keech) 박사는 글루텐 서밋에서 이렇게 말했다. "건강보조식품 판매점에는 손상된 장을 치유하는 데 도움을 주는 악기 연주자들이 많이 있지만, 오직 초유만이 전체 교향곡을 연주할 수 있다."

우리는 장을 치유하기 위해 소의 초유를 보충할 수도 있다. 소와 인간의 초유는 펩티드가 동일하다. 사실 초유의 면역학적 부분인 이 펩티드는 모든 포유류에서 정확히 일치한다. 그러나 시판되는 초유의 질은 천차만별이다. 내 웹사이트에서 보증하는 제품은 아프리카의 6개국 정부가 HIV(인간면역결핍바이러스)의 최우선적 치료제로 승인한 것과 정확히 동일한 제품이다. 초유는 HIV를 치료하는 데도 매우 유익하다. 항생제나 소 성장 호르몬을 투여하지 않고 풀만 먹여 키운 소들에게서 얻은 초유를 찾아보자. 대부분의 성인에게는 하루에 한 숟갈의 분말이 권장 복용량이다. 내 웹사이트 theDr.com/colostrum에서 더 많은 내용을 알아볼 수 있다.

비록 초유는 유제품으로 볼 수 있지만, 대체로 알레르기성 단백질이 매우 낮고 카세인 함유량도 지극히 낮다. 그래도 유제품 과민성이 있다면, 이 보충제를 복용하기 전에 의사와 상의하자.

나는 유제품 과민성이 심한 환자를 발견할 때마다 적어도 두 달 동안 초유를 먹어보라고 권하는데, 초유는 내가 추천할 수 있는 어떤 약보다 더 많은 유전자를 활성화시켜 염증을 감소시키고 장을 치유하기 때문이다. 동시에 나는 그 환자에게 다른 모든 유제품을 식단에서 제외하도록 시킨다. 이렇게 했을 때 가스, 부기, 복통 등의 어떤 증상이라도 나타나면 당장 초유를 끊어야 한다. 임상적으로 나는 유제품 과민성이 있는 10명의 환자 중 7, 8명이 이 프로토콜로 성공하는 것을 발견했다.

건강한 장 환경을 만드는 데 중요한 역할을 하는 다른 영양소는 다음과 같다.

비타민 D : 비타민 D는 소화되지 않은 거대 분자들이 혈류로 침투하는 관문이 되는 장내 세포들 사이의 공간인 치밀결합의 기능을 감독한다. 장내 세포들을 치밀하게 연결해주는 조눌린이란 단백질 계열은 대부분의 시간 동안 꽉 묶여있는 신발끈처럼 작용한다. 그러다 신발끈이 약간 느슨해져서 작은 분자들이 그 사이로 미끄러져 내려가면, 혈류로 들어가기 전에 면역계에서 필요한 분자들을 걸러내고 제거한다. 이것이 우리가 원래 식품에서 비타민과 무기질을 흡수하는 방법이다. 그런데 신발끈이 완전히 풀려버리면 더 거대한 음식 분자들이 치밀결합을 통과하여 혈류로 들어가게 되는 것이다. 비타민 D는 장내의 신발끈을 묶고 푸는 데 결정적인 역할을 한다. 비타민 D가 충분하지 않으면 신발끈이 단단하게 묶이지 않는다. 보통 적도에서 멀리 떨어진 나라일수록 자가면역질환이 훨씬 많이 발생하는 이유가 여기에 있다. 그런 지역 사람들은 햇볕에 적게 노출되어 몸에서 합성하는 비타민 D가 적기 때문이다.

비타민 D는 또 장에 있는 매우 다양한 유익한 박테리아군을 먹여 살리는 연료이다. 비타민 D에는 수백 가지 이로운 점이 있다. 포수의 미트 역할을 하는 수용체 부위를 기억하는가? 앞에서 혈류를 통해 이동하는 호르몬이 각자의 호르몬 수용체 부위에 어떻게 유인되는지에 대해 설명했다. 테스토스테론은 갑상선 수용체 부위로 들어가지 않고, 인슐린은 에스트로겐 수용체 부위로 들어가지 않는 식이다. 그런데 우리 몸의 모든 세포에 수용체 부위가 있는 물질이 딱 두 가지 있다. 이 말은 체내의 모든 세포가 이 두 가지 물질을 필요로 한다는 의미다. 그중 하나가 갑상선 호르몬이다. 이 호르몬이 체온과 모든 세포의 신진대사 활동을 조절하는 온도조절장치이기 때문이다. 다른 하나는 바로 비타민 D다. 우리 몸 안의 모든 세포가 비타민 D를 필요로 하는 것이다. 그래서 우리는 매일 여분의 비타민 D를 복용하기를 원한다.

우리가 햇빛을 받으면 LDL 콜레스테롤로 구성된 피부 속 호르몬이 비타민 D로 전환된다. 많은 사람이 LDL이 나쁜 콜레스테롤이라고 생각하지만 그렇지 않다. 잘못된 종류의 LDL을 과다하게 섭취하면 좋지 않을 수 있지만, 우리 피부 속의 콜레스테롤은 햇빛을 받아 비타민 D로 합성된다.

전문가들은 태양이 가장 뜨거울 때인 정오 무렵에 매일 15분씩 야외에서 시간을 보내라고 권한다. 피부가 빨개질 정도로 오래 있을 필요는 없다. 팔과 다리에 잠깐 햇빛을 받으면 된다. 잠깐씩 꾸준히 햇빛에 노출되어야 비타민 D 수치가 높아진다. 모든 사람이 매년 받아야 하는 혈액 검사가 하나 있는데, 바로 비타민 D 검사다. 일조량이 가장 적은 겨울에서 막 벗어나는 시기인 봄에 이 검사를 받는 것이 좋다. 비타민 D 검사는 우리 몸이 겨우내 적은 일조량에 어떻게 대처했는지를 판단하고 비타민 D 수준이 부족하지 않은지 확인하는 데 도움이 된다. 기억하자. 비타민 D가 없으면 우리 몸의 세포는 제대로 기능하지 못한다. 비타민 D 부족은 뇌에 영향을 주거나 장 투과성을 유발하거나 간이나 신장에 문제를 일으킨다. 체내의 모든 세포가 불충분한 비타민 D 때문에 기능이 저하될 수 있다.

글루타민 : 위장관은 아미노산 글루타민을 어느 부위보다 월등히 많이 사용하고, 장 내벽을 형성하는 상피세포는 글루타민을 주요 대사 작용의 연료로 사용한다. 글루타민은 손상된 장을 보호하고 장을 치유하는 많은 유전자를 활성화하는 데 도움을 준다고 알려져 있다. 그러나 혹

시 과거에 효모에 감염된 적이 있다면, 아미노산 글루타민이 효모의 생장을 부추길 수 있으므로 글루타민 복용량을 신경 써서 관리할 필요가 있다.

또 글루타민은 장에서 건강한 양의 염증을 일으키는 면역세포의 원료이기도 하다. 그런데 이미 염증이 발생한 상태라면, 글루타민이 염증을 키울 수도 있다(드물지만 이런 일이 생길 수 있다). 이런 이유로 나는 항상 환자들에게 GS팩을 복용해보고 느낌이 좋지 않다면, 2주 정도 글루타민을 제외한 나머지만 복용하다가, 몇 주 후에 글루타민을 다시 도입하라고 권한다.

생선기름 : 생선기름은 항염증 효과가 있는 많은 유전자를 활성화 또는 비활성화하는 오메가3 지방산이 함유되어있어 매우 유용하다. 또 생선기름은 심혈관계 질환(주로 뇌졸중과 급성심근경색)의 위험을 줄이고 고혈압을 낮추며 뇌기능을 강화하는 것으로 알려졌다.

생선기름의 주요 성분은 아이코사펜타에노산(EPA)과 도코사헥사에노산(DHA)이다. EPA는 항염증 특성이 있어, 장내 항염증성 유전자를 활성화하고 다른 염증성 유전자를 차단한다. DHA는 생후 2년간 아기의 뇌발달과 눈의 망막에 중요한 역할을 한다. 뇌세포 벽의 약 35%는 오메가3 지방산으로 이루어진다. 만약 우리 몸에서 강하고 좋은 뇌세포를 만드는 데 이런 좋은 지방을 충분히 이용할 수 없으면, 구할 수 있는 아무 지방이나 끌어다가 뇌세포의 연료로 사용할 것이다. 만약 우리가 감자튀김이나 다른 튀김을 먹는다면, 그 지방을 뇌세포를 구성하는 원료로 사용할 것이다. 하지만 그런 지방은 진하고 끈적거려서 체내의 막을 통과하기가 쉽지 않다.

우리 뇌세포는 한 뇌세포에서 생성된 화학적 전달자를 뇌세포의 벽을 통해 이웃하는 뇌세포로 보내는 방식으로 의사소통한다. 그런데 우리 식단이 잘못된 종류의 지방으로 가득하다면, 메시지가 한 뇌세포에서 다른 뇌세포로 원활하게 전달될 수 없다. 반면 식단에 오메가3가 풍부한 생선기름을 보충하면 아이의 지능지수(IQ)를 3점 이상 올릴 수 있다(실제 근거가 있는 이야기다). 우리 뇌는 세포벽에 있는 나쁜 지방을 밀어내고 좋은 지방으로 대체하여, 더 활발하게 작동할 것이다.

오메가3는 체내에서는 합성되지 않는다. 생선에는 오메가3가 다량으로 함유되어있지만, 먹기에 안전하지 않은 생선이 너무 많다. 질 높은 생선기름 보충제(중금속과 화학 오염물질에 대한 검사 필요)가 이런 필수 영양소를 섭취할 수 있는 완벽한 대안이 된다. 성인의 경우 최대 3g을 복용하는 것이 현저하게 효과적이고 안전한 것으로 밝혀졌다.

프로바이오틱스 : 프로바이오틱 보충제는 발효 식품과 같은 방식으로 마이크로바이옴을 지원한다. 즉 유익한 박테리아를 체내로 투입한다. 의사들은 30년 전에 이미 환자들에게 프로바이오틱스의 공급이 중요하다는 것을 알았지만, 다들 제한된 과학적 자료만을 가지고 있었다. 의사들이 할 수 있는 최선의 권고는 "프로바이오틱스를 복용하세요. 더 많이 먹을수록 더 좋습니다"였다. 이제는 마이크로바이옴 안에 프로바이오틱스에 긍정적으로 반응할 수 있는 수천 가지 종류의 유익한 박테리아가 있다는 것을 안다. 하지만 한두 종류의 프로바이오틱스만 다량으로 체내에 주입할 경우 어떻게 되는지에 대해서는 여전히 의문이 풀리지 않았다. 따라서 우리가 더 많은 정보를 얻기 전까지는 한두 가지 프로바이오틱스를 많이 복용하기보다 여러 가지 다른 프로바이오틱스를 적당량씩 복용하는 편이 합리적이다.

그래서 나는 특정한 보충제보다는 자연 발효 식품에서 프로바이오틱스를 섭취하길 권한다. 발효시킨 채소를 다양하게 먹도록 노력하자. 각각의 채소에는 서로 다른 배양균과 유익한 박테리아군이 들어있다.

또 발효시킨 채소와 함께 혼합된 프로바이오틱 캡슐을 먹는 것도 좋다. 내가 프로바이오틱 보충제에서 찾는 박테리아 계열로는 젖산간균,

비피더스균(이것이 가장 흔하다), **고초균**(비피더스균을 500% 이상 증가시킬 것이다), 사카로미세스 보울라디 등이 있다.

강장제: 2012년 봄 어느 날 누나가 전화로 "때가 되었다"고 알려왔다. 어머니는 패혈증을 앓으셨고, 당시 8일 동안 아무런 자극에도 반응하지 않고 혼수상태에 빠져 계셨다. 그래서 나는 재빨리 가방 속에 몇 가지 물건을 집어넣고 어머니의 링거와 모니터링 장치를 떼어내기 위해 고향집으로 향했다.

나는 새벽 2시에 누나 집에 도착했다. 모두가 잠들어있었기 때문에 나는 어머니 방으로 조용히 들어갔다. 병상에 태아 자세로 웅크리고 눈을 반쯤 뜬 채 누워있는 어머니는 그저 비참해 보일 뿐이었다. 나는 어머니에게 키스를 하고 "엄마, 저 왔어요"라고 말했지만, 아무런 반응도 없었다.

나는 잠을 자러 손님방으로 갔다. 가방을 열자 맨 위에 내가 몇 주 전부터 복용하기 시작한 허브 농축액 강장제 병이 놓여있었다. 당시 나는 이런 허브들을 복용하기 시작한 후로 내 몸에 나타나는 변화에 감명을 받고 있었다. 내 에너지는 눈에 띄게 좋아졌다. 그때 갑자기 어떤 생각이 들었고 "왜 안 되겠어?"라고 혼잣말을 했다. 나는 어머니 방으로 가 그녀의 고개를 기울여 이 허브 농축액을 두어 방울 입안에 떨어뜨렸다. 그리고 잠들었다가 2시간 후에 다시 일어나서 어머니 입에 농축액을 몇 방울 더 넣었다.

"그게 뭐야?"

다음날 아침, 내가 어머니 입에 농축액을 넣는 것을 보고 누나가 물었다.

"내가 시험해보고 있는 신제품인데 에너지를 제공하는 데 아주 효과가 좋아. 엄마한테도 좀 먹여볼까 해서."

"나쁠 건 없겠지."라고 누나가 대답했다.

호스피스는 매일 아침 8시에 방문해서 어머니와 함께 앉아있거나 어머니를 목욕시키고 프랭크 시나트라(Frank Sinatra) 앨범을 틀어주었다(어머니가 그 앨범을 좋아할 것이라고 생각했다). 우리는 호스피스에게 어머니를 맡기고 나갔다가 약 4시간 후에 돌아왔다. 우리가 문을 열고 들어가자 그곳에는 휠체어를 탄 어머니가 있었다.

"하이이이이, 토오옴."

우리가 그 순간 어떤 느낌이었는지는 도무지 표현할 말이 없다. 누나는 울기 시작했고, 나는 믿을 수 없다는 눈으로 쳐다보다가 결국 그 상황에서 좋은 의사라면 누구나 할 말을 했다. "엄마한테 하루에 4번 3온스(85g)씩 챙겨드려!"

나는 무슨 일이 벌어졌는지 즉각 알았지만 그런 일이 가능하리라곤 생각하지 못했다. 강장제의 원료로 포함된 허브들이 어머니의 장과 뇌에서 유전자를 활성화시켜 염증을 줄이고 의식을 깨운 것이다. 어머니는 벼랑 끝에서 살아 돌아오셨다. 어머니는 선 호스 에너지(Sun Horse Energy)에서 만든 허브 강장제로 6주를 더 사셨다. 어머니는 통증을 느끼지 않았고 식사 때마다 식탁에 앉기 위해 휠체어를 굴려 부엌으로 가셨다. 어머니는 대화에도 어느 정도 참여했고, 가끔 농담에 미소를 짓다가 한번은 화가 나서 큰소리까지 치셨다!

나는 이런 일을 직접 겪고 나서 캘리포니아로 돌아왔을 때 강장제를 만든 사람을 찾아가 무슨 일이 벌어졌는지를 전했다. 그는 놀라서 입이 딱 벌어졌다. 그는 한 번도 그런 이야기를 들어본 적이 없었던 것이다. 나는 이 제품을 너무도 신뢰하여 이제는 이 제품을 생산하는 회사의 의료 책임자가 되었다.

'강장제(adaptogen)'라는 용어는 1940년대 후반에 러시아 과학자 니콜라이 라자레프(Nikolai Lazarev) 박사가 엘루테로 뿌리를 연구하다가 만든 것이다. 1968년에 이스라엘의 I. 브레크만(I. Brekhman) 박사와 I. V. 다디모프(I.

V. Dardymov) 박사는 강장제를 다음과 같은 세 가지 특성을 가진 식물이라고 공식적으로 정의했다.

- 강장제는 독성이 없다. 강장제는 장기간 안전하게 복용할 수 있다.
- 강장제는 물리적, 화학적, 생물학적 스트레스 요인을 포함한 다양한 형태의 스트레스에 저항하는 인체의 능력을 향상시키는, 특화되지 않은 생물학적 반응을 유발한다. 이것은 강장제가 의약품처럼 '특정 부위'가 아니라 전신에 유익한 영향을 끼친다는 의미다.
- 강장제는 정상화하는 영향을 미친다. 스트레스 요인으로 몸의 균형이 어떤 방향으로 깨지든지 간에 강장제가 균형을 회복하도록 돕는다는 의미다. 만약 신체 기능이 너무 과도해지면(즉, 불안), 강장제는 우리를 진정시킨다. 만약 신체 기능이 너무 저조해지면(즉, 우울증), 강장제는 우리를 밝게 만든다.

2017년에 〈뉴욕과학원 연보(Annals of the New York Academy of Sciences)〉에 실린 강장제 연구 관련 칼럼은 강장제를 "유기체의 적응력과 생존력을 향상시켜 스트레스에 대한 전반적인 저항력을 증가시키는 스트레스 반응 조절자"라고 정의했다.[63] 나는 이 정의가 상당히 좋다고 생각한다. 그리고 나는 지난 4년 동안 강장제들을 사용하면서 믿기 힘든 결과를 너무나 많이 봐왔기에 강장제가 건강을 회복시키는 데 필수적인 역할을 한다고 확신한다. 우리 회사가 기능의학연구소 연례회의(Annual Conference)에서 선보인 허브 강장제는 '포그 커터(Fog Cutter)'다. 이 강장제는 우리가 직면한 스트레스에 뇌가 적응하고 살아남도록 돕는 기능면에서 주목할 만하다. 이 제품은 다음과 같은 강장제 성분으로 구성된다. 각 성분에 대해 과학적으로 입증된 내용을 살펴보자.

- 바코파(Bacopa) : 9건의 연구에서 바코파 추출물을 복용한 실험 참여자들은 인지

능력이 11.2~17.9% 향상되고, 반응 시간이 9~12% 단축되었다.[64] 또 다른 연구에서는 바코파 추출물을 복용한 노인들이 단어 회상 및 기억력 점수가 향상된 결과를 보여주었다.[65] 그 밖에도 바코파는 뇌에 산소를 증가시키고 산화 스트레스를 줄이며 스트레스 호르몬 수치와 신경 퇴행을 감소시키는 것으로 나타났다.[66]

- 영지버섯(Ganoderma lucidum) : 이 버섯은 우리 몸이 독소에 노출되었을 때 해마(기억 중추)를 보호하고 염증으로 인한 뉴런의 죽음을 막아주며 인지력을 향상시킨다.[67]

- 아쉬와간다(Ashwagandha, 인도 인삼) : 가벼운 인지장애(MCI)를 겪는 성인을 대상으로 한 연구에서 아쉬와간다를 복용한 지 8주 만에 "순간 기억과 일반 기억, 실행 능력, 지속적 주의력, 정보 처리 속도가 현저하게 향상"되는 결과를 얻었다.[68] 두 번째 연구는 아쉬와간다가 "시냅스 가소성과 깊이 관련된 다른 시냅스 조절자들의 발현(우리 뇌의 적응력과 발달 능력에 매우 중요하다는 의미다)뿐 아니라 뇌유래신경성장인자(8장에서 설명했던 BDNF로, 뇌의 활력과 세포 성장을 위해 매우 중요한 호르몬이다)의 수준을 회복하는" 능력을 입증했다.[69] 세 번째 연구에서는 2주 동안 아쉬와간다를 복용한 성인 남성을 대상으로 관찰한 결과 "단순 반응, 자극 변별, 숫자 기호 대체, 숫자 각성, 카드 분류 검사 등에서 반응 시간이 유의미하게 빨라졌다"고 언급했다.

- 홀리 바질(Holy Basil) : 1,111명을 대상으로 한 24건의 연구를 모두 검토한 후 홀리 바질에 대해 연구자들은 이렇게 결론지었다. "모든 연구는 긍정적인 임상 결과를 보고했고, 어떤 연구도 유의미한 부작용을 보고하지 않았다. 검토한 연구들은 전통적인 사용법을 지지하고, 홀리 바질이 당뇨병, 대사증후군, 심리적 스트레스 등 생활방식과 관련된 만성질환 치료에 효과적이라고 제안한다." 홀리 바질의 뇌기능 향상 효과로는 인지적 유연성과 주의력, 15일 이후의 작업 기억 향상, 스트레스 관련 증상 감소, 생물학적 나이 점수의 유의미한 감소(더 젊게 기능하는 세포를 얻음), 그 외에 불안·스트레스·우울증 감소 등이 포함되었다.[70]

- 동충하초(Cordyceps sinensis) : 동충하초는 (화학물질, 음식 등의) 유독성 공격의

부상으로부터 뇌를 보호한다.

- 병풀(Centella asiatica) : 병풀은 뇌와 신경계에 활력을 불어넣고, 주의력 범위와 집중력을 증가시키는 것으로 알려졌다. 한 연구는 병풀이 베타아밀로이드 신경독소(알츠하이머병 반점)를 막아주는 효과가 있음을 입증했다.[71]

- 황금(Scutellaria baicalensis) : 황금에 대한 한 연구는 "황금의 항염증 효과를 확인하며, 베타아밀로이드 반점으로부터 세포를 보호하는 데도 황금을 사용할 수 있다."고 밝혔다.[72]

포그 커터의 17가지 성분에 관련된 연구는 수백 가지가 더 있다. 이런 성분에 대한 더 많은 정보를 얻으려면, 그리고 내가 이 책을 읽는 독자들에게 감사하는 한 가지 방법으로, 언제든 내 웹사이트 theDr.com/FogCutter에 방문하여 포그 커터에 대해 자세하게 소개한 동영상을 보기 바란다. 그러면 당신은 특별한 선물도 받게 될 것이다.

보충제와 약의 성분표시 라벨을 읽고
문제될 만한 성분은 피하자

보조식품은 물론 심지어 의약품을 복용하는 과정에서도 글루텐, 유제품, 설탕에 노출될 위험이 있다. 우리의 입안에 넣는 모든 식품과 마찬가지로 이런 제품도 성분표시 라벨을 주의 깊게 읽고 글루텐 오염을 알리는 단서가 있는지 확인하자. 보조식품과 의약품은 대개 글루텐 프리지만, 결합제나 다른 비활성 성분으로 글루텐이 첨가될 수 있다. 종종 글루텐은 제품의 유통기한을 연장하기 위해 알약 속에서 물을 흡수하는 전분으로 첨가된다. 성분표시에 '전분(starch)'이란 단어가 포함된 경우, 어떤 전분인지를 확인할 필요가 있다. 주로 문제가 되는 것은 말토덱스트린(maltodextrin)으로, 이것은 보통 옥수수에서 추출되지만 밀, 감자, 쌀에서 추출될 수도 있다.

정제와 캡슐은 글루텐이 포함될 수 있는 첨가제, 흡착제, 보호제, 결합제, 착색제, 윤활제, 증량제가 사용되는 경우가 많으므로, 글루텐에 오염될 가능성이 높다. 이런 첨가물은 각기 식물이나 동물에서 추출한 합성물질이나 자연 원료로 만들어질 수 있다. FDA에서는 이런 첨가물이 비활성이고 인체에 안전하다고 보지만, 여전히 잠재적인 오염원이 될 수 있다.

만니톨과 자일리톨은 보통 안전하다고 여겨진다. 이런 성분은 비록 일부는 밀에서 나온 것이라도 대부분의 사람들에게 문제가 되지 않을 정도로 정제된 당알코올이다. 의약품에서 발견할 수 있는 또 다른 안전한 첨가물로는 이산화티타늄, 젖당(젖당 과민성이 없는 경우), 젤라틴, 덱스트린, 스테아린산마그네슘 등이 있다.

원칙적으로는 어떤 처방전을 조제하는 경우라도 약사에게 글루텐이 없는지 확인해달라고 요청하는 편이 좋다. 그러면 약사는 환자의 약품에 든 설명서를 검토하고 어떤 성분이 들었는지 알려주거나 우리가 성분을 읽을 수 있도록 관련 문서를 제공할 것이다. 또는 라인에 접속하여 성분을 확인하거나 제약회사에 문의하는 방법을 가르쳐줄 수도 있다.

유감스럽게도 건강 보조식품에서 숨은 글루텐 원료를 확인하기는 쉽지 않다. 건강식품판매점의 직원들은 자신이 판매하는 제품의 효능은 잘 알지만, 영양제품의 구성과 첨가물에 대해 공식적인 훈련을 받지 못한다. 만약 운이 좋아 판매점에 영양 보충제를 추천해주는 건강 관리사가 있다면, 그들이 당신의 질문에 답을 줄 수 있을 것이다. 그리고 혹시 그들이 성분에 대한 질문에 바로 대답하지 못하더라도 답을 알아낼 수 있는 채널이 있을 것이다. 내가 추천하는 모든 제품은 안전성을 확인하기 위해 한 번 이상 검사받은 적이 있다고 믿어도 좋다.

이전에 복용한 적이 있는 영양 보충제나 의약품도 완전히 새로운 제품처럼 대해야 한다. 제약업체들은 종종 약품의 제조법을 변경하니 말이다. 또 상표 없는 복제약(generic)이 비활성 성분까지도 다 정확하게 복제했으리라는 보장은 없다. 처방전 없이 구입할 수 있는 약품도 마찬가지다. 모든 보충제와 의약품의 성분표시 라벨을 주의 깊게 읽고 다음 성분을 피하자.

실행 단계 9주차 : 모든 식품 권장 사항을 한데 모아보자

이번 주에는 당신의 생화학에 대한 연구를 시작하라. 우리의 건강 피라미드를 가장 광범위하고 영향력 있게 변화시킬 수 있는 방법 중 하나는 우리의 숟가락 위에 놓인 음식이 우리가 노출된 가장 일반적인 환경 유발 인자라는 사실을 깨닫는 것이다. 만일 건강에서 오직 한 측면만을 신경 쓸 수 있다면, 당신을 해치는 음식을 피하고 당신을 돕는 음식을 먹

- 알코올
- 알파 토코페롤(Alpha tocopherol)
- 알파 토코트리에놀(Alpha tocotrienols)
- 아베나
- 귀리
- 보리
- 보리 베타 글루칸
- 보릿겨
- 보리순
- 보리 잎
- 보리 가루
- 베타 글루칸(Beta glucans)

- 베타 글리칸(Beta glycans)
- 베타 토코페롤(Beta tocopherol)
- 베타 토코트리에놀(Beta tocotrienol)
- 양조효모
- 캐러멜 색소
- 시리얼 섬유
- 세닐톤(Cernilton, 독보리)
- 구연산
- 가교 전분
- D-알파 토코페롤
- D-베타 토코페롤
  (D-beta-tocopherol)

- 델타 토코트리에놀(Delta tocotrienol)
- 덱스트레이트(Dextrate)
- 덱스트리말토스(Dextrimaltose)
- 덱스트린(원료가 명시되지 않은 경우, 보통은 옥수수나 감자가 원료라 괜찮지만, 가끔 밀이 원료로 사용됨)
- D-감마 토코페롤 (D-gamma-tocopherol)
- 식이섬유
- 감마 토코페롤(Gamma tocopherol)
- 감마 토코트리에놀(Gamma tocotrienols)
- 쌀보리(호르데움 디스티콘)
- 겉보리(호르데움 불가레)
- 말토 덱스트린
- 말토오스
- 혼합 토코페롤
- 혼합 토코트리에놀
- 변성 전분
- 귀리 베타 글루칸
- 귀리 밀기울
- 귀리 추출물
- 귀리 섬유
- 야생귀리
- 변성전호화전분
- 전호화전분
- 독보리
- 호밀 꽃가루 추출물
- 호밀
- 나트륨 전분 글리콜산
- 전분
- 토코페롤(Tocopherol)
- 초산 토코페롤
- 토코페롤 호박산염
- 비타민 E
- 밀기울
- 밀 배아 추출물
- 밀 배아유
- 휘트그래스(Wheatgrass)
- 밀 단백질
- 밀 전분
- 야생 귀리
- 크산탄검(잔탄검)
- 효모

음으로써 생화학 측면을 개선하는 것이 가장 효과적이다. 당신 몸에서 민감하게 반응하는 음식들을 끊으면, 더 이상 자가면역 염증의 불을 부채질하지 않게 된다.

건강 피라미드의 생화학 측면은 더욱 건강하게 기능하는 뇌를 재생하는 것이 관건이다. 그러기 위해서는 반드시 다음의 몇 가지를 실천해야 한다.

- 글루텐, 유제품, 설탕의 섭취를 피하여 불난 데 휘발유를 뿌리는 행동을 멈추자.
- 가능하면 현지 유기농 식품을 선택하여 체내에 축적된 독소를 배출하자.
- 초유, 생선기름, 비타민 D, 녹차 등 폴리페놀과 항산화제 성분이 많은 보조식품을 먹어 염증성 유전자를 비활성화하고 염증성 연쇄반응을 진정시키자.
- 허브 강장제를 복용하여 더 강하고 더 활기차고 더 탄력성 있는 세포를 재생하는 유전자를 활성화하자.

10
뇌를 고치는 레시피

나는 꽤 괜찮은 요리사다. 훌륭하지는 않아도 꽤 괜찮은 편이다. 그렇다고 내가 좋은 레시피를 모두 알고 있으니 당신에게 다양한 레시피를 알려주고 그중에서 당신과 가족들이 좋아할 만한 요리를 고르라고 말한다면 어리석은 짓일 것이다. 그래서 나는 건강, 건강관리, 교육 업계에 종사하는 많은 동료들에게 "당신이 좋아하는 아침, 점심, 저녁 식사 레시피를 하나씩 보내주면 내 책에 수록하고 당신의 레시피임을 밝히겠다"라고 메일을 보냈다. 물론 다음과 같은 기준에 적합한 레시피여야 한다고 못 박았다.

- 만들기 쉬울 것
- 글루텐, 유제품, 설탕이 모두 포함되지 않을 것
- 가족 친화적일 것(가족 구성원 모두가 좋아할 것)
- 뇌와 뇌기능을 지원할 것

그런 레시피들을 여기에 모았다. 이중에 많은 레시피를 직접 요리해서 먹어봤는데 정말 좋았다. 당신과 가족들도 원하는 레시피를 몇 가지씩 발견하기 바란다. 기억해두자. 이것은 평범한 레시피가 아니며 평범한 사람들이 보내준 레시피도 아니다. 레시피를 보내준 스티븐 매슬리 박사와 리사 스티머는 진짜 요리사다. 나머지 참여자들도 건강관리 분야의 세계적인 전문가들로, 오랫동안 더 건강한 뇌기능을 얻기 위해 이런 레시피를 개발해왔다. 나는 이 레시피가 당신의 미뢰를 자극하는 동시에 면역계를 부추겨 더 건강한 뇌세포의 재생을 촉진하기를 바란다.

레시피를 보내준 사람들에 대한 더 자세한 내용은 그들의 약력을 소개한 부록을 참조하자. 그럼 맛있게 즐기기를!

* 계량 : 1컵=240㎖, 1큰술=15㎖, 1작은술=5㎖

BREAKFAST

아침 퀴노아
트레버 케이츠(Trevor Cates) 제공

1~2인분

코코넛 오일 2작은술

껍질을 벗기지 않고 얇게 썰거나 깍둑 썬 사과 ½개

삶은 퀴노아 ½컵

호박씨 2큰술

코코넛 부스러기 1큰술

계핏가루 약간

스테비아 가루 약간

1. 냄비에 오일을 달군다. 사과를 넣고 오일을 두른 뒤 뜨거워질 때까지 열을 가한다.
2. 퀴노아, 호박씨, 코코넛, 계피, 스테비아를 넣고, 약불에 저으며 데운다. 따뜻하게 먹는다.

뇌에 좋은 점

호박씨에는 기분을 조절하는 뇌 화학물질인 세로토닌의 수준을 높이는 L-트립토판이 들어있어 우울증을 완화시킬 수 있다.[1]

호박 호두 크런치 파르페

앨런 크리스찬슨(Alan Christianson) 제공

2인분

통조림 호박 ¼컵

잘게 썬 작은 유기농 배 ½개

무가당 코코넛 요구르트 ¾컵

잘게 썬 호두 1큰술

꿀 1작은술

우묵한 그릇 안에 모든 재료를 넣고 섞는다. 차게 먹는다.

뇌에 좋은 점

호두가 우리 뇌처럼 생긴 이유가 있다. 호두는 뇌 건강에 필수적인 오메가3 지방산의 훌륭한 공급원이다. 또 장내에서 유익한 박테리아의 다양성을 증가시켜, 장에서 생성되는 세로토닌과 같은 필수적인 뇌 화학물질의 분비를 증가시킨다.

반으로 접어 오믈렛을 만든다. 아보카도로 장식하여, 식기 전에 먹는다.

뇌에 좋은 점

연어는 뇌 건강의 증진에 필수적인 항염증성 오메가3 지방산의 풍부한 공급원이다.

훈제 연어 샐러드

랜디 하트넬(Randy Hartnell) 제공

2인분

유기농 엑스트라버진 올리브 오일 1½큰술

신선한 레몬즙 ½큰술

디종 머스터드 ½작은술

소금과 후추

케일 샐러드 믹스(또는 건강에 좋은 샐러드용 채소) 크게 2~3줌

원하면 껍질을 벗기고 반달 모양으로 얇게 썬 오이 ½개

얇게 썬 아보카도 ½개

해동시켜 가늘고 길게 썬 훈제 연어 110g

유기농 달걀 2개

1. 큰 볼에 오일, 레몬즙, 겨자, 소금, 후추를 넣고 휘저어 거품을 낸다. 케일 샐러드용 채소를 더하여 뒤섞는다. (케일 같은 단단한 채소는 달걀 삶는 동안 미리 소스랑 섞어놔도 괜찮다.)

2. 드레싱한 케일 샐러드를 큰 접시 2개에 나누어 담고 오이와 아보카도 조각을 위에 얹는다. 각 샐러드에 훈제 연어를 반씩 나누어 얹고 옆에 놓아둔다.

3. 작은 냄비에 달걀을 넣고 잠길 만큼 물을 붓는다. 물을 끓이다가 부글부글 끓기

직전에 불을 줄인다. 취향에 따라 6∼10분 정도 삶는다. (나는 반숙과 완숙의 중간 정도로 삶는다.) 삶은 달걀을 2∼4분 정도 얼음물에 담가두었다가 껍질을 살살 벗긴다.

4. 달걀을 반으로 잘라 각 샐러드에 추가한다. 달걀이 식기 전에 바로 먹는다.

뇌에 좋은 점

케일은 평생에 걸쳐 시각적, 인지적 기능을 향상시킨다고 알려진 항산화제 루테인과 제아잔틴이 풍부한 잎채소다. 이런 식물성 영양소는 항염증 특성이 있어 (특히 어린이의) 뇌와 신체의 성장 발육을 향상시키며 눈병을 예방한다. 성인의 경우 식단에 루테인이 많이 포함되면 인지수행 능력이 향상된다.[4]

블루베리 치아씨 포리지

오션 로빈스(Ocean Robbins) 제공

2∼4인분

치아씨 ½컵

유기농 또는 비GMO 인증 콩, 아몬드, 쌀 중 하나로 만든 차가운 유제품 2컵

메이플 시럽 2큰술

바닐라 농축액 1작은술

생블루베리 또는 냉동 블루베리 2컵

1. 병에 치아씨를 넣고 유제품을 부은 뒤 씨앗이 완전히 잠길 때까지 젓는다. 냉장고에 넣고 8시간 동안 또는 밤새 놔둔다.

2. 냉장고에서 병을 꺼내어 메이플 시럽, 바닐라, 블루베리를 넣고 젓는다. 넓적한 그릇이나 머그잔에 부어 먹는다.

뇌에 좋은 점

치아씨는 오메가3 지방산이 풍부하다. 이 중요한 영양소는 몸에서 저절로 합성되지 않아서 음식을 통해 섭취해야 한다. 오메가3는 장과 뇌에서 염증을 낮추는 유전자를 활성화시킨다.

블루베리에는 식이성 플라보노이드가 들어있는데, 이것은 신경독소에서 유발된 부상으로부터 뉴런을 보호하고, 뇌 염증을 억제하며, 기억·학습·인지 기능을 향상시키는 등 여러 가지 방법으로 뇌를 보호한다고 알려졌다. 따라서 평생 플라보노이드가 풍부한 식품을 섭취하면 다양한 신경 질환과 관련된 신경 변성을 억제하고 인지 수행 능력의 정상적 또는 비정상적 악화를 방지하거나 호전시킬 수 있다.[5]

콜리플라워 후무스와 치킨 부리토

일레인 데 산토스(Elaine De Santos) 제공

4인분

큰 콜리플라워 1개, 꽃 부분을 썰어 찐 것

레몬 제스트 1작은술

마늘 가루 ½작은술

간 쿠민 ½작은술

코코넛 오일 2큰술, 나눠서 사용

바다소금과 방금 간 후추

깍둑 썬 닭가슴살 2덩이

커다란 녹색잎상추 4장

잘게 썬 신선한 고수 ¼컵

1. 푸드 프로세서에 콜리플라워, 레몬 제스트, 마늘 가루, 쿠민, 오일 1큰술을 넣고 소금과 후추로 간을 맞춘 뒤 부드러워질 때까지 갈아서 후무스를 만든다.

2. 중간 크기의 냄비에 남은 오일 1큰술을 넣고 달군다. 닭을 넣고 소금과 후추로 간을 맞춘다. 10분 동안 또는 완전히 익을 때까지 익힌다.

3. 상추에 콜리플라워 후무스, 닭고기, 고수를 얹는다. 상추를 돌돌 말아서 먹는다.

뇌에 좋은 점

콜리플라워는 뇌 건강을 유지하고 신경세포 간의 소통을 촉진한다.

닭고기와 주키니 호박 그라탱

일레인 데 산토스 제공

4인분

잘게 썬 베이컨 450g

깍둑 썬 큰 닭가슴살 2덩이

얇게 썬 중간 크기 샬롯 1개

다진 마늘 2개

냉동 시금치 2컵, 해동시켜 즙을 짜낸 것 또는 신선한 시금치 6컵

전지 코코넛 밀크 1컵

코코넛 오일 1큰술

중간 크기 주키니 호박 2개, 강판에 간 것

방금 간 육두구 약간

바다소금과 방금 간 후추

1. 오븐을 200℃로 예열한다.

2. 중불에 큰 냄비를 올리고 베이컨, 닭고기, 샬롯을 넣고 5분에서 10분간 익힌다. 또

는 베이컨이 바삭하고 닭고기가 노릇노릇해지며 샬롯이 연해질 때까지 익힌다. 시금치를 넣어 뒤섞고 뚜껑을 덮은 뒤 불을 끈다.

3. 큰 그릇에 코코넛 밀크, 오일, 주키니 호박, 육두구를 넣고 섞는다. 소금과 후추로 간을 맞춘다. 큰 베이킹 접시에 주키니 혼합물의 반을 깔고 베이컨 혼합물을 모두 올린 뒤, 남은 주키니 혼합물을 얹고 오븐에 넣는다. 35분 동안, 혹은 주키니 호박이 무르고 닭이 완전히 익고 요리가 부글부글 끓을 때까지 조리한다.

4. 최소한 15분 동안 놔둔 후에 잘라서 따뜻할 때 먹는다.

뇌에 좋은 점

코코넛 오일은 미토콘드리아라는 모든 뇌세포의 에너지 발전소에 쉽게 접근할 수 있는 연료를 공급하는 건강한 중쇄지방산(MCT) 오일이다.

<u>5분 완성 글루텐 프리, 유제품 프리 잉글리시 머핀</u>

리사 스티머(Lisa Strimmer) 제공

2인분

달걀흰자(달걀 맛을 덜 내기 위해) 1~2개

오일(녹은 코코넛 오일, 아몬드유, 아보카도 오일, 포도씨유) 또는 녹인 기 버터 1큰술

진짜 메이플 시럽이나 아가베 시럽 1큰술

물 2큰술

바닐라 농축액 ½작은술

바다소금 ¼작은술

아몬드 가루* 3큰술

코코넛 가루 또는 아몬드 가루 1큰술

차전차피 가루 또는 조각 1큰술

베이킹파우더 ¼작은술

간 계피 약간 (선택사항)

1. 볼에 달걀흰자, 오일이나 기, 시럽, 물, 바닐라 농축액, 바다소금을 넣고 빠르게 젓
   는다.
2. 여기에 가루류와 베이킹파우더를 넣고 완전히 섞일 때까지 휘젓는다.
3. 오일을 바른 전자레인지용 3인치짜리 둥근 라미킨 2개에 섞은 재료를 담아 전자
   레인지에 넣고 3분 동안 돌린다. 라미킨에서 머핀을 꺼내 반으로 자른 후 2분간
   노릇하게 굽는다.

* 너트−프리 식품을 사용하려면 아몬드 가루를 코코넛 가루 3큰술로 대체한다.
Note: 원한다면 계피 건포도 잉글리시 머핀을 만들 수도 있다. 계핏가루 ¼작은술
   과 건포도나 건크랜베리 2큰술만 레시피에 추가하면 된다.

뇌에 좋은 점
   달걀에는 콜린이 들어있는데, 콜린은 모든 세포막의 필수 성분을 만
드는 데 필요하며 뇌와 기억력 발달에 중요한 역할을 한다.[6]

아티초크와 시금치 그리스식 오믈렛
   이자벨라 웬츠(Izabella Wentz) 제공
   4인분

   달걀 10개
   잘게 썬 아티초크 하트(중앙 식용 부분) 1컵, 물에 담가둔 것
   큰 토마토 1개
   잘게 썬 신선한 어린 시금치 110g

다진 마늘 2쪽

다진 녹색 올리브 ⅔컵

말린 백리향 ½작은술

말린 오레가노 ½작은술

바다소금과 방금 간 후추

코코넛 오일 2큰술

1. 큰 그릇에 오일을 제외한 모든 재료를 넣고 섞는다.
2. 큰 냄비에 오일을 두르고 중불에 가열한다. 섞은 재료를 냄비에 붓는다. 1~2분 후에 오믈렛이 노릇노릇해지기 시작하면 반으로 접은 뒤, 속이 다 익을 때까지 1~2분 정도 더 굽는다. 바로 먹는다.

뇌에 좋은 점

시금치는 필로퀴논, 루틴, 질산염, 엽산, α-토코페롤, 캠페롤 등이 풍부하여 인지 감퇴를 늦추는 데 도움이 된다.[7]

LUNCH

가든 가스파초
나네트 아치거(Nanette Achziger) 제공

4인분

대충 썬 로마 토마토 4~5개

대충 썬 오이 ⅓개

대충 썬 붉은 피망 ½개

작은 양파 ¼개

삶은 병아리콩(가르반조콩) ¾컵

마늘 1쪽

레드와인식초 1큰술

얼음 1∼2줌

바다소금과 방금 간 후추

간 쿠민 1∼2꼬집

엑스트라버진 올리브 오일 2∼3큰술, 추가로 요리에 조금 뿌릴 양 조금

1. 블렌더에 토마토, 오이, 피망, 양파, 콩, 마늘, 식초, 얼음을 넣는다(섞는 동안 가스
   파초를 차게 유지하기 위해 1∼2줌의 얼음을 넣는다). 부드럽게 갈고, 마시기 좋은 농
   도가 되게 물을 추가한다.
2. 소금과 후추, 쿠민으로 간을 맞춘다.
3. 블렌더가 약하게 돌아가는 상태에서 오일을 뿌려 원하는 맛을 낸다. 작은 유리잔
   에 담고 오일을 더 뿌린다.

뇌에 좋은 점

마늘은 혈관성 치매와 알츠하이머병을 포함한 치매의 위험을 줄이고,
신경퇴행성 질환으로부터 뇌를 보호하는 데 효과가 있다.[8]

케일을 곁들인 야생 연어

데이브 아스프리(Dave Asprey) 제공

2인분

야생 연어(홍연어가 좋음) 필렛 2덩이

코코넛 오일 1작은술

바다소금

기 버터 3큰술

케일 1다발(약 340g), 줄기를 제거하고 잎을 잘게 찢은 것

다진 신선한 골파, 파슬리, 딜 1큰술씩

레몬 1개

1. 오븐을 160℃로 예열한다.

2. 오븐팬에 유산지를 깔고 연어를 올려놓는다. 오일을 바르고 소금을 뿌린 뒤 기 버터 1큰술을 바른다. 연어를 유산지로 감싸고 솔기를 접어 김이 빠져나가지 않게 한다.

3. 18분 동안 또는 생선이 미디엄 레어 상태가 될 때까지 굽는다.

4. 그동안 케일을 3분 동안 찌거나 살짝 데친다. 물기를 뺀 뒤 남은 기 버터 2큰술을 뿌리고 소금으로 간을 맞춘다.

5. 케일을 접시에 담는다. 그 위에 연어를 올리고 허브와 갓 짠 레몬즙을 뿌린다.

뇌에 좋은 점

기 버터는 오래전부터 기억력을 향상시키는 뇌 강장제로 사용되어왔다. 학습, 기억, 회상 등 세 가지 정신 기능을 모두 향상시킨다고 알려졌다.[9]

치킨 코코넛 밀크 카레

하일라 카스(Hyla Cass) 제공

4인분

유기농 무향 무가당 코코넛 밀크(순액, 무첨가제) 1컵

깍둑 썬 닭고기(가슴살이나 다리살) 1kg

잘게 썬 버섯 1컵

잘게 썬 브로콜리 1컵

잘게 썬 양파 1개

잘게 썬 마늘 4~5쪽

카레 가루 1큰술

다진 신선한 생강 1작은술

1. 중불에 큰 냄비를 놓고 코코넛 밀크, 닭고기, 버섯, 브로콜리, 양파, 마늘을 넣는
   다. 15분 동안 익힌다.
2. 카레 가루와 생강을 넣고 약불로 15~20분 정도 또는 간이 밸 때까지 더 익힌다.
   현미밥 위에 끼얹어 먹는다.

뇌에 좋은 점

버섯과 버섯 추출물은 면역 조절 효과를 비롯해 건강에 이로운 많은
효과가 있다. 많은 식용 버섯에 뇌세포에 긍정적인 영향을 미치는 희귀
하고 이국적인 화합물이 들어있는데, 이 활성 화합물 때문에 치매와 알
츠하이머병(AD) 예방 효과가 있는 것으로 보인다.[10]

카레 가루에는 항산화 작용, 항염증 작용, 항아밀로이드 활성화 작용
등을 하는 쿠르쿠민이 함유되어있다. 알츠하이머병(AD)의 동물 모델 연
구는 AD의 쿠르쿠민이 아밀로이드 병리를 감소시키는 데 직접적인 효
과가 있음을 입증한다.[11]

시원한 오이 샐러드

트레버 케이츠 제공

2인분

깍둑 썬 유기농 오이 2컵

얇게 썬 무 1컵

다진 파슬리 2컵

간 당근 ½컵

다진 민트 3큰술

다진 마늘 3쪽

레몬즙 3큰술

엑스트라버진 올리브 오일 2큰술

히말라야 바다소금 또는 셀틱 바다소금 ½작은술

호박씨 ½컵

큰 볼에 모든 재료를 넣고 섞는다. 차갑게 먹는다.

렌틸콩과 비트 수프

앨런 크리스찬슨 제공

3인분

프렌치 그린 렌틸콩 1컵

쿠민씨 2작은술

엑스트라버진 올리브 오일 2큰술

잘게 썬 셀러리 2줄기

얇게 썬 중간 크기 비트 3개

닭 육수나 채수 1ℓ

소금과 후추

1. 중간 크기의 그릇에 렌틸콩을 담고 잠길 만큼 물을 붓는다. 적어도 2시간 동안 담
   가 두었다가 물기를 뺀다.

2. 큰 냄비에 쿠민씨와 오일을 넣고 중불에서 향이 날 때까지 볶는다. 셀러리와 비

트를 추가하고 2~3분 동안 더 볶는다.

3. 냄비에 육수와 렌틸콩을 더하고 소금과 후추로 간을 맞춘다. 30~40분 동안 끓인다.

뇌에 좋은 점

렌틸콩은 비소처럼 뇌를 손상시키는 독소와 결합하여 독소를 몸에서 제거하는 역할을 한다.

비트는 메틸화 반응을 향상시켜 뇌가 뇌 화학물질을 더 효과적으로 생산하도록 돕는다. 또 엽산(비타민 B)이 풍부하여 기분을 좋게 하고 우울증을 완화시킨다. 인지력 저하와 알츠하이머병 같은 일부 치매는 낮은 엽산 수치와 관련이 있다.[12]

에너지 충전 타코 샐러드
헤더 두베 & 다미안 두베 제공
3~4인분

올리브 오일 2큰술

잘게 썬 닭가슴살 450g

마늘 칩 ½작은술

뭉텅 썬 노란 양파 1½컵

잘게 썬 넝쿨 토마토 1½컵

간 쿠민 2~3큰술

고춧가루 1½큰술

말린 오레가노 1작은술

천연 바다소금 2작은술

다진 고수 1½큰술

라임 ½개

여과된 물 ⅓컵

채 썬 양배추 6컵

작은 조각으로 썬 아보카도 1개

1. 큰 냄비를 중불에서 3~5분 정도 달군다. 냄비가 달궈지면, 올리브 오일과 닭고기를 넣고 거의 다 익을 때까지 익힌다.

2. 마늘, 양파 ½컵, 토마토 ½컵을 더하고 3~4분 정도 또는 양파가 무를 때까지 익힌다.

3. 불을 조금 줄이고 쿠민, 고춧가루, 오레가노, 소금, 고수, 라임즙을 넣은 후 수시로 저어가며 3분간 끓인다.

4. 물을 넣고 수시로 저어가며 3~5분간 더 끓인다.

5. 큰 접시에 양배추를 담는다. 숟가락으로 타코 혼합물을 떠서 양배추 위에 올려놓는다. 남은 양파, 토마토, 아보카도를 위에 얹어 먹는다.

다르게 먹는 방법

양배추를 살짝 데친 콜라드 잎 6~8장으로 대체한다. 접시에 콜라드를 깔고 타코 혼합물을 떠서 중앙에 놓는다. 남은 양파, 토마토, 아보카도를 위에 얹는다. 잎을 접어 부리토처럼 싸서 먹는다.

봄 새우와 블루베리 샐러드

일레인 데 산토스 제공

4인분

새우 450g, 껍질을 벗기고 내장을 빼내어 구운 것

무 ½컵

잘게 썬 로메인 상추 2통

얇게 썬 아보카도 1개

엑스트라버진 올리브 오일 2큰술

사과 식초 ¼컵

잘게 썬 리크(서양 대파) 1큰술

잘게 썬 신선한 딜 1큰술

블루베리 3컵

바다소금과 방금 간 후추

1. 큰 그릇에 새우와 무, 상추, 아보카도를 넣고 섞는다.
2. 작은 그릇에 오일, 식초, 리크, 딜, 블루베리를 넣고 저은 뒤 소금과 후추로 간을 맞춘다. 이 소스를 샐러드에 붓는다. 잘 섞어서 먹는다.

뇌에 좋은 점
후추는 기억력 장애와 해마의 신경퇴행을 개선한다.[13]

카레 치킨 샐러드
섀넌 가렛 제공
4인분

유기농 닭가슴살 4덩이

월계수 잎 1~2장

잘게 썬 셀러리 ½컵

잘게 썬 호두 ½컵

아보카도 마요네즈 ⅔컵

글루텐 프리 디종 머스터드 2작은술

카레 가루 1작은술

바다소금과 후추

샐러드용 채소

다진 신선한 파슬리 2작은술

다지거나 얇게 썬 아보카도 1개

석류 가종피(종자를 감싸고 있는 껍질-옮긴이)

1. 닭고기를 씻고 두드려 말린다. 찜통에 물을 붓고 월계수 잎을 넣는다. 찜기에 닭고기를 얹어 45~50분간 찐다. 너무 익히지 말자. 닭고기를 잠시 식혔다가 잘게 썬다.

2. 큰 그릇에 닭고기, 셀러리, 호두, 마요네즈, 머스터드, 카레 등을 넣고 버무린다. 잘 섞고 소금과 후추로 간을 맞춘다.

3. 접시에 샐러드용 채소를 담고 닭고기 샐러드를 올려놓는다. 파슬리, 아보카도, 석류 가종피로 장식한다. (원한다면 레몬즙과 엑스트라버진 올리브 오일을 채소에 뿌린다.)

뇌에 좋은 점

석류에는 언어적, 시각적 기억력을 포함한 가벼운 기억 상실을 개선하는 것으로 밝혀진 폴리페놀이 들어있다.[14]

향긋한 칠면조 고기로 속을 채운 주키니 보트

도나 게이츠(Donna Gates) 제공

4인분

씻어서 데친 주키니 호박 4개

코코넛 오일 2~3큰술

다진 마늘 3쪽

다진 양파 1개

다진 셀러리 2줄기

잘게 썬 신선한 파슬리 3큰술

말린 오레가노 1작은술

파프리카 가루 1작은술

후추 ½작은술

카이엔페퍼 가루 ¼작은술

셀틱 바다소금 ¼작은술

간 칠면조 고기 450g

풀어놓은 달걀 2개

1. 오븐을 190℃로 예열한다.
2. 주키니 호박을 세로로 반으로 갈라 껍질이 뚫리지 않도록 주의하며 씨를 긁어 낸다.
3. 중불에 올려놓은 큰 냄비에 오일을 두르고 마늘, 양파, 셀러리를 넣어 양파가 반 투명해질 때까지 볶는다. 향신료와 소금을 넣고 몇 분 더 익힌다. 칠면조 고기와 달걀을 넣고 불을 끈다.
4. 각 주키니에 섞은 재료를 듬뿍 채워 넣고 오븐용 그릇에 담는다.
5. 30분 동안 또는 칠면조 고기가 노릇노릇해지고 전체적으로 익을 때까지 오븐에서 굽는다.

뇌에 좋은 점

파슬리에는 퀘르세틴이 함유되어있는데, 퀘르세틴은 항산화 및 항염증 기능이 강해 신경퇴행성 질환의 위험을 줄이는 등 건강에 매우 이롭다.[15]

연어 차우더

안드레아 나카야마(Andrea Nakayama) 제공

베터후드 PDX(Betterhood PDX)의 안드레아 리빙스턴(Andrea Livingston)이 기능영
양연합(Functional Nutrition Alliance)을 위해 만든 레시피

4~6인분

기 버터 1큰술

잘게 썬 중간 크기 양파 1개

잘게 썬 셀러리 2줄기

말린 딜 2작은술 또는 신선한 딜 2큰술

말린 백리향 1작은술

껍질을 벗기고 작게 깍둑 썬 중간 크기 순무 또는 파스닙 1개

잘게 썬 중간 크기 당근 2개

닭 육수, 생선육수, 채수 중 하나 4컵

코코넛 밀크 1캔(400g)

껍질을 벗기고 깍둑 썬 야생 연어 필렛 450g

바다소금과 후추

1. 큰 냄비에 기 버터를 넣고 중불로 달군 뒤, 양파를 넣고 부드러워질 때까지 끓인
   다. 셀러리, 딜, 백리향을 더해 잘 섞고 1분간 끓인다. 순무나 파스닙, 당근을 넣고
   3~5분간 더 끓인다.
2. 육수와 코코넛 밀크를 넣고 10~15분 또는 채소가 무를 때까지 끓인다. 연어를 추
   가하고 5분간 더 끓인다. 소금과 후추로 간을 맞춘다.

뇌에 좋은 점

순무, 파스닙, 당근은 모두 마이크로바이옴을 구성하는 각기 다른 프

리바이오틱스가 함유된 뿌리채소로, 더 강한 세포를 생성하도록 돕는다.

시금치 사과 호두 샐러드

신시아 파스켈라(Cynthia Pasquella) 제공

2인분

호두 ½컵

생꿀 2큰술

어린 시금치 4컵

씨를 빼내고 잘게 썬 후지 사과 ½개

레몬즙 2큰술

올리브 오일 2큰술

1. 오븐을 170℃로 예열한다.
2. 오븐팬에 호두를 한 겹 깔고 꿀을 뿌린다. 가끔씩 저으면서 10분간 굽는다.
3. 큰 그릇에 구운 호두와 시금치, 사과, 레몬즙, 오일을 넣고 잘 섞어서 먹는다.

다르게 먹는 방법

호두 대신 아몬드를, 후지 사과 대신 그래니 스미스(Granny Smith) 사과를 넣어보자. 그러면 약간 톡 쏘는 신선한 맛이 날 것이다. 집에 꿀이 없다면 아가베 시럽이나 당밀 2큰술을 넣는다.

뇌에 좋은 점

사과에는 퀘르세틴이 함유되어 있는데, 퀘르세틴은 항산화 및 항염증 작용이 뛰어나 신경퇴행성 질환의 위험을 줄이는 등 수많은 건강상의 이점을 가지고 있다.[16]

꿀은 기억과 관련된 뇌 영역을 개선하고, 뇌의 산화 스트레스를 줄여주며, BDNF(뇌유래신경성장인자)와 뇌 화학물질인 아세틸콜린의 농도를 증가시킨다.[17]

크림 당근 카레 수프

오션 로빈스 제공

4인분

잘게 썬 당근 2컵

다진 양파 1½컵

물 3컵

생캐슈너트 또는 볶은 캐슈너트(오일 없이 볶은 것으로 무염이나 저염 사용) ½컵

유기농 또는 비GMO 인증 타마리 간장 또는 코코넛 아미노스 소스 1큰술

카레 가루 2작은술(매운 맛이 좋으면 추가)

강황 가루 ½작은술

잘게 썬 파슬리 ¼컵

1. 냄비를 강불에 올리고 당근, 양파, 물을 넣어 섞는다. 뚜껑을 덮고 끓이다가 불을 줄이고 10분간 더 끓인다.

2. 블렌더에 끓인 재료와 캐슈너트, 간장, 카레 가루, 강황 가루를 넣고 크림처럼 될 때까지 섞는다.

3. 파슬리를 얹어 따뜻할 때 먹는다.

구운 닭가슴살과 배 비네그레트소스 샐러드

리사 스티머 제공

4인분

닭고기

닭가슴살 2덩이(각 140~170g), 두들겨 약 1.2cm 두께로 만든 것

포도씨유 2작은술

바다소금과 후추

샐러드와 드레싱

헤이즐넛 오일이나 피칸 오일(또는 아보카도 오일, 포도씨유) 5큰술

배 식초나 사과 식초 3큰술 + 껍질을 벗기고 잘게 썬 배 ¼개, 혼합한 드레싱

순액 메이플 시럽 또는 아가베 시럽 1½큰술

바다소금

카이엔페퍼 가루 약간

볶은 헤이즐넛 또는 피칸 ¼컵

얇게 썬 잘 익은 배 2개

신선한 산딸기 60㎖

샐러드용 어린채소 믹스 340g

1. 그릴을 중강불로 가열한다. 닭고기에 포도씨유를 바르고, 소금과 후춧가루를 뿌린 다음, 닭고기를 한 면당 4분씩 또는 그릴 자국이 생기고 닭이 완전히 익을 때까지 굽는다. 불을 끄고 3분간 식힌다. 닭고기를 0.6cm 두께로 자른 뒤 10등분하여 총 20조각을 만든다.

2. 블렌더에 오일, 식초, 시럽 ½큰술, 소금과 카이엔페퍼를 넣고 섞어 드레싱을 완성한다.

3. 오븐을 150℃로 예열한다. 견과류를 10분 동안 또는 약간 갈색이 될 때까지 굽고 식힌 뒤 잘게 썬다. 그릇에 옮겨 담고 남은 시럽 1큰술, 바다소금, 고춧가루를 뿌려서 간을 맞춘다. 고르게 섞는다.

4. 접시 4개의 가장자리에 배와 산딸기를 나눠 얹고, 샐러드 믹스를 드레싱의 절반과 섞어 접시 가운데에 고루 놓는다. 닭고기 조각들을 샐러드 위에 얹고, 견과류를 뿌린다. 나머지 드레싱을 끼얹어 바로 먹는다.

뇌에 좋은 점

피칸/피칸 오일은 오메가3 지방산이 많이 들어있다. 이 중요한 영양소는 몸에서 저절로 합성되지 않아서 음식을 통해 섭취해야 한다. 오메가3는 장과 뇌에서 염증을 낮추는 유전자를 활성화시킨다.

'샘(Sam)' 샐러드

이자벨라 웬츠 제공

4인분

익힌 연어 필렛 4조각(각 85~113g)

아보카도 1개

잘 익은 망고 1개

마요네즈 ¼컵

연어, 아보카도, 망고를 잘게 썬다. 마요네즈를 뿌려서 섞고 즉시 먹는다.

뇌에 좋은 점

망고에는 폴리페놀이 다량 함유되어있는데, 폴리페놀은 산화 스트레스에 따른 손상으로부터 뇌세포를 보호하는 항산화제다. [18]

간편한 사우어크라우트

막달레나 위젤라키(Magdalena Wszelaki) 제공

1~2인분

유당 발효 사우어크라우트 1컵

볶은 쿠민씨 1작은술

브로콜리새싹 ½컵

얇게 썬 아보카도 ½개

중간 크기 당근 1개, 갈은 것

검은깨 1작은술 (선택사항)

엑스트라버진 올리브 오일 2큰술

식사용 그릇에 사우어크라우트와 쿠민씨를 넣고 섞는다. 브로콜리, 아보카도, 당근을 추가한다. 검은깨를 뿌리고, 오일을 끼얹어 먹는다.

뇌에 좋은 점

사우어크라우트는 음식의 안팎에서 박테리아가 자라는 발효 식품이다. 이 박테리아는 우리가 구할 수 있는 최고의 해독제 중 하나로 뇌와 몸에서 다양한 독소와 중금속을 빼낸다. 이 박테리아에는 보충제보다 100배 더 많은 프로바이오틱이 함유되어 있다. 우리는 매일 양배추로 만든 사우어크라우트나 김치 같은 발효 식품을 한 젓가락씩이라도 조금씩 먹을 필요가 있다.

DINNER

<u>산꼬초</u>

나네트 아치거 제공

4인분

    엑스트라버진 올리브 오일 2큰술

    다진 양파 1개

    다진 마늘 6쪽

    다진 하바네로 고추 1개

    닭 육수 4컵

    얇게 썬 셀러리 2줄기

    반달 모양으로 썬 당근 1개

    깍둑 썬 작은 카사바 1개

    잘 익은 플랜틴 바나나 1개, 반달 모양으로 썰기

    덜 익은 플랜틴 바나나 1개, 반달 모양으로 썰기

    깍둑 썬 토마토 1개

    바다소금 1작은술

    방금 간 후추

    잘게 썬 고수 ¼컵

    삶아서 깍둑 썬 닭고기 2컵

1. 큰 냄비를 중불에 올리고, 오일과 양파를 넣고 4분간 끓인다. 마늘과 하바네로를 넣고 1분 더 끓인다.
2. 닭고기를 제외한 나머지 재료를 다 넣고 25분간 또는 채소가 연해질 때까지 끓인다.

3. 닭고기를 넣고 5분간 더 끓여서 먹는다.

뇌에 좋은 점

카사바는 마이크로바이옴을 구성하는 다양한 프리바이오틱스가 함유된 뿌리채소로, 좋은 재료를 공급하여 더 강한 세포를 생성하도록 돕는다.

양고기 칠리

데이브 아스프리 제공

2인분

얇게 썬 리크 1개

잘게 썬 당근 2개

잘게 썬 셀러리 4줄기

물 2컵

얇게 썬 아스파라거스 ½컵

잘게 썬 콜리플라워 1컵

잘게 썬 주키니 호박 또는 여름 호박 1컵

풀을 먹인 양고기나 소고기 450g, 다진 것

사과 식초 1작은술

다진 고수 1작은술

간 쿠민 1작은술

올스파이스 1작은술

말린 오레가노 1큰술

월계수 잎 1장

바다소금 1작은술

1. 큰 냄비를 중불에 달군다. 양고기를 넣고 주걱으로 자주 섞어가며 완전히 익힌다.

2. 주키니 호박과 청경채를 넣고, 약간 무를 때까지 자주 저어가며 익힌다.

3. 불을 약하게 줄이고 카레, 강황, 카다멈, 소금, 두 가지 코코넛 밀크를 넣는다. 화상을 입지 않게 조심하면서 2∼3분간 익힌다.

4. 불을 끄고 그릇에 담아 먹는다.

감귤 소스 미트볼과 바삭바삭한 고구마 국수

일레인 데 산토스 제공

4인분

코코넛 오일 8큰술, 나누어 사용

다진 양파 ½개

다진 마늘 2쪽

간 생강 1작은술

간 소고기 450g

잘게 썬 신선한 백리향 1큰술

바다소금과 방금 간 후추

신선한 오렌지 주스 ½컵

코코넛 아미노스 소스 ¼컵

껍질을 벗긴 큰 고구마 2개

1. 큰 냄비에 오일 2큰술을 넣고 중불에 가열한다. 냄비가 달궈지면, 양파를 넣고 8분 동안 또는 양파가 반투명해질 때까지 볶는다. 마늘과 생강을 넣고 1분간 향이 날 때까지 더 볶는다. 불을 끄고 볶은 재료를 그릇에 담아 식힌다.

2. 볶은 재료가 식으면 믹싱볼에 넣는다. 소고기와 백리향도 넣는다. 소금과 후추로 간을 맞추고, 모든 재료가 잘 어우러지게 섞은 다음, 지름 약 4cm 크기의 미트볼

로 만든다.

3. 양파를 볶는 데 사용했던 냄비에 오일 2큰술을 넣고 중불에 달궈 미트볼을 넣는다. 한 면을 3분간 익혀 노릇노릇해지면 뒤집어 익히고, 오렌지 주스와 코코넛 아미노스 소스를 추가한다. 뚜껑을 덮고 10분간 또는 미트볼이 완전히 익을 때까지 익힌다. 냄비에서 미트볼만 건져낸다.

4. 냄비에 있는 국물을 중강불에서 5~10분 정도 끓여 반으로 졸아들게 한다. 이 소스도 따로 담아둔다.

5. 채칼(필러)이나 채소 제면기(spiralizer)를 이용하여 고구마를 국수처럼 길게 썰어낸다.

6. 다른 냄비에 오일 2큰술을 두르고 중불에 달궈 고구마 국수의 반을 넣는다. 10분간 저어가며 익히되, 너무 자주 젓지 않아야 고구마가 노릇하게 익는다. 다 익으면 그릇에 담고, 남은 오일 2큰술을 달구어 나머지 고구마 국수도 익힌다. 고구마 국수 위에 미트볼을 얹는다.

뇌에 좋은 점

생강은 아밀로이드 생성을 저해하여 뇌에서 반점이 발달하는 걸 막는다.[20]

코코넛 알프레도 소스 치킨 브로콜리

일레인 데 산토스 제공

4인분

레몬즙 ¼컵

이탈리안 허브 시즈닝 1½작은술

바다소금과 방금 간 후추

한입 크기로 자른 닭가슴살 반쪽 3덩이

아몬드 가루 ¼컵

신선한 브로콜리 꽃 2컵

코코넛 오일 1½큰술

다진 마늘 3쪽, 나눠서 사용

기 버터 2큰술

갈분 ¼컵

전지 코코넛 밀크 2컵

익힌 국수호박(스파게티 스쿼시) 340g

1. 큰 그릇에 레몬즙과 시즈닝을 넣고 소금과 후추로 간을 맞춘다. 여기에 닭고기를 넣고 양념이 잘 배도록 버무린다. 닭고기를 작은 그릇으로 옮기고 위에 아몬드 가루를 뿌린다.

2. 브로콜리 꽃 부분을 부드럽고 바삭해질 때까지 찐다. 물기를 빼고 찬물로 씻은 후 다시 물기를 빼서 옆에 놔둔다.

3. 큰 냄비에 오일을 두르고 중강불에 달군다. 다진 마늘 2쪽과 닭고기를 넣고 가끔 뒤집으면서 10~15분 또는 노릇노릇해질 때까지 익힌 다음, 냄비에서 꺼낸다.

4. 냄비에 기와 남은 마늘을 넣는다. 갈분도 넣고 계속 저어준다. 거품이 일면 코코넛 밀크를 넣고 크림처럼 될 때까지 젓는다. 닭고기와 브로콜리를 넣고 저어가며 소스를 고루 묻힌다.

5. 요리를 따뜻한 국수호박 위에 얹는다. 후추를 뿌려서 먹는다.

뇌에 좋은 점

브로콜리에는 비타민 K와 콜린이 다량 함유되어 예민한 기억력을 유지하는 데 도움이 된다.

코코넛 밀크가 든 근대 볶음

샤넌 가렛 제공

4인분

코코넛 오일 1작은술

얇게 썬 양파 1개

얇게 썬 큰 리크 1개

전지 코코넛 밀크 ½컵

얇게 썬 스위스 차드(근대) 1다발

카레 가루 1작은술

바다소금 ½작은술

후추 1작은술

1. 큰 냄비에 오일을 두르고 중약불로 달군 후 양파와 리크를 넣는다. 채소가 무를 때까지 5~7분 동안 익힌다.

2. 코코넛 밀크, 스위스 차드, 카레, 소금, 후추를 추가한다. 3분 동안 또는 스위스 차드가 연해질 때까지 볶는다.

3. 식기 전에 바로 먹는다.

제안: 굽거나 익힌 야생 연어에 레몬즙을 뿌려서 함께 먹으면 좋다.

텍스 – 멕스(또는 이탈리아) 기장과 아마란스 옥수수 캐서롤

도나 게이츠 제공

코코넛 오일 또는 기 버터 1큰술

다진 양파 1개

깍둑 썬 맵지 않은 청고추 1개 (선택사항)

멕시칸 시즈닝(Frontier Co-op 제품) 또는 유사한 양념 1¾작은술

셀틱 바다소금 1큰술

기장 1½컵, 8시간 이상 불린 것

아마란스 ½컵, 8시간 이상 불린 것

생옥수수 8개 또는 냉동 옥수수 450g

여과된 물 또는 육수 6컵

큰 빨간 피망 1개, 씨를 빼고 잘게 썬 것

A. 보겔(A. Vogel)의 허바마레(Herbamare, 해조류, 채소, 허브로 만든 바다소금)
1작은술

1. 오븐을 170℃로 예열한다. 3ℓ 크기의 캐서롤 접시에 버터를 바른다.
2. 냄비를 중강불에 올리고 오일을 두른 뒤 양파, 고추(사용할 경우), 멕시칸 시즈닝,
   소금을 넣고 양파가 반투명해질 때까지 익힌다.*
3. 기장, 아마란스, 옥수수, 물을 넣는다. 뚜껑을 덮고 불을 낮추어 30분간 끓인다.
4. 피망과 허바마레를 넣고 간을 맞춘다.
5. 끓은 음식을 캐서롤 접시에 붓는다. 원한다면 소량의 기 버터를 군데군데 뿌린다.
   30분 동안 오븐에 굽는다.

   * 이탈리아풍의 요리를 만들려면 멕시칸 시즈닝 대신 이탈리안 시즈닝 1큰술을
     사용하고, 옥수수와 청고추 대신 주키니 호박과 표고버섯을 사용한다.

홍연어 코코넛 카레

랜디 하트넬 제공

2~4인분

유기농 엑스트라버진 올리브 오일 또는 유기농 마카다미아 너트 오일 1큰술

다진 큰 샬롯 1개(또는 흰 양파나 노란 양파 ½개)

다진 신선한 생강 2작은술

다진 마늘 2쪽

태국산 그린 카레 페이스트 2~3큰술

무가당 코코넛 밀크 1캔

흑설탕 1큰술 (선택사항)

닭 육수, 채수, 물 중 하나 1컵

다듬은 어린 청경채 2송이

잘게 썬 신선한 토마토 2개

알래스카산 야생 홍연어 2~4인분

소금과 후추

흑미 또는 갈색 자스민 쌀 (선택사항)

신선한 고수

1. 연어 2~4인분을 다 담을 수 있을 만큼 큰 냄비에 오일을 넣고 중불에 가열한다. 샬롯, 생강, 마늘을 넣고 5분 동안 또는 양파가 무르기 시작할 때까지 볶는다.

2. 카레 페이스트를 넣고 1분 동안 또는 향이 날 때까지 볶는다. 코코넛 밀크(크림이 더 묽은 액체와 분리되어 있으면 먼저 저어준다), 흑설탕(사용할 경우), 육수를 넣고 약불에서 뭉근히 끓인다. 청경채와 토마토도 넣는다. 뚜껑을 덮고 2분간 또는 청경채가 연해질 때까지 끓인다.

3. 연어에 소금과 후추를 뿌려 간을 맞춘 후, 육수에 집어넣는다. 뚜껑을 덮고 취향에 따라 연어가 갓 익을 때까지 4~5분 동안 끓인다. 연어는 약불에 살짝 익혀야 살이 부서지지 않고 부드럽다. 얇게 갈라지기 시작하면 연어가 다 익은 것이다.

4. 밥(사용할 경우) 위에 카레를 얹고 고수로 장식한다.

채소를 곁들인 모로코 치킨

안드레아 나카야마 제공

4인분

기 버터 1큰술

얇게 썬 샬롯 ½컵

껍질을 벗기고 잘게 썬 신선한 생강 1큰술

강황 가루 1작은술

간 계피 1작은술

파프리카 가루 2작은술

고수 가루 ½작은술

간 쿠민 ½작은술

바다소금 1작은술 이상(간에 따라 추가)

잘게 썬 토마토 2컵

닭 육수 2컵

껍질을 벗기고 씨를 빼고 얇게 썬 레몬 1개

잘게 썬 고수 잎 ½컵

닭다리 6개, 뼈를 발라내고 껍질을 벗긴 것

녹색 케일, 근대, 시금치 ½송이씩, 잘게 썬 것

레몬즙 ½개

후추

1. 큰 팬이나 냄비를 중불에 올리고, 기, 샬롯, 생강을 넣고 부드러워질 때까지 익힌다. 강황, 계피, 파프리카, 고수, 쿠민, 소금을 넣고 1분 동안 빠르게 볶는다. 토마토, 육수, 얇게 썬 레몬, 고수 잎을 넣고 10분간 끓인다.
2. 닭고기를 넣고 뚜껑을 덮고 30분간 뭉근히 끓인다.

3. 채소와 레몬즙을 넣는다. 뚜껑을 덮고 5~10분간 끓인다. 불을 끄고 소금과 후추로 간을 맞춘다.

뇌에 좋은 점

고수에는 베타카로틴, 베타크립토잔틴, 루테인과 제아잔틴이 최고 수준으로 함유되어있는데, 이런 성분은 평생에 걸쳐 시각적, 인지적 기능을 향상시킨다고 알려졌다. 이런 식물성 영양소는 항염증 작용을 해 (특히 어린이의) 뇌 구조와 발육을 향상시키며 눈병을 예방한다. 성인의 경우 식단에 루테인이 많이 포함되면 인지수행 능력이 향상된다.[21]

고수 및 오레가노 해독 페스토

크리스타 오레치오(Christa Orecchio) 제공

약 1컵 분량

씻어서 말리고 끝을 잘라낸 신선한 고수 1다발

신선한 오레가노 2큰술

라임즙 1개

엑스트라버진 올리브 오일 ¾컵

잣 ⅓컵 (선택사항)

다진 마늘 2쪽

바다소금

소금을 제외한 모든 재료를 블렌더에 넣고 돌린다. 소금을 넣어 간을 맞춘다. 진한 샐러드드레싱, 채소용 소스, 닭이나 생선 요리의 토핑으로 사용한다.

뇌에 좋은 점

잣은 견과류가 아니라 씨앗으로, 노화와 관련된 뇌기능 장애를 위한 식이요법에 사용할 수 있다.[22]

렌틸-캐슈 카레 버거

신시아 파스켈라 제공

6인분

물 1컵

씻은 붉은 렌틸콩 ½컵

소금 약간

생캐슈너트 ¾컵

잘게 썬 양파 1개

코코넛 오일 6작은술

잘게 썬 버섯 1컵

다진 마늘 1쪽

카레 가루 2작은술

전통식 귀리 ½컵

큰 상추 잎 6장

1. 냄비에 물과 렌틸콩, 소금을 넣고 끓인다. 끓기 시작하면 불을 줄이고 뚜껑을 일부 덮고 렌틸콩이 푹 익을 때까지 삶는다. 체에 밭쳐 물기를 빼고, 식힌다.

2. 그사이 캐슈너트를 다른 냄비에 넣고 중강불에서 4분간 또는 향이 날 때까지 볶아 건져낸다.

3. 같은 냄비를 중불에 올려 양파와 코코넛 오일 1작은술을 넣고 양파가 투명해질 때까지 익힌다. 버섯, 마늘, 카레 가루, 물 3큰술을 추가하고 2분간 끓인다. 불을

끄고 옆에 놔둔다.

4. 푸드 프로세서에 캐슈너트와 렌틸콩을 넣고 결이 생길 때까지 돌린다. 볼에 옮겨 담고 버섯 혼합물과 귀리를 더해 고루 섞는다.

5. 혼합한 재료를 6등분한 뒤 각각 뭉쳐 버거용 패티를 만든다. 냄비에 나머지 코코 넛 오일 5작은술(또는 필요하면 더 많은 양)을 넣고 중불에서 패티를 한 면당 4분 씩 또는 노릇노릇하게 완전히 익을 때까지 굽는다.

6. 상추에 패티를 싸서 좋아하는 토핑을 넣고 즐긴다.

다르게 먹는 방법

한꺼번에 많이 만들어서 냉동해두었다 먹기에 좋다. 패티를 1장씩 포장해 냉동실에 최대 30일까지 보관한다. 취향에 따라 카레 가루로 매운 맛을 조절할 수 있다.

뇌에 좋은 점

상추는 인지 감퇴를 늦추는 데 도움이 된다. 필로퀴논, 루테인, 질산염, 엽산, α-토코페롤, 캠페롤이 풍부한 녹색채소를 매일 한 접시씩 먹어도 이와 같은 효과가 있다.[23]

호두와 퀴노아

오션 로빈스 제공

올리브 오일 1큰술

잘게 썬 셀러리 1줄기

잘게 썬 중간 크기 당근 1개

잘게 썬 중간 크기 양파 1개

얇게 썬 양송이버섯 6개

리엔느(julienne) 기구를 연결시키자. 칼로 썰 경우에는, 호박을 길이로 넓적하게 얇게 썬 뒤 그것들을 뉘여 길게 채 썰면 된다. 가운데 씨 부분은 버린다.

레드 와인과 발사믹 소스를 곁들인 어린 양 갈비

리사 스티머 제공

4인분

지방 제거한 어린 양갈비 약 1kg

말리거나 신선한 로즈메리, 잘게 썬 것

마늘 과립 또는 분말

바다소금과 후추

아황산염이 없는 레드 와인 ¼컵

소 육수 ¼컵

발사믹 식초 ½컵

기 버터 1큰술

참마 퓨레(기와 바다소금으로 간한 것)

찐 브로콜리 또는 녹두(기와 바다소금으로 간한 것)

1. 오븐용 그릴을 230℃로 예열한다.

2. 양갈비 양면에 로즈메리, 마늘, 소금, 후추를 뿌린다. 갈비뼈는 포일로 감싼다. 두툼한 살코기가 아래로 가도록 오븐팬에 얹는다. 불에서 20~25㎝ 거리에 팬을 넣고 8분 동안 굽는다. 양갈비를 뒤집어 7분 동안 굽는다(미디엄 레어일 경우). 오븐에서 꺼내어 3분간 놔둔다. 갈비뼈에서 포일을 벗기고 뼈 사이를 잘라 고르게 나눈다.

3. 프라이팬에 와인, 육수, 식초를 넣고, 뭉근하게 끓이면서 묽은 시럽이 될 때까지 졸인다. 기, 소금, 후추로 간을 맞춘다.

4. 접시 중앙에 참마 퓨레를 듬뿍 얹고, 갈빗대를 기대어 놓는다. 퓨레 옆에 소스를 약간 붓고 그 위에도 갈빗대를 올린다. 접시 반대쪽에 브로콜리나 녹두를 가지런히 배열한다.

뇌에 좋은 점

발사믹 식초는 인지 기능을 향상시킨다는 가설이 제기되었다.[24]

<u>디종 드레싱을 곁들인 3색 샐러드와 구운 연어</u>

JJ 버진(JJ Virgin) 제공

2인분

샐러드

레몬즙 2작은술

잘게 썬 샬롯 1큰술

디종 머스터드 2작은술

바다소금 ⅛작은술

방금 간 후추 ⅛작은술

엑스트라버진 올리브 오일 4작은술

얇게 썬 라디치오(적색 치커리) 2컵

얇게 썬 벨기에산 엔다이브 1컵

어린 루콜라 3컵

연어

올리브 오일 1작은술

야생 연어 필렛 2덩이

바다소금 ⅛작은술

방금 간 후추 ⅛작은술

1. 샐러드 요리법 : 작은 그릇에 레몬즙, 샬롯, 겨자, 소금, 후추를 넣고 섞는다. 오일을 넣고 잘 섞일 때까지 저은 후에 옆에 놔둔다. 다른 그릇에 라디치오, 엔다이브, 루콜라를 넣고 섞어서 따로 놔둔다.
2. 연어 요리법 : 눌어붙지 않는 작은 냄비에 오일을 넣고 중불에 가열한다. 소금과 후추를 뿌린 연어를 살이 아래로 가도록 냄비에 올려놓는다. 한 면당 4~5분 또는 포크로 연어 살이 쉽게 갈라질 때까지 굽는다. 냄비에서 꺼낸다.
3. 드레싱과 샐러드를 잘 섞어서 두 개의 접시에 나누어 담는다. 샐러드 위에 각각 연어를 얹는다.

뇌에 좋은 점
루콜라는 필로퀴논, 루틴, 질산염, 엽산, α－토코페롤, 캠페롤 등이 풍부하여 인지 감퇴를 늦추는 데 도움이 된다.[25]

곁들이 메뉴

레몬 제스트를 곁들인 아스파라거스 구이
4인분

아스파라거스 600g
야자열매 오일 1큰술
바다소금 ¼작은술
방금 간 후추 ⅛작은술
신선한 레몬 제스트 2작은술
잘게 썬 신선한 파슬리 2작은술

1. 오븐을 200℃로 예열한다. 큰 오븐팬에 오일을 살짝 바른다.

2. 중간 크기 그릇에 아스파라거스, 오일, 소금, 후추를 넣고 섞는다. 아스파라거스를 오븐팬에 얇게 깐다.

3. 팬을 한두 번 흔들어가며 10~12분 정도 또는 아스파라거스가 연해질 때까지 굽는다. 오븐에서 꺼내어 레몬 제스트와 파슬리를 넣고 버무린다. 따뜻하게 또는 차갑게 먹는다.

구운 호두를 곁들인 블루베리 돼지고기 안심과 어린 시금치 볶음
이자벨라 웬츠 제공

2인분

돼지고기 안심
    잘게 썬 중간 크기 양파 1개
    냉동 블루베리 2컵, 해동한 것
    사과 식초 ½컵
    생꿀 2작은술
    말린 백리향 1작은술
    코코넛 오일 ¼컵, 그릴 석쇠에 바를 용도
    돼지고기 안심 220g
    마늘 가루 1작은술
    바다소금과 방금 간 후추

시금치 볶음
    올리브 오일 1큰술
    다진 마늘 1쪽
    어린 시금치 280g

발사믹 식초 1큰술

바다소금과 방금 간 후추

구운 호두 ¼컵

1. 돼지고기 안심 요리법 : 큰 그릇에 양파, 블루베리, 사과 식초, 꿀, 백리향을 넣고 잘 섞은 다음, 뚜껑을 덮어 냉장고에 밤새 넣어두거나 실온에서 1시간 동안 놔둔다.

2. 그릴을 중강 수준으로 예열한다. 그릴 석쇠에 코코넛 오일을 바른다. 안심에 마늘 가루와 소금, 후추를 뿌리고, 한 면을 4~5분 또는 맑은 육즙이 흐를 때까지 굽는다. 그릴에서 안심을 꺼내어 소스를 부어 바로 먹는다.

3. 시금치 요리법 : 큰 냄비에 올리브 오일을 넣고 중불로 가열한다. 다진 마늘을 넣고 1분간 볶는다. 시금치를 조금씩 넣고 살짝 익을 때까지 집게로 뒤적이며 조리한다. 발사믹 식초를 뿌리고 소금과 후추로 간을 맞춘 다음 호두를 위에 얹는다.

DESSERTS

초콜릿 코코넛 크림과 과일

나네트 아치거 제공

2인분

전지 코코넛 밀크 1캔, 밤새 냉장 보관

생카카오 분말 ¼컵

메이플 시럽 1큰술

반달 모양으로 자른 키위 2개

베리 1컵

견과류(아몬드, 호두, 피칸, 피스타치오 등) ⅔컵

1. 굳은 코코넛 밀크를 큰 그릇에 담고 핸드 믹서로 1분간 휘저은 다음, 카카오 분말
   과 메이플 시럽을 추가한다. 다시 1~2분 정도 더 휘저어 완전히 섞는다.
2. 그릇 2개에 크림을 나누어 담고 키위, 베리, 견과류를 올린다.
   참고 : 크림은 전날 밤에 만들어 냉장 보관할 수도 있다.

뇌에 좋은 점

베리류와 카카오에는 식이성 플라보노이드가 들어있는데, 이것은 신
경독소에서 유발된 부상으로부터 뉴런을 보호하고, 뇌 염증을 억제하
며, 기억과 학습, 인지 기능을 향상시키는 등 여러 방법으로 뇌를 보호
한다고 알려졌다. 그러므로 평생 플라보노이드가 풍부한 식품을 섭취하
면 다양한 신경 질환과 관련된 신경 변성을 억제하고 인지 수행 능력의
정상적 또는 비정상적 악화를 방지하거나 호전시킬 수 있다.[26]

프로틴 코코넛 초콜릿 푸딩
조쉬 액스 제공
4인분

코코넛 밀크 3캔, 밤새 냉장 보관
코코넛 설탕 ½컵
70% 이상 다크 무가당 초콜릿 110g
에인션트 뉴트리션(Ancient Nutrition) 제품 닭 뼈 추출 단백질 보충제(Bone Broth
Protein Powder) 3스쿱
코코아 가루 2큰술
산딸기 한 움큼

1. 굳은 코코넛 밀크를 중간 크기 볼에 옮겨 담고, 핸드 믹서로 거품이 생길 때까지

휘저은 다음 냉장고에 넣는다. 캔에 있는 코코넛 물은 남겨둔다.

2. 중약불에 작은 팬을 올려놓고 코코넛 설탕, 초콜릿, 남겨둔 코코넛 물을 넣는다. 잘 섞일 때까지 부드럽게 젓는다.

3. 불을 중불로 올린다. 단백질 보충제와 코코아 가루를 넣어 잘 섞은 뒤 식힌다.

4. 코코넛 크림을 냉장고에서 꺼내어 식힌 초콜릿 혼합물에 붓는다. 잘 섞일 때까지 휘젓는다. 이를 다시 냉장고에 넣고 2시간 또는 굳을 때까지 둔다.

5. 산딸기를 얹어서 먹는다.

코코넛 가루 레몬 타르트

도나 게이츠 제공

타르트 1개 분량

타르트지

코코넛 가루 ¾컵

녹인 기 버터 1큰술

코코넛 오일 3큰술

MCT 오일(코코넛 오일을 정제하여 만든 것) 1큰술

몽크프루트 스위트너 클래식(라칸토 사에서 만든 설탕 대용품) 1큰술

달걀 2개

필링

레몬즙 ¾컵과 레몬 1개분의 제스트 *

스테비아 액상 농축액(바디 에코로지 사 제품) 2큰술

몽크프루트 스위트너 클래식 4큰술

MCT 오일 2큰술

달걀 2개와 노른자 2개

기 버터 2큰술

1. 오븐을 170℃로 예열한다.
2. 중간 크기 그릇에 코코넛 가루, 기, 오일, 몽크프루트, 달걀을 넣고 반죽을 만든다.
3. 9인치 스프링폼 팬(테두리를 벗겨낼 수 있는 베이킹 팬 – 옮긴이)에 오일을 두르고 반죽을 팬 바닥에 단단히 눌러가며 깐 다음, 오븐에 10분 동안 굽는다. 오븐에서 꺼내어 식힌다.
4. 블렌더에 레몬즙과 제스트, 스테비아, 몽크프루트, 오일, 달걀을 넣고, 고속으로 혼합한다.
5. 중간 크기 냄비에 혼합물을 붓고 약불에 올린다. 기를 추가하고 혼합물이 걸쭉해질 때까지 젓는다.
6. 필링을 타르트지에 붓고 오븐에 10분 동안 굽는다. 꺼내어 상온으로 식히고 몇 시간 또는 차가워질 때까지 냉장 보관한다.

* 만약 당신이 옥살산염에 민감하다면 레몬 껍질을 사용하고 싶지 않을 것이다. 레몬 껍질과 감귤류 과일의 껍질에는 옥살산염이 매우 많이 함유되어있다. 하지만 레몬에는 구연산도 들어있는데, 이 성분은 옥살산염으로부터 몸을 보호한다.

캐슈너트 푸딩
크리스타 오레치오 제공
6인분

생캐슈너트 1컵, 1시간 동안 불렸다가 물기를 뺀 것
물, 무가당 아몬드유, 코코넛 물 중 하나 1컵
바닐라 농축액 1작은술
코코넛 버터 3큰술

스테비아 액상 농축액 ½작은술

바다소금 ½작은술

모든 재료를 푸드 프로세서에 넣고 돌린다. 냉장고에 넣었다가 차게 먹는다. 더 맛
있게 먹으려면, 냉장 보관하기 전에 캐럽(초콜릿 맛이 나는 암갈색 열매)이나 초콜릿
칩을 섞는다.

뇌에 좋은 점

스테비아는 칼로리 관리와 체중 조절 개선에 도움이 되는 설탕 대용
품으로 인정받고 있는데, 인체 건강의 다른 측면을 향상시킬 수 있다. 스
테비아 잎 추출물은 항바이러스, 항균, 항염증, 면역자극성 반응과 관련
이 있다.[27]

블루베리 셔벗

리사 스티머 제공

8인분

신선한 블루베리나 냉동 블루베리 4컵

냉동 바나나 1컵 (선택사항 : 보다 부드러운 질감과 약간의 단맛을 제공)

아가베 시럽 ¼컵 또는 취향대로 *

레몬즙 1큰술

바다소금 약간

모든 재료를 푸드 프로세서에 넣고 부드러워질 때까지 섞는다. (푸드 프로세서 대신
푸드 밀을 사용할 수도 있다.) 바로 먹거나 더 단단한 질감을 원한다면 작은 그릇에 넣
어 20분 동안 얼린다. 원한다면 신선한 블루베리와 민트 가지를 곁들인다.

* 이 디저트를 무설탕으로 만들려면, 스테비아를 몇 방울 사용하여 단맛을 내거나 바나나를 사용하는 경우 감미료를 제외해도 된다.

초콜릿 무스
리사 스티머 제공

2인분

으깬 아보카도 ½컵 (대략 아보카도 1개)

무가당 코코넛 밀크 또는 아몬드유 2큰술

녹인 코코넛 오일 1큰술

아가베 시럽(또는 스테비아 몇 방울) 2½큰술 또는 취향대로

무알코올 바닐라 농축액 ½큰술

무가당 생코코아 가루 3큰술

바다소금 ⅛작은술

간 계피 ⅛작은술

1. 작은 푸드 프로세서에 아보카도를 넣고 돌린 후, 필요하다면 용기 옆면에 붙은 아보카도를 긁어낸다.
2. 밀크, 오일, 아가베, 바닐라, 코코아 가루, 소금, 계피를 추가한 다음, 완전히 섞일 때까지 푸드 프로세서를 강하게 작동시킨다.
3. 무스를 두 개의 그릇에 옮겨 담고 냉장고에 보관한다.

선택적 토핑 : 쏘 딜리셔스 제품 코코휩(CocoWhip, 코코넛 휘프트크림)과 신선한 산딸기를 얹어 먹는다. 민트 잎으로 장식한다.

SMOOTHIES, SHAKES AND TONICS

단백질 보충제 모카 퍼지 스무디

조쉬 액스 제공

1~2인분

냉동 바나나 1컵

생캐슈너트 ¼컵

코코아 가루 2큰술

캐럽 가루 1작은술

인스턴트 커피 1작은술

코코넛 밀크 340g

생꿀 1작은술

에인션트 뉴트리션(Ancient Nutrition) 제품 순수 닭 뼈 추출 단백질 보충제('Pure' Bone Broth Protein Powder) 또는 초콜릿 1스쿱

모든 재료를 블렌더에 넣고 부드러워질 때까지 빠르게 섞는다. 필요에 따라 물과 얼음을 넣어 섞는다.

블루베리 아몬드 치아 셰이크

하일라 카스 제공

1인분

단백질 분말 1인분

아몬드유 또는 코코넛 밀크 1컵(또는 절반씩 혼합)

아몬드 버터 2큰술

치아씨 1큰술

사각 얼음 4개

블루베리 ½컵

스테비아, 원하는 만큼

모든 재료를 블렌더에 넣고 부드러워질 때까지 빠르게 섞는다. 물을 넣어 원하는 농도를 맞춘다.

편안한 채소 스무디
트레버 케이츠 제공

1인분

유기농 신선한 시금치 1컵

중간 크기 녹색 사과 ¼개, 껍질을 벗기고 씨를 뺀 것

여과된 물이나 허브차 1컵

고급 완두 단백질 분말 1인분

잘게 썬 신선한 고수 잎 1작은술

라임즙 1작은술 (또는 취향대로)

블렌더에 모든 재료를 넣고 부드러워질 때까지 섞는다. 큰 잔에 부어 차갑게 먹는다.

생강과 로즈메리가 포함된 시트러스 워터
앨런 크리스찬슨 제공

6~8인분

정제수 2ℓ

얼음 1ℓ

얇게 썬 신선한 유기농 생강 2큰술

10~17㎝ 유기농 로즈메리 2가지

유기농 레몬 1개, 1.2㎝ 두께의 둥근 모양으로 얇게 썬 것

큰 유리 디캔터에 모든 재료를 넣고 가볍게 젓는다. 이대로 즐긴다.

아보카도 베리 픽-미-업

섀넌 가렛 제공

전지 코코넛 밀크 1컵

숙성한 아보카도 ½개, 껍질을 벗기고 씨를 뺀 것

냉동 산딸기 ¼컵

냉동 야생 블루베리 ¼컵

유기농 무가당 코코넛 플레이크 1큰술

아마 오일 1작은술

글루텐 프리 바닐라 농축액 1작은술

현지 생꿀 1작은술

여과된 물 또는 사각 얼음

고속 블렌더에 코코넛 밀크, 아보카도, 딸기, 블루베리, 코코넛 플레이크, 아마 오일, 바닐라, 꿀을 넣고 섞는다. 묽은 질감을 원하면 물을 추가하고 크림 같은 스무디를 원하면 사각 얼음을 넣는다.

체리 스피룰리나 스무디

도나 게이츠 제공

2인분

잘게 썬 오이 1개

잘게 썬 주키니 호박 2개

큼직한 로메인 상추 잎 3장, 조각조각 찢은 것

민트 잎 ¼컵

코코넛 고기 ½컵

냉동 다크체리 170g

바디 에콜로지(Body Ecology) 제품 슈퍼 스피룰리나 플러스(Super Spirulina Plus) 1작은술

스테비아 12방울, 또는 취향대로

바디 에콜로지(Body Ecology) 제품 이너지 바이오틱(Innergy Biotic) 또는 스파클링 미네랄워터 1컵

여과된 물 1컵

모든 재료를 블렌더에 넣고 빠르게 섞는다. 필요하면 물을 더 넣는다.

혼합 말차 프라페

안드레아 나카야마 제공

2인분

말차 가루 2작은술

견과류 또는 대마 밀크 2컵, 또는 물 1컵과 전지 코코넛 밀크 1컵

배 1개, 껍질 벗기고 잘게 썬 것

대추 4개, 씨를 뺀 것

간 계피 1개 이상

모든 재료를 블렌더에 넣고 잘 어우러질 때까지 섞는다.

뇌에 좋은 점

말차 가루: 차는 세계에서 가장 많이 소비되는 음료 중 하나로, 폴리페놀이 풍부하게 함유되어 매우 건강에 이롭다. 비록 폴리페놀은 소량만 뇌에 도달하지만, 차가 신경의 퇴화를 예방하고 뇌기능의 저하를 지연시키는 데 도움이 될 수 있다는 증거는 많다.[29]

레몬 저혈당 스무디

안드레아 나카야마 제공

2인분

물 2컵

야생 블루베리 2컵

파슬리 크게 한 줌

레몬 제스트 1개분

레몬즙 ½개분

아마씨 분말 1큰술

신선한 생강 1쪽, 어른 엄지손톱 크기

간 계피 1작은술

바닐라 농축액 1작은술

액상 바닐라 스테비아 20방울

브라질너트 ¼컵

마카 뿌리 분말 1큰술 (선택사항)

얼음 (선택사항)

고속 블렌더에 모든 재료를 넣고 크림처럼 부드러워질 때까지 빠르게 혼합한다. 이 스무디는 액체에 가까우니 조금 더 걸쭉한 상태를 원한다면 얼음을 넣고 돌린다. 덜 강력한 블렌더에서는 파슬리를 다져서 넣고 다른 재료를 한 번에 하나씩 넣어가며 모든 재료가 다 액체가 될 때까지 혼합한다.

뇌에 좋은 점

아마씨에는 우울증 증상을 줄이는 데 중요한 역할을 하는 항산화 성분이 많다.[30]

마카는 페루 식물로 영양과 활력을 제공하고 기억력과 학습을 증진시킨다.[31]

강황 생강 레모네이드

크리스타 오레치오 제공

4인분

물 4컵

유기농 강황 분말(또는 껍질 벗긴 신선한 유기농 강황 7.5cm짜리 조각) 1작은술

유기농 생강 분말(또는 껍질 벗긴 신선한 생강 10cm짜리 조각) 1작은술

꿀 또는 짙은 액상 스테비아

레몬 조각 또는 레몬즙

1. 중간 크기 냄비에 물을 넣고 강불로 끓인다. 강황과 생강을 넣고 8~10분간 더 끓인다. 그러면 강황과 생강에서 유익한 화합물이 추출될 것이다.

11

전자기장 오염 속에서 살아가기

전 세계 의학계는 점점 더 많은 원인 불명의 건강 문제에 직면하고 있다. 깊숙이 파고들수록, 그 '원인'이 건강 피라미드의 4개 측면(구조, 마음가짐, 생화학, 전자기장) 모두에서 축적된 유독성 환경과 관련됐음을 발견하게 된다. 어느 한 측면이 두드러질 수는 있어도, 결국 모든 측면이 다 중요한 역할을 하는 것이다.

건강 피라미드의 마지막 측면은 전자기장(EMF) 오염의 위험을 평가하는 것이다. 우리의 면역계, 즉 우리 몸을 보호하는 군대는 구조적 독소, 정서적 독소, 화학적 독소, 전자기장의 독소 등이 끊임없이 침투하는 환경 속에서 작동하고 있다. 그러면 누군가는 이 말에 놀라서 이렇게 질문할 것이다. "인터넷 세상이 내 생각에 영향을 미치고 있다는 말씀인가요?" 맞다, 그 말이다. 인류는 역사적으로 아웃라이어(outlier)들의 불편한 메시지나 그런 메시지를 지지하는 과학에는 귀 기울이지 않았다. 내 목표는 전자기장의 위험을 경고하는 그들의 메시지를 누구나 이해하고 수용할 수 있는 방식으로 전달하는 것이다.

패러다임을 전환하는 획기적인 연구가 일상적인 병원 치료에 적용되기까지 평균 17년씩 걸리는 이유는 다름 아닌 새로운 생각에 대한 저항이다.[1] 실제 학자들이 콜레스테롤을 동맥경화증의 원인으로 처음 지목한 때부터 일반 의사들이 환자의 콜레스테롤 수치를 처음 확인한 때까지 평균 17년이 걸렸다.

그러나 다음과 같은 사실은 자명하다.

- 1950년대에 미국 서부와 남서부 일대의 신문들은 원자폭탄의 여파가 '안전하다'고 강조하는 정부 과학자들의 말을 1면에 보도했다. '걱정할 것 없다'는 것이 그들의 요지였다. 이제 우리는 그 말에 속지 않는다.
- 1960년대에 정부와 산업 과학자들은 담배가 '안전하다'고 설파했다. 실제로 카멜(Camel)은 '의사들이 가장 추천하는' 담배 브랜드였다. 이제 우리는 그 말에 속지 않는다.
- 1970년대에 정부와 산업 과학자들은 젖소에 인간 성장호르몬을 투입하는 것이 '안전하다'고 설파했다. 이제 우리는 그 말에 속지 않는다.
- 1980년대에 정부와 산업 패널들은 마가린이 '건강에 좋다'고 설파했다. 이제 우리는 그 말에 속지 않는다.
- 1990년대에 정부와 산업 과학자들은 휴대전화가 '안전하다'고 설파했다. 그냥 상식적으로 생각해도 머리 옆에 배터리를 놓두어서 좋을 리가 없는데도 말이다. 이제 우리는 그 말에 속지 않는다.
- 2000년대에 들어서도 정부는 GMO 식품이 '안전하고' 농작물에 뿌리는 극심한 독성 화학물질도 인간에게 '안전하다'고 설파했다. 이제 우리는 그 말에 속지 않는다.

1979년에 나는 고압선에서 0.25마일(약 402m) 이내에 거주할 경우 소아

백혈병이 증가한다고 밝힌 연구 논문을 우연히 접했다.[2] 이때가 내가 전자기장의 건강 위험에 대해 처음 알게 된 시점이었다. 그리고 1982년에 고압선과 성인 암의 상관관계를 밝힌 또 다른 논문을 읽었다.[3] 1991년에는 밤새 전기담요를 덮고 자면 유방암 위험이 31% 증가하는 것으로 밝혀졌다.[4] 그 이후 세상에 점점 더 많은 전선이 연결되었고, 우리가 노출되는 전자기 오염은 극도로 심해졌다. 각종 질병이 증가하고 지구상의 생명이 사라져가는 최근의 무시무시한 수치를 보고 있자면, 과도한 독소 노출을 줄이기 위해 당장 우리가 할 수 있는 간단한 일을 더 이상 미룰 시간이 없음을 깨닫는다. 그런데 작은 가전제품의 미약한 독소에 노출되는 일이 어째서 그토록 큰 문제를 일으키는 것일까?

전자기방사선(EMR)은 늘 같은 속도로 이동하며, 빛처럼 파동으로 에너지를 전달한다. 이 에너지는 전기와 자기를 동시에 띠는데, 파동은 전기적으로는 양극에서 음극으로, 자기적으로는 북극에서 남극으로 빠르게 번갈아 나타난다.

모든 전원에서 방출되는 전자기방사선은 주변 지역을 투과하며 전자기장을 형성한다. 전자기장은 전원 근처에서 가장 강하고 멀리 떨어질수록 약해지다가 점차 측정이 불가능해진다. 강한 전자기장은 멀리 있는 강한 방사선 발생원 때문일 수도 있고, 가까이 있는 약한 방사선 발생원 때문일 수도 있다. 머리맡에 놔둔 스마트폰의 전자기장이 0.25마일 떨어진 휴대전화 기지국의 전자기장보다 훨씬 강한 영향을 미칠 수 있는 것이다. 물론 두 가지 다 암 발병과 관련이 있다.

투과는 전자기방사선이 건강에 미치는 영향과 관련된 주요 이슈다. 일부 형태의 전자기방사선은 다른 형태보다 더 투과력이 강하다. 예를 들어 전등 불빛은 공기, 물, 유리는 투과할 수 있어도 벽돌이나 금속판은 투과할 수 없고 인간의 살 속으로 깊이 투과하지 못한다. 손전등으로 손을 비추는 실험을 해본 적이 있다면, 빛이 피부를 투과하지 못한다는 것을 알 것이다. 그러나 X선은 쉽게 인체를 투과한다.

우리 가정에서 흔히 발견되는 일부 전자기방사선은 투과력이 매우 강하다. (가전제품에서 방출되는) 초저주파(ELF)는 콘크리트 기둥과 금속판은 물론, 인간의 살과 **뼈**도 투과한다. 그런데도 이 방사선은 비교적 약한 편이라 **짧은** 거리(보통 몇 피트)에만 전자기장이 측정된다.

전기와 방사선에 다량으로 노출되면 큰 문제가 발생한다. 이를테면 원자 폭탄을 생각해보자. 전기는 많은 다른 파장과 주파수를 가로질러 이동한다. 건강 문제와 관련되어 우리가 가장 친숙한 전자기파는 X선이다. 우리는 너무 많은 X선에 노출되면 암에 걸릴 위험이 있다는 것을 안다. 의사들이 엑스레이 촬영 준비를 마치면 얼마나 빨리 그 방에서 나가는지 보았는가? 의사들은 아무리 약하더라도 자주 노출되면 대단히 위험하다는 사실을 알고 있다.

태양 플레어(태양의 채층이나 코로나 하층부에서 돌발적으로 다량의 에너지를 방출하는 현상)는 건강에 영향을 미치는 또 다른 방사선의 예다. 태양 표면에서 일어나는 이 거대한 폭발은 전자기장을 형성하고, 이 전자기장은 지구에 태양 방사선을 대량으로 퍼붓는다. 플레어는 태양 흑점 주기와 발생 빈도가 일치한다. 11년 주기로 정점에 달한다. 태양 방사선은 대기층에서 여과되므로 우리에게 별 문제가 되지 않는다. 혹시 산 정상에서 하이킹을 하거나 스키를 타면 지상에 있을 때보다 훨씬 더 금방 햇볕에 탄다는 것을 알아챘는가? 높은 고도에서는 보호 대기층이 얇아 방사능에 더 노출되고 쉽게 햇볕에 그을리게 되는 것이다.

마찬가지로 3만 5,000피트 상공을 비행할 때도, 보호 대기층이 매우 희박하고 비행기의 주재료인 알루미늄이 납처럼 방사선을 여과시키지 못해 우리는 상당량의 방사선에 노출된다. 플레어의 11년 주기 중에 어느 시점인지에 따라 방사선 노출 수준이 달라질 것이다. 11년 주기 중에 방사선량이 낮은 시점에 비행한다면, 뉴욕에서 로스앤젤레스로 가는 동안 흉부 엑스레이 1회 촬영하는 것보다 적은 방사선에 노출되지만, 태양 활동 극대기에 비행한다면, 흉부 엑스레이 7회에 맞먹는 방사선량에 노출된다. 한 번 비행할 때마다 말이다. 그러니 조종사들이 모든 직종 가운데 림프종 발병률이 가장 높고, 승무원들이 모든 직종 가운데 호르몬 불균형과 임신 합병증 발생률이 가장 높은 것도 놀라운 일이 아니다.[5] 30년 동안 비행한 조종사나 승무원 중에서 피부가 좋은 사람은 찾아보기 힘들다. 그들은 온갖 전자기장 오염으로 일찍 늙는다. 이는 직업 전문가들도 어떻게 보상해야 할지 모르는 환경적 위험요인으로, 그 결과 이들은 매일 근무하면서 염증이 증가하고 세포가 조기에 노화된다.

전자기장이 우리를 비출 때 방사선은 우리에게 빛을 발한다. 그중 일부는 몇 인치 정도 우리 몸속으로 침투되고, 그중 일부는 우리 몸을 통과한다. 그러므로 전자기장이 신체의 모든 장기와 모든 세포에 영향을 미친다는 것은 놀라운 일이 아니다. 이 모든 노출은 세포 수준에서 우리에게 피해를 준다. 모든 세포 안에는 미토콘드리아라고 불리는 작은 에너지 발전소가 있다. 산소가 체내로 흡수되면, 미토콘드리아는 산소를 이용하여 몸의 기능을 유지하는 데 필요한 에너지를 만든다. 이 과정에서 '배기가스'의 일부가 활성산소라 불리는 여분의 산소 분자를 만들어 내는데, 이 활성산소는 우리 세포의 외벽을 손상시키고, 조직과 장기의 기능에 영향을 미친다. 보통 활성산소는 항산화 비타민과 활성산소를 흡수하는 폴리페놀에 의해 중화된다. 항산화 비타민은 다채로운 색깔의 과일과 채소를 먹어 얻을 수 있다. 그래서 나는 매일 다른 색깔의 채소를 먹으라고 권한다. 각 색깔의 채소는 몸에 좋은 다양한 비타민, 폴리페놀, 항산화제를 함유하고 있다.

그러나 우리의 식단에 항산화물질과 폴리페놀이 부족하거나 우리가 항원(면역반응을 자극하는 음식과 환경적 독소)에 과다 노출되면, 활성산소가 축적되어 염증의 1차 메커니즘인 산화 스트레스가 초래되고, 그 결과 세포 손상이 발생하고 축적되어 조직 손상으로 이어진다. 조직 손상이 심각한 수준에 이르면 장기 기능장애가 시작되고 결국 장기 질환으로 발전한다. 보통 이 시점에 진단을 받게 된다.

방사선과 전자기장은 통제되지 않는 산화 스트레스의 주요 원인이다. 우리가 계속 불난 데 휘발유를 뿌리거나 민감한 음식을 먹어서 염증을 일으키거나 다른 환경 오염물질의 독소 축적량을 증가시키면, 산화 스트레스가 더 많은 염증을 부채질하여 결국 조직 손상, 기능장애, 마침내 질병으로 이어질 것이다. 우리가 전자기장에 노출될 때마다 산화 스트레스가 증가한다. 비행기 여행으로 한 번 손상을 입더라도 3주 동안 비행을 하지 않으면, 몸이 저절로 치유되거나 손상의 충격 인자가 줄어들 것이다. 하지만 주기적으로 비행을 한다면, 그 손상 결과가 축적된다. 그래서 주기적으로 비행을 해야 하는 나로서는 비행 전 3일과 비행 후 3일 동안 항산화 비타민 권장량의 2~3배를 복용한다. 이는 내가 조종사와 승무원들에게 해주는 방사선 방호 권고이기도 하다.

우리 몸에 3조 개의 세포가 있다고 해보자. (수치는 정확하지 않다. 이해를 돕기 위한 예다). 10만 개의 세포가 손상돼도 문제가 있음을 자각할 수 없다. 하지만 매주 한 번씩 10만 개의 세포가 파괴되고, 매일 휴대전화를 사용하여 한 번에 5천 개씩 세포를 손상시키며, 알람시계를 머리맡에 두고 잠을 자고, 수년간 무선 사무실에서 일한다면, 결국 수억 개의 세포를 죽여 상당한 손상을 초래하게 될 것이다.

전자기장과 우리의 몸과 뇌

전자기장 노출에 따른 증상은 시간이 지날수록 악화된다. 오랜 기간 (보통 수년이나 심지어 수십 년의 전자기장 노출) 뒤에 명백한 질환이 생긴다. 전자기장은 대부분의 국가에서 그리고 국제적으로 허용된 안전 한계치보다 훨씬

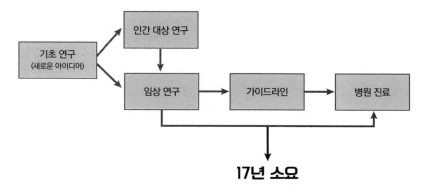

기초 연구
(새로운 아이디어)

인간 대상 연구

임상 연구

가이드라인

병원 진료

17년 소요

의사들이 기초 과학 연구를 활용하기까지 평균 17년이 걸린다.

낮은 노출 수준에서 피해를 입히는 것으로 알려졌다. 이는 정책 수립 과정에서 근시안적인 기업, 로비스트, 과학자들이 한계치를 올리려고 기를 쓴 결과다.

전자기파는 우리 몸을 투과할 때 체내에 전류를 유도한다. 우리 몸은 원래 다양한 목적(예: 사고, 감각 정보 전달, 근육 운동 촉발, 심장 박동 조절)으로 전기 자극을 사용한다. 우리가 흔히 전기적이라고 생각하지 않는 세포, 혈액, 신체 조직, 장기에서 일어나는 화학 작용조차 모두 적절히 기능하려면 몸속 전하에 의존해야 한다. 따라서 체내에 전류를 일으키는 외부 전자기장은 체내의 많은 생물학적 과정을 방해할 수 있고, 실제로 방해한다. 다음은 과도한 전자기장 노출로 나타나는 일반적인 증상이다.

- 불안[6]
- 집중 곤란[7]
- 우울증[8]
- 피로[9]
- 두통[10]
- 기억력 손상[11]

- 메스꺼움[12]
- 가슴 두근거림(심계항진)[13]
- 수면 장애[14]

　물론 이런 증상은 전자기장 노출뿐 아니라 다른 요인으로도 발생할 수 있다. 그래도 만약 당신이 이런 증상에 시달리는데 의사가 그 이유를 찾지 못한다면, 당신의 전자기장 노출을 검사해보고 가능하면 줄이는 것이 현명하지 않을까 한다.

　전자기장 때문에 발생하는 가장 일반적인 건강 문제는 전자기파 과민성(electrohypersensitivity, EHS)으로, 이미 인구의 3%에 영향을 미치고 있어 보건 당국과 장애 관리자, 사례 담당자, 정치가, 법정 등이 문제로 인정했다.[15] 전자기장은 다양한 알레르기성 및 염증성 반응을 자극하고 신체의 조직 복구 과정에 지장을 주어 면역 기능을 방해한다. 〈병리생리학(Pathophysiology)〉 저널에 실린 '전자기장에 의한 면역계 장애 : 질병과 장애로 이어지는 세포 손상 및 조직 복구 감소의 잠재적인 근본 원인'[16]이란 기사 제목만 봐도 알 수 있다. 기억하자. 유전 사슬의 약한 고리가 어디든 간에 사슬을 계속 잡아당기면(과도한 전자기장 노출) 약한 고리가 끊어져서 증상이 발생할 수 있다. 이런 일은 (일반적으로) 뇌나 몸의 어떤 조직에서도 일어난다.

　당뇨병에 걸린 51세 남자가 컴퓨터 앞에서 혈당을 검사한 적이 있는데 검사 결과 혈당이 높게 나왔다. 혈당이 그의 유전 사슬의 약한 고리였다. 그런데 그가 컴퓨터에서 멀리 떨어지자 10분 만에 혈당이 10% 이상 떨어졌다.[17] 컴퓨터 전자기장의 유독한 영향이 그의 혈당 조절체계에 반영된 것이다. 이 사례가 매우 흥미로웠던 것은 혈당 수치가 유독 빠르게 변화했기 때문이다.

　또 다른 예도 있다. 새집증후군이 있는 학교에 전자기장을 차단하는 필터를 설치하면, 학교 직원과 학생들 모두 건강과 기력이 좋아지는 것으로 보고됐다. 한 연구에 따르면, 한 학교에서는 천식으로 흡입기가 필요한 학생 수가 감소했고, 다른 학교에서는 학생들의 ADD/ADHD 관련 행동이 좋아졌다. 앞서 당뇨병에 걸린 남자의 예처럼, 일부 당뇨병 환자의 혈당 수치는 주변 환경의 오염된 전자기 수준에 반응한다. 전자기적으로 깨끗한 환경에서 제1형 당뇨병을 앓는 사람은 보다 적은 인슐린을 필요로 하고, 제2형 당뇨병을 앓는 사람은 혈당 수치가 낮아진다. 다발성경화증 진단을 받은 사람도 몸의 균형이 나아지고 떨림이 줄어든다. 지팡이를 짚어야 걷던 사람들도 집에 전자기장 차단 필터를 설치하고 며칠에서 몇 주 뒤 지팡이 없이 걷게 되었다.[18]

전자기장 오염의 발생원

사실상 모든 신규 발명품은 전자기방사선 오염을 악화시킨다. 새로 추가되는 오염은 대부분 디지털 통신 장치에서 나오는 펄스 디지털 무선주파수의 전자기장으로, 순전히 엄청난 노출량 때문에라도 건강에 가장 위험한 종류라 말할 수 있다. 전자기파 노출 정도가 말 그대로 전자기장 오염의 웅덩이에 빠져 허우적대는 격이다. 게다가 웅덩이는 해를 거듭할수록 점점 더 커진다. 1970년대에 우리는 컬러텔레비전과 손목시계 배터리에 대해 걱정했다. 뒤이어 컴퓨터, 최초의 휴대전화, 노트북과 스마트폰이 등장했다. 20년 전만 해도 제일 큰 텔레비전이 19인치였는데, 오늘날 많은 가정의 거실에 놓인 50인치 텔레비전은 훨씬 더 많은 전자기파를 방출한다. 우리 아이들이 과거의 우리보다 더 많은 전자기장에 노출되고 있다고 가정하는 건 매우 논리적이다.

오늘날 전자기장 오염의 주범은 다음과 같은 제품이다.

• 모든 형태와 크기의 배터리

- 자동차, 오토바이, 버스, 기차, 비행기
- 휴대전화
- 휴대전화 안테나 기둥
- 컴퓨터
- 디지털 전화 및 기지국
- 가전제품(TV 포함)
- 전자기기
- 고전압 및 저전압 송전선
- 집 안 배선
- 전자레인지
- 라디오 및 TV 송신기
- 스마트 m(무선 신호를 전송하는 전기 또는 가스 측정기)
- 웨어러블 성능 추적기(심박동수, 수면, 걸음 모니터링)
- 무선 베이비모니터(아기 카메라) 및 기지국
- 무선 게임 콘솔 및 기지국

당신의 휴대전화를 두려워해야 한다

세계 70억 인구 가운데 60억 명이 휴대전화를 사용한다. 어린이와 청소년이 휴대전화를 사용할 경우 뇌종양에 걸릴 확률은 500% 더 높다. 영국 왕립의학회의 이 연구 결과는 휴대전화와 건강에 관한 최초의 국제 컨퍼런스에서 발표되었다. 이 연구는 휴대전화와 암의 연관성을 분석한 최대의 연구 중 하나인 레나트 하델(Lennart Hardell) 교수의 연구팀에서 사용했던 데이터를 추가로 분석하여 결과를 도출했다. 하델 교수는 이 컨퍼런스에서 20세 이전에 휴대전화를 사용하기 시작한 사람들은 악성 뇌종양인 신경교종에 걸릴 가능성이 5배 이상 증가한다고 발표했다.

앞서 남성의 정자 수가 크게 감소하는 추세라는 이야기했다. 그 이유 중 하나가 여기에 있다. 휴대전화를 사용하면 정자의 운동성과 기능이 저하될 뿐 아니라 DNA(남성의 생식 설계도)도 손상된다.[19]

마지막으로 과거 미발표 데이터를 분석한 결과는 5세와 10세 아이의 뇌가 전자기방사선을 흡수하는 비율이 성인의 뇌에 비해 얼마나 높은지를 보여준다. 데이터에 따르면, 전자기방사선은 5세 아이의 뇌 전체를 통해 거의 곧장 침투된다! 아이의 두개골은 성인의 두개골보다 훨씬 얇아서 여과 기능이 떨어지기 때문이다. 이것이 왜 문제일까?

- 휴대전화의 전자기파 중 더 많은 양이 아이의 두개골을 투과하므로, 아이들은 더 많은 방사선을 흡수하게 된다.
- 아이들의 세포는 성인보다 더 빨리 복제된다.
- 아이들의 면역계(보호 체계)는 성인의 면역계만큼 발달되어있지 않다.
- 아이들은 오염에 노출될 기간이 더 길기 때문에 위험성이 더 높다.

더욱이 어머니가 임신 중에 휴대전화를 사용할 경우, 아이가 행동 장애를 나타낼 위험은 80% 이상 증가했다. 어머니가 임신 중에 휴대전화를 하루에 두세 번씩만 사용해도, 아이가 학교에 들어갈 때쯤 품행, 정서, 대인관계에 어려움을 겪고 과잉행동을 보일 위험을 증가시킨다. 게다가 아이들이 스스로 휴대전화를 사용하기 시작하면 위험은 다음과 같이 증가한다.

- 행동 문제를 겪을 가능성 80% 증가
- 정서적 문제를 겪을 가능성 25% 증가
- 또래집단과 관련된 어려움을 겪을 가능성 34% 증가
- 과잉행동을 보일 가능성 35% 증가

- 품행 장애를 나타낼 가능성 49% 증가[20]

　그나마 유일하게 다행스런 소식은 성인의 경우 휴대전화의 투과력이 상대적으로 낮다는 것이지만, 배터리를 머리에 대고 있으면 전자기파가 대기를 멀리 투과하지 않고도 곧장 우리 몸에 도달하게 된다. 휴대전화를 몸에서 0.5인치(1.27cm) 떨어진 곳에 두면 휴대전화의 전자기 투과력이 거의 50% 줄어든다. 몸에서 1인치(2.5cm) 정도 떨어뜨려 놓으면 투과력이 66% 감소한다.[21] 휴대전화를 셔츠 주머니에 넣으면 심장기능장애에 대한 취약성이 훨씬 높아진다.[22] 휴대전화를 바지 주머니에 넣으면 정액질 불량, 불임, 전립선 기능장애, 전립선암 등이 발생할 가능성이 높아진다.[23]

　이 주제에 대한 가장 확실한 근거는 휴대전화 제조사들이 어떻게 자사를 보호하는지를 통해 확인할 수 있다. 아이폰(iPhone)을 구입할 때 제공되는 법적 문서를 읽어본 적이 있는가? 그 작은 책자의 눈에 잘 띄지 않는 곳에 '노출 수준을 현행 테스트 수준 이하로 유지하기 위해 아이폰을 몸에서 10mm 이상 떨어진 곳에서 사용하십시오'라는 문구가 있다.

　휴대전화와 전자기방사선이 질병을 유발한다는 사실을 연구로 증명하기는 매우 어렵겠지만, 우리가 반드시 알아두어야 할 연관성이 있다. 대부분의 연구 보고서는 휴대전화에 장기간 노출될 경우와 건강 문제의 연관성을 밝힌 명확한 증거에 근거하여 휴대전화의 위험성을 합리적인 의심이라고 결론짓는다.[24]

- 뇌세포의 과도한 흥분 : 이탈리아 연구자들은 휴대전화에서 방출되는 전자기장이 (전화기를 사용하는 쪽에 인접한) 뇌의 피질에 있는 일부 세포들을 약 1시간 동안 흥분시키는 반면 다른 세포들은 억제시킬 수 있음을 발견했다.
- DNA 손상 : 독일의 연구그룹 베룸(Verum)은 방사선이 인간과 동물의 세포에 미

치는 영향을 연구했는데, 세포들은 휴대전화 주파수에 노출되고 나서 DNA 분열이 증가하는 양상을 보였다. DNA 분열이 항상 치유될 수 있는 것은 아니므로, 이런 손상은 미래의 세포로 전달되어 암에 더욱 취약하게 한다.

- 뇌세포 손상 : 휴대전화 주파수가 동물 뇌에 미치는 영향에 관한 연구는 피질(뇌의 가장 바깥쪽 또는 표면층), 해마(단기 기억에서 장기 기억으로 정보를 통합하고 공간 기억을 통해 길을 찾는 데 중요한 역할을 함), 기저핵(자발적 운동, 절차 학습, 일상적 행동, 또는 이 갈기, 눈 움직임, 인지, 감정 같은 '습관'을 제어함) 등 여러 뇌 영역에서 뇌세포 손상이 나타남을 보여주었다.
- 뇌종양 위험 증가 : 11개의 다른 연구팀은 휴대전화를 귀에 대고 10년 이상 사용하면 뇌종양 발병 위험이 2배 이상 증가한다는 연구 결과를 발표했다.[25]
- 우울증, 불안, 발암 위험 증가 : 휴대전화 기지국에서 500m(축구장 5개에 해당하는 거리) 이내에 거주하는 이들의 생활 영향을 연구한 10건의 연구 논문 중 8건이 부정적인 신경행동 증상(우울증, 불안)이나 암 발생이 증가했다고 보고했다. 이는 승인된 국제 가이드라인을 초과하지 않는 노출 수준에서의 결과여서, 현행 가이드라인이 우리의 건강을 보호하기에 불충분할 수 있음을 시사했다.[26]

이것은 분명 아무도 듣고 싶어 하지 않는 주제다. 우리는 모두 스마트폰을 달고 산다. 하지만 전화기를 머리에 직접 대는 대신 유선 헤드셋을 사용하고 블루투스 발신기를 피하는 정도의 사소한 불편함은 좀 더 건강해지기 위해 충분히 감수할 만하지 않을까? 특히 뇌기능을 향상시키고 뇌의 퇴행성 염증성 질환의 속도를 늦출 수 있다면, 이런 좋은 기본 습관은 장기적으로 큰 이득이 될 것이다.

다음의 권고사항은 세계 과학자들의 패널이 꾸준히 제시해온 것이다. 나는 이 권고들이 가혹하게 들릴 수도 있고, 추가 비용이 들 수도 있다는 것을 안다. 하지만 우리 아이들의 뇌는 얼마만큼의 가치가 있을까? 다음 내용을 읽고 문제 해결 노력에 동참하여, 우리 모두 더 건강한 삶을 영위할 수 있는 변화를 만들어내자. 알버트 아인슈타인의 말을 기억하자. "오늘날 우리가 일으킨 문제는 문제를 일으킨 것과 똑같은 수준의 사고로는 해결될 수 없다."

- 휴대전화에 보호용 커버를 씌우자. 나는 방사선을 90% 이상 감소시키는 커버를 사용하고 있다. 구글에서 휴대전화 방사선 차단 커버를 검색하면 많은 제품이 나온다.
- 아이들은 몇 살이든 상관없이 휴대전화와 무선전화를 사용해서는 안 된다.
- 가능하면 임산부는 보호케이스 없는 휴대전화 사용을 피해야 하며, 케이스 없이 휴대전화를 사용하는 사람과 가까이 있는 것도 피해야 한다.
- 이동전화 기지국이나 고압선 근처에 살지 말자.
- 학교에서 무선 네트워크를 설치하지 않게 하자(컴퓨터를 유선 상태로 사용하자).
- 무선(블루투스 유형) 헤드셋을 사용하지 말자.
- 휴대전화의 자동 꺼짐(Auto off) 기능을 사용하자.
- 가능하면 언제든지 유선 전화를 사용하자.
- 무선 전화와 기타 무선 장치, 무선 완구와 무선 베이비모니터, 무선 인터넷, 무선 보안 시스템 등의 사용을 피하자.

"하지만 잠깐만, 이 장치들을 사용하는 게 내 인생의 전부인걸."
"내 말이 그 말이야."

사다리 움켜잡기 : 전자기장 오염을 피하기 위해 할 수 있는 일

우리에게 영향을 미치는 대부분의 전자기장 오염은 아마도 집 안 어딘가에서 발생하고 있을 것이다. 가정에 어떤 가전제품이 있는가? 주변이나 몸에는 어떤 전기 장치를 휴대하는가? 이런 장치들이 우리나 가족

시지는 건강관리에 대한 사고방식을 형성하는 토대가 되었다. 우리는 반드시 왜인지를 물어야 하고, 이 책에서 계속 이야기하듯 가급적 가장 부작용이 적은 최선의 구명조끼를 구해 입고 일단 물 밖으로 나온 뒤 언덕을 올라 상류로 가서 애초에 우리가 물에 빠져 하류로 떠내려가다가 결국 폭포를 타고 소용돌이로 떨어지게 된 요인이 무엇인지를 밝혀내야 한다. 내 진료 과정은 환자가 무엇에 영향을 받았는지를 묻고, 원인을 해결하여 건강을 호전시키는 탐구였다. 기능의학에서는 이것을 '상류로 거슬러 오르기'라고 부른다.

내가 경력 초기에 깨달은 것은 어떤 분야에서든 위대한 사람을 접할 기회가 있을 때마다 그들이 무엇을 어떻게 하는지를 지켜보는 일이 중요하다는 것이었다. 그리고 더 중요한 것은 그들이 어떻게 생각하는지를 파악하는 일이다. 내 딸도 이 교훈을 배웠다. 내 딸은 로스쿨에 가고 싶다고 결심했을 때, 일류 로스쿨을 비롯해 많은 학교에 지원했다. 모든 학교에서 입학 허가를 받는 바람에 어디를 선택할지 어려운 결정에 직면했다. 내 딸은 워싱턴 DC에서 8년간 일했기 때문에 정부 인사들을 알고 있었고, 그중 매우 존경받는 사람에게 전화를 걸었다. 그는 내 딸에게 각 학교에서 함께 공부할 교수들이 낸 연구 논문을 읽어보고, 어떤 논문이 마음을 움직이는지, 그들이 어떻게 자신을 표현할 수 있었는지를 살펴보라고 조언했다. 내 딸은 이 조언을 받아들여 모든 연구 논문을 읽고 나서, 그들의 글을 바탕으로 함께 공부하고 싶은 교수를 정했다. 딸은 아이비리그를 거절하고 시카고 드폴 대학(DePaul University)에 입학할 정도로 자신의 결정에 확신을 가졌다. 딸은 결국 우등으로 이 학교를 졸업했다. 딸은 학교를 마치고 바로 지원자가 1만 명이나 되는 직장에 지원했고, 합격하여 제7연방순회항소법원의 사무를 맡았다. 지금 내 딸은 미국 연방검사다.

내 딸이 누구로부터 생각하는 방법을 배울지 선택했듯, 당신도 상류로 거슬러 오르라는 수백 개 연구팀의 생각을 받아들일 수 있기를 바란다. 내 목표는 많은 연구진이 우리 뇌를 재생시키는 과학에 대해 하는 이야기를 공유하여 당신이 더 큰 그림을 볼 수 있게끔 하는 것이었다. 부디 이 책이 당신에게 생각하고 느끼는 방식에 영향을 주는 요인과 메커니즘에 대해 더 많이 배우도록 하는 자극제가 되었기를 바란다.

지금쯤이면 당신은 내 접근법이 전혀 일률적이지 않다는 사실을 알 것이다. 뇌에 영향을 미치는 수많은 질병과 통증에 두루 효과가 있는 만병통치약이란 없다. 알츠하이머병은 단 하나의 치료법으로 고칠 수 없고, 앞으로도 그럴 것이다. 당뇨병을 치료하는 단 하나의 약이 없듯, 알츠하이머병을 치료하는 단 하나의 약도 결코 없을 것이다. 두 질병을 비롯해 수백 가지 질병이 모두 자가면역 스펙트럼상에 존재하며 다양한 요인에 의해 생겨난다. 이제 당신도 각각의 요인을 하나씩 해결해나갈 수 있다는 사실을 잘 알 것이다. 꾸준히 안타를 치다 보면 결국 야구 경기에서 이기게 된다.

조지 굿하트 박사가 일요일 아침 기도를 마치면 늘 뭐라고 말하는지 아는가? "누구든 이 일을 좋아하지 않는다는 것이 참으로 안타깝습니다. 이것은 내 축구입니다." 자, 당신의 건강을 찾는 여정은 당신의 축구다. 열심히 찾아보자. 있는 힘껏 최선을 다해보자. 당신을 응원한다.

최고의 뇌 건강을 얻기 위한 매주의 좋은 습관

1주차 : 뇌 건강 문제가 더 심각해지기 전에 변화를 알아차릴 수 있도록 당신 몸에서 하는 말에 귀를 기울이자. 수면 부족처럼 단지 성가실 뿐 일상생활에 큰 지장을 주지 않는 증상도 진지하게 받아들여야 한다.

2주차 : 데일 브레드슨 박사의 글을 더 많이 읽어보자. 내 웹사이트에서 그의 획기적인 논문을 다운로드하거나 그의 신간 《알츠하이머의 종말The End of Alzheimer's》을 읽어 그의 연구가 이 책에서 배운 내용을 어떻게 입증하는지를 확인하자.

3주차 : 당신이 먹고 있는 음식을 기록하자. 글루텐, 유제품, 설탕, 이 세 가지 주범 중 하나를 먹을 때마다 일기에 기록하거나 스마트폰에 입력하자. 제품의 성분표시 라벨을 더 주의 깊게 읽어야 할 것이다. 단 며칠만 세 가지 식품의 섭취를 줄여도 당신의 수면, 생산성, 기억력에 차이를 느낄 수 있을 것이다.

4주차 : 환경실무그룹의 웹사이트 EWG.org에 방문하여 건강에 좋은 소비재와 유기농 식품 선택의 중요성을 자세히 알아보고 독성 식품을 피하자.

5주차 : 내 웹사이트의 무료 프로그램을 이용해 완전히 포괄적인 타임라인을 작성하여 훌륭한 뇌 건강의 기준을 설정하자.

6주차 : 당신이 사는 지역에서 당신이 작성한 타임라인을 기초로 어떻게 접근해야 할지를 함께 고민해줄 기능의학 치료사를 찾아보자. 건강검진을 예약하고 의사에게 가서 다음과 같은 중요한 보충제 – 엽산(비타민 B9), 코발라민(비타민 B12), 비타민 D3, 비타민 C, 비타민 E, 생선기름, 강장제 허브, 피토케미컬, 파이토뉴트리언트, 폴리페놀이 풍부한 식물성 식품 등 – 에 대해 이야기하라.

7주차 : 당신의 척추 구조를 지탱하는 코어 근육을 강화하는 데 힘쓰자. 7장에서 소개한 운동을 해보거나 기존 운동에 복근 운동을 추가하자.

8주차 : 페드람 쇼자이 박사의 방법대로 의식적인 호흡을 시도해보자.

9주차 : 글루텐, 유제품, 설탕을 식단에서 제거하는 지침에 따르자. 글루텐, 유제품, 설탕을 피하고, 가능하면 로컬 푸드나 유기농 농산물·육류·생선을 선택하여 불난 데 휘발유를 뿌리는 행동을 중단하자. 또 매일 녹차 한 컵을 추가하고 강장제 허브로 유전자를 활성화하여 더 강하고, 더 활기차고, 더 탄력 있는 세포를 재생시키자.

10주차 : 레시피를 사용하여 글루텐, 유제품, 설탕을 끊으면서 당신이 어떻게 생각하고 느끼는지를 계속 기록하고, 혹시 생활에 변화나 개선이 있는지를 확인하자.

11주차 : 전자기파 오염에 대해 더 많이 알아보자. mercola.com과 greenmedinfo.com 같은 웹사이트는 전자기장에 대한 최신 연구를 게시한다.

12주차 : 당신의 뇌 건강을 향상하기 위해 당신이 해온 노력과 성취, 변화된 좋은 기본 습관을 인식하고 찾아보자. 그 모든 것을 기억할 수 있다면, 당신은 이미 앞으로 나아가고 있는 것이다.

부록
레시피를 공유해준 분들

나네트 아치거(Nanette Achziger)는 건강한 장의 옹호자, 요리 탐험가, 작가, 온라인 장 건강 블로그의 운영자다. 그녀는 건강한 장을 얻는 일이 얼마나 쉬운지를 알리는 데 열정적이다. 블로그와 저서 《카이젠(Kaizen, 국내 미출간)》에서 독소 노출을 줄이고 음식을 통해 장에 영양을 공급하는 방법을 공유하고 있다.

데이브 아스프리(Dave Asprey)는 '불렛프루프(Bulletproof)'의 설립자 겸 최고경영자(CEO)이다. 또한 자신의 생명 작용을 해킹하는 데 20년간 100만 달러 넘게 들인 실리콘밸리의 투자자 겸 기술 사업가이다. 아스프리는 건강 팟캐스트 'Bulletproof Radio'의 진행자이자 《최강의 식사(The Bulletproof Diet)》의 저자이며, 방탄 커피(Bulletproof Coffee)의 창시자다. 그는 또 250만 달러를 투자한 두뇌 훈련 및 인지 성능 시설인 '40 Years of Zen'을 만들었고, 세계 최대 규모의 바이오해킹 컨퍼런스를 주최한다.

아스프리는 자신의 체중을 100파운드(약 45kg) 줄이고 생물학적 나이를 낮추기 위해 자신의 건강을 해킹했으며, 그 과정에서 IQ가 높아지고 잠을 적게 자면서 더 많은 에너지를 얻는 방법을 터득했다. 〈파이낸셜 타임스〉는 그를 '자기 실험의 극한까지 자신을 계량화하는 바이오 해커'라고 부른다.

조쉬 액스(Josh Axe) 박사는 세계 최대의 건강 웹사이트 중 하나를 운영하는 자연의학 의사, 척추지압사, 임상영양사다. 또 기능의학, 소화기 건강, 한방치료의 전문가이며, 《흙을 먹어라(Eat Dirt, 국내 미출간)》, 《에센셜 오일: 고대 의학(Essential Oils: Ancient Medicine, 국내 미출간)》의 저자다. 액스 박사는 에인션트 뉴트리션(Ancient Nutrition) 보충제 회사를 공동 설립하여, 뼈 육수 단백질과 공인된 유기농 허브 조제법을 제공하고 있다.

하일라 카스(Hyla Cass) 박사는 전국적으로 인정받는 혁신가이자 통합의학, 정신의학, 중독 회복 분야의 전문가다. 그녀는 개인들이 자신의 건강을 책임지도록 돕는다. 특히 환자들이 천연 보충제의 도움으로 정신의학 약물과 중독성 물질을 모두 끊도록 애쓴다. 그녀는 〈The Dr. Oz Show〉, 〈E! Entertainment〉, 〈The View〉 등의 전국 라디오와 텔레비전 프로그램에 게스트로 출연하며, 전국 인쇄 매체에도 자주 등장한다. 많은 국내 잡지와 〈허핑턴 포스트〉 블로그에 그녀의 의견이 인용되었다. 그녀는 《내추럴 하이(Natural Highs, 국내 미출간)》, 《8주 만에 활기찬 건강 되찾는 법(8 Weeks to Vibrant Health, 국내 미출간)》, 《병원의 처방을 보완하라 – 의사들이 영양에 대해 모르는 것(Supplement Your Prescription: What Your Doctor Doesn't Know About Nutrition, 국내 미출간)》, 《중독된 뇌에서 해방되는 방법(The Addicted Brain and How to Break Free, 국내 미출간)》 등 여러 책을 썼으며, 자신만의 혁신적인 영양 보충제 라인도 개발했다.

그녀는 보건과학연구소(Health Sciences Institute)와 〈테이스트 포 라이프(Taste for Life)〉 잡지의 의학자문위원이고, 〈토탈 헬스 매거진(Total Health Magazine)〉

의 부편집자이며, 캘리포니아시민건강(California Citizens for Health)과 미국의학진보학회(American College for Advancement in Medicine)의 이사회에서 활동해왔다. 토론토 출신인 그녀는 토론토 의과대학을 졸업하고 로스앤젤레스 카운티의 USC 메디컬센터에서 인턴으로 근무한 뒤, 시다스－시나이 메디컬 센터(Cedars－Sinai Medical Center/UCLA)의 정신과에서 레지던트 생활을 마쳤다. 현재 미국 신경정신과 전문위원회(American Board of Psychiatry and Neurology)와 미국 통합의학 전문위원회(American Board of Integrative Holistic Medicine)의 전문 의사다.

트레버 케이츠(Trevor Cates) 박사는 전국적으로 인정받는 자연요법 의사다. 그녀는 '스파 박사(The Spa Dr.)'로 알려졌는데, 캘리포니아주에서 자연요법 의사 면허를 받은 최초의 여성이다. 그녀는 아놀드 슈워제네거 전 주지사에 의해 캘리포니아의 자연의학자문위원회(Bureau of Naturopathic Medicine Advisory Council)에 발탁되었다. 케이츠 박사는 유타주 파크시티의 개인 진료실에서 우아한 노화와 빛나는 피부에 초점을 맞추어 환자들을 만나고 있다. 그녀의 스파 닥터 스킨케어 및 보충제 라인은 천연 유기농 성분으로 구성되어있다. 〈The Doctors〉, 〈Extra〉, 〈First for Women〉, 〈Mind Body Green〉 등에 출연해왔고, 〈The Spa Dr.〉 팟캐스트를 진행하고 있다. 그녀는 무독성 성분의 영양을 내부와 외부에 공급하는 것이 건강한 피부의 열쇠라고 믿는다. 그녀의 책 《안에서부터 깨끗한 피부(Clean Skin From Within, 국내 미출간)》는 2017년에 출간되었다.

앨런 크리스찬슨(Alan Christianson)은 《부신 리셋 다이어트(The Adrenal Reset Diet, 국내 미출간)》의 저자이며 통합적 건강(Integrative Health)의 창시자다.

헤더 두베(Heather Dubée)**와 다미안 두베**(Damian Dubée)는 기능 및 진단 영양

사들이다. 이들은 개개인이 갑상선 불균형, 피로, 체중 관련 장애로부터 벗어나도록 돕는다. 이들은 운동 없이도 자연적인 안녕을 되찾고 지방을 감소시키게 도와주는 갑상선, 자가면역, 신진대사 회복 방법인 'e3 에너지 이볼브드 시스템(e3 Energy Evolved System)'을 만들었다. 두 사람은 스스로를 치유하는 과정에서 이 체계를 개발했다. 헤더는 개인별 맞춤 영양식단, 운동, 스트레스 감소, 생활방식 변화를 통해 하시모토 갑상선염, 만성피로, 자가면역질환과의 투쟁을 끝낼 수 있었다. 그녀는 이 모든 과정을 신스로이드(Synthroid, 갑상선 기능저하 치료제−옮긴이)나 다른 약물 없이 견뎌냈다. 헤더와 다미안은 〈Experience Life〉와 〈OnFitness〉 잡지에 글을 쓰고, TapouT XT 다이어트 프로그램의 영양학 피어 리뷰어로 일하고 있다.

섀넌 가렛(Shannon Garrett)은 공인된 기능 간호사 겸 영양사이며, 여성을 위한 자가면역 갑상선 건강 간호 컨설턴트(Autoimmune Thyroid Wellness Nurse Consultant)다. 그녀는 헤이하시(HeyHashi)의 자문위원회에서 일하며, LDN 간호 교육자로서 LDN 리서치 트러스트(LDN Research Trust) 웹사이트의 콘텐츠에 출연하기도 한다. 가렛은 여성들에게 생활방식의 변화와 맞춤형 영양을 접목시켜 하시모토 갑상선염 증상을 호전시키는 방법을 가르친다. 《하시의 자매들을 위한 저용량 날트렉손 요법 가이드(The Hashi's Sisters Guide to Low−Dose Naltrexone, 국내 미출간)》라는 책을 썼다.

또 그녀는 홀리스틱 타이로이드 케어(Holistic Thyroid Care)와 섀넌 가렛 웰니스(Shannon Garrett Wellness) 주식회사를 설립했다. 그녀는 아퀴나스 간호 칼리지 스쿨(Aquinas College School of Nursing)과 암리지 대학교(Amridge University)에서 공부했으며, 기능의학과 영양학 공부를 계속하고 있다. 그녀는 하시모토 연구소(Hashimoto's Institute)에서 최초로 열린 12주간의 실무자 과정의 최고 졸업생 중 한 명이다.

도나 게이츠(Donna Gates)는 《신체 생태 다이어트 – 건강과 면역력 회복 (The Body Ecology Diet: Recovering Your Health and Rebuilding Your Immunity, 국내 미출간)》, 《젊어 지기 위한 신체 생태 다이어트 – 모든 세대를 위한 노화 방지의 지혜(The Body Ecology Guide to Growing Younger: Anti – Aging Wisdom for Every Generation, 국내 미출간)》, 《스테비아 – 칼로리 없는 천연 감미료로 요리하기(Stevia: Cooking with Nature's Calorie – Free Sweetener, 국내 미출간)》 등의 저자다. 게이츠는 미국노화방지의료아 카데미(the American Academy of Anti – Aging Medicine)의 책임 연구원으로, 세계의 식 습관을 바꾸는 임무를 수행하고 있다. 그 첫 번째 결과물이 신체 생태 식 단(Body Ecology Diet)으로, 설탕, 글루텐, 카세인이 없고 프로바이오틱스가 풍부한 식단이다. 1994년에 게이츠는 천연 감미료인 스테비아를 미국에 도입하고, 발효 식품에 대해 가르치기 시작했으며, 소화부터 면역까지 기본적인 생리적 과정을 유지하는 미생물군의 네트워크를 묘사하기 위 해 '내부 생태계(inner ecosystem)'라는 용어를 만들었다. 지난 25년 동안 게이 츠는 소화 건강, 식이요법, 영양 부문에서 가장 존경 받는 권위자 중 한 명이 되었다.

게이츠는 헤이하우스(Hay House) 라디오에서 〈The Body Ecology Hour with Donna Gates〉의 진행자로 인정받고 있고, 정기적으로 〈허핑턴 포 스트〉에 기고하며, '아이 캔 두 잇!(I Can Do It!)' 컨퍼런스, 장수 나우 컨퍼 런스(Longevity Now Conference), 여성 건강 컨퍼런스(Women's Wellness Conference) 등에 서 강연한다.

게이츠는 자연식품 산업을 변화시키는 데 중요한 역할을 해왔다. 스 테비아는 '식이보조제'로 승인되어 미국의 모든 건강 식품점에서 흔히 볼 수 있는 품목으로 자리 잡았다. 그녀는 코코넛 오일의 가치를 사회에 전 파했는데, 코코넛 오일은 과거에는 위험한 지방으로 외면당했어도 지금 은 의사들에 의해 권장되고 있다. 게이츠는 또 케피어(kefir, 러시아 및 동유럽 국 가에서 주로 마시는 전통 발효유 – 옮긴이)를 미국 시장에 재도입했다. 게이츠는 자폐증 분야의 최고 의사들과 함께 작업하는데, 의사들은 그녀의 식단이 자폐증에 대한 이론과 치료를 변화시키는 데 중요한 요소라고 보고 있다. 게이츠는 2,000명이 넘는 부모들로 구성된 활발한 온라인 커뮤니티 'BEDROK(Body Ecoology Diet Reporting Our Kids)'를 설립했다. 이 단체의 부모들 중 다수는 자녀가 완전히 병에서 회복되는 모습을 직접 눈으로 확인했다.

랜디 하트넬(Randy Hartnell)은 2001년에 부인 칼라(Carla)와 함께 설립한 온라인 해산물 제조업체인 '바이탈 초이스 와일드 시푸드 & 오가닉스(Vital Choice Wild Seafood & Organics)'의 사장이다. 그는 소비자들에게 양질의 해산물을 공급하는 한편 식품 선택이 그들의 건강, 환경, 상업적 어업 공동체에 미치는 영향에 대해 교육한다는 사명하에 회사를 운영하는 책임을 맡고 있다. 하트넬은 환경 친화적이고 건강을 의식하는 소비자들이나 영양 지향적인 건강 및 웰니스 옹호자들과의 관계를 구축하는 바이탈 초이스의 대외적인 상징이다. 하트넬은 바이탈 초이스를 설립하기 전에는 알래스카에서 20년 넘게 상업용 연어 어부로 살았다. 그는 워싱턴주 출신으로 버클리 캘리포니아 대학에서 영문학 학위를 받았다.

안드레아 나카야마(Andrea Nakayama)는 기능 영양사 겸 교육자로, 전 세계 환자와 치료자들을 이끌고 건강의 소유권을 되찾는 혁명에 나서고 있다. 그녀는 2002년에 남편을 뇌종양으로 잃은 후 음식이 개인의 맞춤형 약이라고 믿고 음식에 열정을 쏟게 되었다. 나카야마는 리플레니시 PDX(Replenish PDX)에서의 연구를 통해 현재 세계적으로 유명한 많은 의사의 진료에서 가장 까다로운 임상 사례들에 정기적으로 자문을 하며, 매년 홀리스틱 영양 연구소(Holistic Nutrition Lab)에서 1,000명의 치료자들을 훈련하고 있다.

크리스타 오레치오(Christa Orecchio)는 '완전한 여행(The Whole Journey)'의 설립자로, 사람들이 병을 치유하고 활기찬 건강을 얻을 수 있도록 도우려는 열정을 가진 임상 영양학자 겸 전체론적 영양학자다. 오레치오는 자신의 만성적인 칸디다균 감염, 뇌 안개, 갑상선 및 부신 문제를 치유한 후 이전에는 불가능하다고 생각했던 새로운 차원의 건강과 행복에 접근할 수 있었다. 그녀는 2003년 재계를 떠나 전체론적 영양을 연구하기 시작했고, 선행을 베풀면서 다른 사람이 그녀와 같은 강력한 변화를 경험하도록 돕고 있다.

오레치오는 전체론적 지식과 과학적인 지식을 결합하여 음식을 약으로 사용함으로써 사람들의 치유를 돕고, 정신－신체－영혼 접근법을 통해 전체성을 지향한다. 그녀는 10년 동안 개인 진료 경력을 쌓아왔고, 다수의 건강 TV 프로그램을 진행했으며, 《자연적으로 생각하는 방법(How to Conceive Naturally, 국내 미출간)》을 썼다. 또 '영원히 칸디다 퇴치하기(Kick Candida for Good)' 프로그램을 만들었으며, 5가지 마이크로바이옴 재생 프로그램에서 혁신적인 '장 성장(Gut Thrive)' 프로그램을 만들었다.

신시아 파스켈라(Cynthia Pasquella)는 유명한 영양학자, 영적 지도자, 매스컴 스타, 베스트셀러 저자이자 변혁적 영양 연구소(Institute of Transformational Nutrition)의 설립자 겸 이사다. 파스켈라는 수백만 명의 여성에게 그들이 정말로 갈망하는 것이 무엇인지 찾으라고 고무하며, 음식 및 자기 자신과 화해하도록 이끄는 것으로 유명하다. 그녀는 몸, 건강, 삶의 비밀을 파헤치는 웹 시리즈 〈당신이 정말로 갈망하는 것(What You're Really Hungry For)〉의 제작자이자 진행자이다. 〈더 닥터스(The Doctors)〉, 〈닥터 필 쇼(The Dr. Phil Show)〉, 〈투데이 쇼(The Today Show)〉의 영양 전문가이며, 〈액세스 할리우드(Access Hollywood)〉, 〈E! 뉴스 라이브(E! News Live)〉, 〈하퍼스 바자〉, 〈피트니스〉, 〈셰이프〉, 〈마리끌레르〉 등의 인기 언론 매체에 등장해왔다.

오션 로빈스(Ocean Robbins)는 식품혁명네트워크(Food Revolution Network)의 공동창업자 겸 최고경영자(CEO)이자 채프먼 대학교(Chapman University) 평화학부 겸임교수이고, 그의 아버지인 존 로빈스(John Robbins)와 함께 《먹거리 혁명(Voice of the Food Revolution)》을 출간했다. 그는 16세에 건강한 환경을 위한 청소년 모임(Youth for Environmental Sanity, YES!)을 설립하여 20년 동안 운영했다. 오션 로빈스는 20만 명 이상의 사람들과 직접 대화를 나누었고, 65개국 이상의 지도자들을 위한 수백 회의 모임을 추진했다. 그는 자유의 불꽃상(Freedom's Flame Award)과 뛰어난 공공 서비스에 대한 제퍼슨 상(Jefferson Award for Outstanding Public Service)을 비롯해 많은 상을 받았다.

일레인 데 산토스(Elaine De Santos)는 전업 주부였다가 가족들의 건강 문제를 해결하고 나서 가족 건강 혁명가 겸 공인된 변혁적 영양 코치로 일하기 시작했다. 그녀는 알레르기가 있는 아이들과 뇌 질환에 걸린 남편 마이클을 돌보는 과정에서 과도한 스트레스를 받고 극도로 지쳐 자신의 면역계까지 망가지는 경험을 했다. 일레인과 마이클은 많은 가족이 더 건강한 한 끼 식사로 함께 잘 자라고 평생 건강하게 지낼 수 있도록 돕겠다는 사명으로 '건강을 위한 가족(Family for Health)'을 설립했다.

리사 스티머(Lisa Stimmer)는 《글루텐 프리 활력 다이어트(Gluten-Free Vitality Diet, 국내 미출간)》와 《활력 다이어트를 위한 식사(Eating for Vitality Diet, 국내 미출간)》의 저자다. 그녀의 프로그램은 바쁜 사람들이 안심하고 건강한 글루텐 프리 생활방식을 손쉽게 유지할 수 있도록 단계별 지침을 제공한다. 스티머는 병을 극복하고 건강을 얻은 자신의 여정을 통해, 건강에 문제가 있는 사람들이 계속해서 맛있는 음식을 즐길 수 있도록 돕는 것을 자신의 목표로 삼았다. 그녀는 30년 이상 이 생활방식을 고수했고 성공을 거두었다. 그녀는 공인 글루텐 치료사(Certified Gluten Practitioner), 공인 자연식 요리사(Certified Natural Gourmet Chef), 공인 영양사(Certified Nutritionist), 건강한 생활방식 코치(Healthy Lifestyle Coach)이다.

JJ 버진(JJ Virgin)은 고객에게 체중을 감량하고 마음가짐을 훈련하여 더 멋지고 훌륭한 삶을 살게 하는 영양 및 운동 전문가다. 그녀는 저서 《버진의 777 다이어트(The Virgin Diet)》, 《버진 다이어트 쿡북(The Virgin Diet Cookbook, 국내 미출간)》, 《JJ 버진 슈가 임팩트 다이어트(JJ Virgin's Sugar Impact Diet, 국내 미출간)》, 《JJ 버진 슈가 임팩트 다이어트 쿡북(JJ Virgin's Sugar Impact Diet Cookbook, 국내 미출간)》 등을 썼다. 그녀의 회고록 《기적의 마음가짐: 어머니, 아들, 그리고 인생의 가장 가슴 아픈 교훈(Miracle Mindset: A Mother, Her Son, and Life's Hardest Lessons, 국내 미출간)》은 아들 그랜트가 잔혹한 뺑소니 사고의 희생양이 된 후 그녀가 배운 힘과 긍정성에 대한 강력한 교훈을 담고 있다. 버진은 〈JJ Virgin Lifestyle Show〉라는 인기 팟캐스트를 진행하면서 〈허핑턴 포스트〉, 〈로데일 웰니스(Rodale Wellness)〉 등 주요 블로그와 잡지에 정기적으로 글을 쓴다. 또 TV와 라디오에도 자주 출연하며 여러 행사에서 강연을 한다. 버진은 영양 및 운동 관련 업무 외에도 비즈니스 코치로 활동하며, 최고의 건강 기업가 이벤트 겸 커뮤니티인 마인드셰어 서밋(Mindshare Summit)을 창설했다.

이자벨라 웬츠(Izabella Wentz)는 2009년에 하시모토 갑상선염 진단을 받고 나서 자가면역 갑상선 질환의 근본 원인을 해결하는 데 평생을 바친 국제적으로 인정받는 갑상선 전문의 겸 약사이다. 웬츠 박사는 환자용 가이드인 《하시모토 갑상선염 – 근본원인을 찾아 치료하기 위한 생활방식 변화(Hashimoto's Thyroiditis: Lifestyle Interventions for Finding and Treating the Root Cause, 국내 미출간)》와 치료 프로토콜 기반인 《하시모토 프로토콜 – 갑상선 증상을 호전시키고 인생을 되찾기 위한 90일 계획(Hashimoto's Protocol: A 90-Day Plan for

Reversing Thyroid Symptoms and Getting Your Life Back, 국내 미출간)》과 같은 뉴욕타임스 베스트셀러의 저자다. 웬츠 박사는 환자 옹호자, 연구원, 임상의, 교육자로서 〈갑상선의 비밀(The Thyroid Secret)〉 다큐멘터리 시리즈, 하시모토 연구소(Hashimoto's Institute)의 치료자 훈련, 국제적인 컨설팅과 연설 서비스를 통해 갑상선 자가면역질환을 극복하는 방법에 대한 인식을 높이는 데 매진하고 있다.

막달레나 위젤라키(Magdalena Wszelaki)는 여성들에게 영양과 생활방식을 변화시켜 호르몬의 균형을 재조정하도록 돕는 영양 실습인 '호르몬스 밸런스(Hormones Balance)'의 창시자다. 위젤라키는 공인 영양 코치, 강연자, 교육자, 요리책의 저자로, 본인도 호르몬 문제로 오랫동안 고생해왔다. 그녀의 건강 위기는 광고업계에서 극도로 스트레스가 심한 생활을 해온 결과로, 그레이브스병에서 시작해서 나중에는 하시모토 병(갑상선 기능 장애를 일으키는 자가면역 증상), 부신 피로, 에스트로겐 과다증까지 이르렀다. 오늘날 그녀는 완전히 몸 상태가 좋아져서, 아무 증상 없이 멋진 삶을 살고 있으며, 자신의 온라인 프로그램과 교육에서 자신과 같은 결과를 얻는 방법을 여성들에게 가르치고 있다.

참고문헌

들어가며

1. Calderon - GarciduenasL, Franco - LiraM, Mora - TiscarenoA, Medina - Cortina.H, Torres - Jardon R, Kavanaugh M. Early Alzheimer's and Parkinson's disease pathology in urban children: Friend versus Foe responses.it is time to face the evidence. BioMed Research International 2013;2013:161687. doi: 10.1155/2013/161687. Epub 2013 Feb 7.

1. 자가면역 : 뇌기능에 미치는 영향

1. Dobbs SM, Dobbs RJ, Weller C, Charlett A, Augustin A, Taylor D, Ibrahim MA, Bjarnason I. Peripheral aetiopathogenic drivers and mediators of Parkinson's disease and co-morbidities: role of gastrointestinal microbiota. Journal of Neurovirology 2016 Feb;22(1):22.32.
2. Mez J, Daneshvar DH, Kiernan PT et al. Clinicopathological evaluation of chronic traumatic encephalopathy in players of American football. JAMA 2017;318(4):360.70. doi:10.1001/jama.2017.8334.
3. Dantzer R, O'Connor JC, Freund GG, Johnson RW, Kelley KW. From inflammation to sickness and depression: when the immune system subjugates the brain. Nature Reviews. Neuroscience 2008 Jan;9(1):46.56.
4. http://www.alz.org/facts.
5. Eisenmann A, Murr C, Fuchs D, Ledochowski M. Gliadin IgG antibodies and circulating immune complexes. Scandinavian Journal of Gastroenterology 2009;44(2):168.71.
6. Watad A, Bragazzi NL, Adawi M, Amital H, Kivity S, Mahroum N, Blank M, Shoenfeld Y. Is autoimmunology a discipline of its own? A big data.based bibliometric and scientometric analyses. Autoimmunity 2017 Jun;50(4):269.74. doi: 10.1080/08916934.2017.1305361. Epub 2017 Mar 23.

2. 새는 뇌

1. Schubert CR, Fischer ME, Pinto AA, Klein BEK, Klein R, Tweed TS, Cruick-shanks KJ. Sensory impairments and risk of mortality in older adults. The Journals of Gerontology. Series A, Biological Sciences and Medical Sciences 2017 May 1;72(5):710.5. doi:10.1093/gerona/glw036.
2. Lafaille - Magnan ME, Poirier J, Etienne P, Tremblay - Mercier J, Frenette J, Rosa - Neto P, Breitner JCS; PREVENT - AD Research Group. Odor identification as a biomarker of preclinical AD in older adults at risk. Neurology 2017 Jul.25;89(4):327.35.
3. Vojdani A. Brain - reactive antibodies in traumatic brain injury. Functional Neurology, Rehabilitation, and Ergonomics 2013;3(2.3):173.81.
4. Koh SX, Lee JK. S100B as a marker for brain damage and blood - brain barrier disruption following exercise. Sports Medicine 2014 Mar;44(3):369.85. doi: 10.1007/s40279 - 013 - 0119 - 9. Review. Erratum in: Sports Medicine 2014 Jun;44(6):867.
5. Wolff G, Davidson SJ, Wrobel JK, Toborek M. Exercise maintains blood - brain barrier integrity during early stages of brain metastasis formation. Biochemical and Biophysical Research Communications 2015 Aug 7;463(4):811.7.
6. Hemmings WA. The entry into the brain of large molecules derived from dietary protein. Proceedings of the Royal Society of London. Series B, Biological Sciences 1978 Feb 23;200(1139):175.92.
7. Wan W, Chen H, Li Y. The potential mechanisms of Aβ - receptor for advanced glycation end - products interaction disrupting tight junctions of the blood - brain barrier in Alzheimer's disease. International Journal of Neuroscience 2014 Feb;124(2):75.81.
8. Varatharaj A, Galea I. The blood - brain barrier in systemic inflammation. Brain, Behavior, and Immunity 2017 Feb;60:1.12.
9. Thelin EP, Nelson DW, Bellander BM. A review of the clinical utility of serum S100B protein levels in the assessment of traumatic brain injury. Acta Neurochirurgica (Wien) 2017 Feb;159(2):209.25.
10. Cheng F, Yuan Q, Yang J, Wang W, Liu H. The prognostic value of serum neuron - specific enolase in traumatic brain injury: systematic review and meta - analysis. PLoS One 2014 Sep 4;9(9):e106680.
11. Hadjivassiliou M, Sanders DD, Aeschlimann DP. Gluten - related

disorders: gluten ataxia. Digestive Diseases 2015;33(2):264.8.

12. Kharrazian D, Vojdani A. Correlation between antibodies to bisphenol A, its target enzyme protein disulfide isomerase and antibodies to neuron - specific antigens. Journal of Applied Toxicology 2017 Apr;37(4):479.84.

13. Vojdani A, Mukherjee PS, Berookhim J, Kharrazian D. Detection of antibodies against human and plant aquaporins in patients with multiple sclerosis. Autoimmune Diseases 2015;2015.

14. Chen X, Threlkeld SW, Cummings EE, Juan I, Makeyev O, Besio WG, Gaitanis J, Banks WA, Sadowska GB, Stonestreet BS. Ischemia - reperfusion impairs blood - brain barrier function and alters tight junction protein expression in the ovine fetus. Neuroscience 2012 Dec 13;226:89.100.

15. Rossignol DA, Rossignol LW, Smith S et al. Hyperbaric treatment for children with autism: a multicenter, randomized, double - blind, controlled trial. BMC Pediatrics 2009;9:21.

16. Addolorato G, Di Giuda D, De Rossi G, Valenza V, Domenicali M, Caputo.F, Gasbarrini A, Capristo E, Gasbarrini G. Regional cerebral hypoperfusion in patients with celiac disease. American Journal of Medicine 2004 Mar 1;116(5):312.7.

17. Ballabh P, Braun A, Nedergaard M. The blood - brain barrier: an overview: structure, regulation, and clinical implications. Neurobiology of Disease 2004 Jun;16(1):1.13.

18. Niederhofer H, Pittschieler K. A preliminary investigation of ADHD symptoms in persons with celiac disease. Journal of Attention Disorders 2006 Nov;10(2):200.4.

19. Lerner A, Aminov R, Matthias T. Transglutaminases in dysbiosis as potential environmental drivers of autoimmunity. Frontiers in Microbiology 2017 Jan 24;8:66.

20. Vojdani A. Lectins, agglutinins, and their roles in autoimmune reactivities. Alternative Therapies in Health and Medicine 2015;21 (Suppl) 1:46.51.

21. Ravnskov U, McCully KS. How macrophages are converted to foam cells. Journal of Atherosclerosis and Thrombosis 2012;19(10):949.50.

22. Ravnskov U, McCully KS. Review and hypothesis: vulnerable plaque formation from obstruction of Vasa vasorum by homocysteinylated and oxidized lipoprotein aggregates complexed with microbial remnants and LDL autoantibodies. Annals of Clinical and Laboratory Science 2009 Winter;39(1):3.16.

23. Marinho AC, Martinho FC, Zaia AA, Ferraz CC, Gomes BP. Monitoring the effectiveness of root canal procedures on endotoxin levels found in teeth with chronic apical periodontitis. Journal of Applied Oral Science 2014 Nov.Dec;22(6):490.5.

24. Silverman MH, Ostro MJ. Bacterial endotoxin in human disease. Princeton, NJ: KPMG 35 (1999).

25. Banks WA, Gray AM, Erickson MA et al. Lipopolysaccharide - induced blood - brain barrier disruption: roles of cyclooxygenase, oxidative stress, neuroinflammation, and elements of the neurovascular unit. Journal of Neuroinflammation 2015 Nov 25;12:223. doi: 10.1186/s12974 - 015 - 0434 - 1.

26. Klatt NR, Harris LD, Vinton CL et al. Compromised gastrointestinal integrity in pigtail macaques is associated with increased microbial translocation, immune activation, and IL - 17 production in the absence of SIV infection. Mucosal Immunology 2010 Jul;3(4):387.98.

27. Bredesen DE. Reversal of cognitive decline: a novel therapeutic program. Aging (Albany, NY), 2014 Sep;6(9):707.17.

28. D'Andrea MR. Add Alzheimer's disease to the list of autoimmune diseases. Medical Hypotheses 2005;64(3):458.63.

29. Harris SA, Harris EA. Herpes simplex virus type 1 and other pathogens are key causative factors in sporadic Alzheimer's disease. Journal of Alzheimer's Disease 2015;48(2):319.53.

30. Bredesen DE. Reversal of cognitive decline.

3. 건강한 뇌는 장에서 시작된다

1. Flowers SA, Ellingrod VL. The microbiome in mental health: potential contribution of gut microbiota in disease and pharmacotherapy management. Pharmacotherapy 2015 Oct;35(10):910.6.

2. Konig J, Wells J, Cani PD, Garcia - Rodenas CL, MacDonald T, Mercenier A, Whyte J, Troost F, Brummer RJ. Human intestinal barrier function in health and disease. Clinical and Translational Gastroenterology 2016 Oct 20;7(10):e196.

3. Marlicz W, Loniewski I, Grimes DS, Quigley EM. Nonsteroidal anti - inflammatory drugs, proton pump inhibitors, and gastrointestinal injury: contrasting interactions in the stomach and small intestine. Mayo Clinic

Proceedings 2014 Dec;89(12):1699.709.

4. Round JL, Mazmanian SK. The gut microbiota shapes intestinal immune responses during health and disease. Nature Reviews: Immunology 2009 May;9(5):313.23.

5. Kelly JR, Kennedy PJ, Cryan JF, Dinan TG, Clarke G, Hyland NP. Breaking down the barriers: the gut microbiome, intestinal permeability and stress - related psychiatric disorders. Frontiers in Cellular Neuroscience 2015 Oct 14;9:392.

6. Smythies LE, Smythies JR. Microbiota, the immune system, black moods and the brain - melancholia updated. Frontiers in Human Neuroscience 2014 Sep 15;8:720.

7. Maes M, Coucke F, Leunis JC. Normalization of the increased translocation of endotoxin from gram negative enterobacteria (leaky gut) is accompanied by a remission of chronic fatigue syndrome. Neuroendocrinology Letters 2007 Dec;28(6):739.44.

8. Vojdani A, Kharrazian D, Mukherjee P. The prevalence of antibodies against wheat and milk proteins in blood donors and their contribution to neuroimmune reactivities. Nutrients 2014 Jan;6(1):15.36.

9. Vojdani A, O'Bryan T, Green JA, McCandless J, Woeller KN, Vojdani E, Nourian AA, Cooper EL. Immune response to dietary proteins, gliadin and cerebellar peptides in children with autism. Nutritional Neuroscience 2004 Jun;7(3):151.61.10. https://www.nimh.nih.gov/health/statistics/ prevalence/any - mental - illness - ami - among - us - adults.shtml.

11. Wildmann J, Vetter W, Ranalder UB, Schmidt K, Maurer R, Mohler H. Occurrence of pharmacologically active benzodiazepines in trace amounts in wheat and potato. Biochemical Pharmacology 1988 Oct 1;37(19):3549.59.

12. Hollon J, Puppa EL, Greenwald B, Goldberg E, Guerrerio A, Fasano A. Effect of gliadin on permeability of intestinal biopsy explants from celiac disease patients and patients with non - celiac gluten sensitivity. Nutrients 2015 Feb 27;7(3):1565.76.

13. Rodrigo L, Hernandez - Lahoz C, Lauret E, Rodriguez - Pelaez M, Soucek M, Ciccocioppo R, Kruzliak P. Gluten ataxia is better classified as non - celiac gluten sensitivity than as celiac disease: a comparative clinical study. Immunologic Research 2016 Apr;64(2):558.64.

14. Volta U, Bardella MT, Calabro A, Troncone R, Corazza GR; Study Group

for Non - Celiac Gluten Sensitivity. An Italian prospective multicenter survey on patients suspected of having non - celiac gluten sensitivity. BMC Medicine 2014 May 23;12:85. doi: 10.1186/1741 - 7015 - 12 - 85.

15. Van Hees NJM, Giltay EJ, Tielemans SMAJ, Geleijnse JM, Puvill T, Janssen N, van der Does W. Essential amino acids in the gluten - free diet and serum in relation to depression in patients with celiac disease. PLOS One 2015;10(4): n. pag. Web.

16. M. Finizio, Quaremba G, Mazzacca G, Ciacci C. Large forehead: a novel sign of undiagnosed coeliac disease. Digestive and Liver Disease 2005 Sep;37(9):659.64.

17. Lionetti E, Leonardi S, Franzonello C, Mancardi M, Ruggieri M, Catassi C. Gluten psychosis: confirmation of a new clinical entity. Nutrients 2015 Jul.8;7(7):5532.9.

18. Bressan P, Kramer P. Bread and other edible agents of mental disease. Frontiers in Human Neuroscience 2016 Mar 29;10:130.

19. Sun Z, Zhang Z, Wang X, Cade R, Elmir Z, Fregly M. Relation of beta - casomorphin to apnea in sudden infant death syndrome. Peptides 2003 Jun;24(6):937.43.

20. Ramabadran K, Bansinath M. Opioid peptides from milk as a possible cause of sudden infant death syndrome. Medical Hypotheses 1988 Nov;27(3):181.7.

21. Bell SJ, Grochoski GT, Clarke AJ. Health implications of milk containing β - casein with the A2 genetic variant. Critical Reviews in Food Science and Nutrition 2006;46(1):93.100.

22. Wasilewska J, Sienkiewicz - Szlapka E, Kuzbida E, Jarmolowska B, Kaczmarski M, Kostyra E. The exogenous opioid peptides and DPPIV serum activity in infants with apnoea expressed as apparent life threatening events (ALTE). Neuropeptides 2011 Jun;45(3):189.95. doi:10.1016/j.npep.2011.01.005.

23. de la Monte SM, Wands JR. Alzheimer's disease is type 3 diabetes. evidence reviewed. Journal of Diabetes Science and Technology 2008 Nov;2(6):1101.13.

24. Wang D, Ho L, Faith J et al. Role of intestinal microbiota in the generation of polyphenol - derived phenolic acid mediated attenuation of Alzheimer's disease β - amyloid oligomerization. Molecular Nutrition & Food Research 2015 Jun;59(6):1025.40.

25. Pistollato F, Sumalla Cano S, Elio I, Masias Vergara M, Giampieri F, Battino M. Role of gut microbiota and nutrients in amyloid formation and pathogenesis of Alzheimer disease. Nutrition Reviews 2016 Oct;74(10):624.34.

4. 쓰레기가 들어가면 쓰레기가 나온다 : 유독한 환경이 뇌에 미치는 영향

1. Light TD, Choi KC, Thomsen TA et al. Long - term outcomes of patients with necrotizing fasciitis. Journal of Burn Care & Research 2010 Jan - Feb;31(1):93.9. doi: 10.1097/BCR.0b013e3181cb8cea.

2. Høgsberg T, Saunte DM, Frimodt - Møller N, Serup J. Microbial status and product labelling of 58 original tattoo inks. Journal of the European Academy of Dermatology and Venereology 2013 Jan;27(1):73.80.

3. Serup J. Individual risk and prevention of complications: doctors' advice to persons wishing a new tattoo. Current Problems in Dermatology 2017;52:18.29. Novel Agents and Drug Targets to Meet the Challenges of Resistant Fungi. McCarthy MW, Kontoyiannis DP, Cornely OA, Perfect JR, Walsh TJ. J Infect Dis. 2017 Aug 15;216(suppl 3):S474.S483

4. Sepehri M, Sejersen T, Qvortrup K, Lerche CM, Serup J. Tattoo pigments are observed in the Kupffer cells of the liver indicating blood - borne distribution of tattoo ink. Dermatology 2017;233(1):86.93. doi: 10.1159/000468149. Epub 2017 May .10.

5. Adler BL, Kim GH, Haden AD. Ulcerating nodules within tattoos revealing pulmonary sarcoidosis. Arthritis & Rheumatology 2017 Sep 7.

6. Jafari S, Buxton JA, Afshar K, Copes R, Baharlou S. Tattooing and risk of hepatitis B: a systematic review and meta - analysis. Canadian Journal of Public Health 2012 May - Jun;103(3):207.12.

7. Fray J, Lekieffre A, Parry F, Huguier V, Guillet G. Rose necrosis: necrotizing granulomatous reaction with infected node at red pigment of a tattoo. Annales de Chirurgie Plastique et Esthetique 2014 Apr;59(2):144.9.

8. Lehner K, Santarelli F, Vasold R, Konig B, Landthaler M, Baumler W. Black tattoo inks are a source of problematic substances such as dibutyl phthalate. Contact Dermatitis 2011 Oct;65(4):231.8.

9. https://www.worldwildlife.org/pages/living - planet - report - 2014.

10. Levine H, Jørgensen N, Martino - Andrade A, Mendiola J, Weksler - Derri D, Mindlis I, Pinotti R, Swan SH. Temporal trends in sperm count: a

systematic review and meta - regression analysis. Human Reproduction Update 2017 Nov.1;23(6):646.59. https://doi.org/10.1093/humupd/dmx022

11. UCL Institute for Global Health. UCL - Lancet Commission on managing the health effects of climate change. 2014. www.ucl.ac.uk/igh/research/projects/all - projects/lancet - 1.

12. Intergovernmental Panel on Climate Change. Working Group I contribution to the IPCC fifth assessment report climate change 2013: the physical science basis summary for policymakers. 2013. www.ipcc.ch/report/ar5/wg1/#.UlJ6rNl3vTo.

13. American Association for the Advancement of Science. What we know: the reality, risks, and response to climate change. 2014. http://whatweknow.aaas.org/.

14. McCoy D, Montgomery H, Arulkumaran S, Godlee F. Climate change and human survival. BMJ 2014 Mar 26;348:g2351.

15. Olshansky SJ, Passaro DJ, Hershow RC, Layden J, Carnes BA, Brody J, Hayflick L, Butler RN, Allison DB, Ludwig DS. A potential decline in life expectancy in the United States in the 21st century. New England Journal of Medicine 2005 Mar 17;352(11):1138.45.

16. Environmental Working Group analysis of tests of 10 umbilical cord blood samples conducted by AXYS Analytical Services (Sydney, BC) and Flett Research Ltd. (Winnipeg, MB). https://www.ewg.org/research/body - burden - pollution - newborns#.Wixct7pFxtQ.

17. Bredesen DE. Inhalational Alzheimer's disease: an unrecognized.and treatable.epidemic. Aging 2016;8(2):304.13. Web.

18. https://www.cdc.gov/ncbddd/autism/data.html, accessed Oct 2, 2017.

19. http://themindunleashed.com/2014/10/mit - researchers - new - warning - todays - rate - half - u - s - children - will - autistic - 2025.html.

20. Song P, Wu L, Guan W. Dietary nitrates, nitrites, and nitrosamines intake and the risk of gastric cancer: a meta - analysis. Nutrients 2015 Dec 1;7(12):9872.95.

21. Park KA, Kweon S, Choi H. Anticarcinogenic effect and modification of cytochromeP4502E1bydietarygarlicpowderindiethylnitrosamine - initiated rat hepatocarcinogenesis. Journal of Biochemistry and Molecular Biology 2002;35(6):615.22.

22. Farombi EO, Shrotriya S, Na HK, Kim SH, Surh YJ. Curcumin attenuates

dimethylnitrosamine - induced liver injury in rats through Nrf2 - mediated induction of heme oxygenase - 1. Food and Chemical Toxicology 2008;46(4):1279.87.

23. Hwang YP, Choi JH, Yun HJ et al. Anthocyanins from purple sweet potato attenuate dimethylnitrosamine - induced liver injury in rats by inducing Nrf2 - mediated antioxidant enzymes and reducing COX - 2 and iNOS expression. Food and Chemical Toxicology, 2011 Jan;49(1):93.9.

24. Hodges RE, Minich DM. Modulation of metabolic detoxification pathways using foods and food - derived components: a scientific review with clinical application. Journal of Nutrition and Metabolism 2015;2015:760689.

25. Vojdani A, O'Bryan T. The immunology of immediate and delayed hypersensitivity reaction to gluten. European Journal of Inflammation 2008 Jan;6(1):1.10.

26. Toppari J, Larsen JC, Christiansen P et al. Male reproductive health and environmental xenoestrogens. Environmental Health Perspectives 1996 Aug;104 (Suppl) 4:741.803.

27. Horan TS, Marre A, Hassold T, Lawson C, Hunt PA. Germline and reproductive tract effects intensify in male mice with successive generations of estrogenic exposure. PLOS Genetics 2017 Jul 20;13(7):e1006885. doi: 10.1371/journal.pgen.1006885. eCollection 2017 Jul.

28. Ohlsson C, Barrett - Connor E, Bhasin S, Orwoll E, Labrie F, Karlsson MK, Ljunggren O, Vandenput L, Mellstrom D, Tivesten A. High serum testosterone is associated with reduced risk of cardiovascular events in elderly men. The MrOS (Osteoporotic Fractures in Men) study in Sweden. Journal of the American College of Cardiology 2011 Oct 11;58(16):1674.81.

29. Longnecker MP, Rogan WJ. Persistent organic pollutants in children. Pediatric Research 2001 Sep;50(3):322.3.

30. Ohtani N, Iwano H, Suda K, Tsuji E, Tanemura K, Inoue H, Yokota H. Adverse effects of maternal exposure to bisphenol F on the anxiety - and depression - like behavior of offspring. Journal of Veterinary Medical Science 2017 Feb.28;79(2):432.9.

31. Ritter R, Scheringer M, MacLeod M, Moeckel C, Jones KC, Hungerbuhler K. Intrinsic human elimination half - lives of polychlorinated biphenyls derived from the temporal evolution of cross - sectional biomonitoring data from the United Kingdom. Environmental Health Perspectives 2011 Feb;119(2):225.31. doi: 10.1289/ehp.1002211. Epub 2010 Oct 7.

32. Saal FS, Myers JP. Bisphenol A and risk of metabolic disorders. JAMA 2008 Sep 17;300(11):1353.5.

33. Kharrazian D, Vojdani A. Correlation between antibodies to bisphenol A, its target enzyme protein disulfide isomerase and antibodies to neuron - specific antigens. Journal of Applied Toxicology 2017 Apr;37(4):479.84.

34. Cheek AO, Kow K, Chen J, McLachlan JA. Potential mechanisms of thyroid disruption in humans: interaction of organochlorine compounds with thyroid receptor, transthyretin, and thyroid - binding globulin. Environmental Health Perspectives 1999 Apr;107(4):273.8.

35. Tiwari SK, Agarwal S, Chauhan LK, Mishra VN, Chaturvedi RK. Bisphenol - A impairs myelination potential during development in the hippocampus of the rat brain. Molecular Neurobiology 2015;51(3):1395.416. doi: 10.1007/s12035 - 014 - 8817 - 3. Epub 2014 Aug 2.

36. Bielefeldt AØ, Danborg PB, Gøtzsche PC. Precursors to suicidality and violence on antidepressants: systematic review of trials in adult healthy volunteers. Journal of the Royal Society of Medicine 2016 Oct;109(10):381.92.

37. Biedermann S, Tschudin P, Grob K. Transfer of bisphenol A from thermal printer paper to the skin. Analytical and Bioanalytical Chemistry 2010 Sep;398(1):571.6. doi: 10.1007/s00216 - 010 - 3936 - 9. Epub 2010 Jul 11.

38. Adapted from American Academy of Pediatrics, Shelov SP, ed. Caring for Your Baby and Young Child: Birth to Age Five (Bantam, 2009).

39. Kang KW, Park WJ. Lead poisoning at an indoor firing range. Journal of Korean Medical Science 2017 Oct;32(10):1713.6.

40. WHO, 2002; Pruss - Ustun et al., 2004.

41. World Health Organization fact sheet. "Mercury and Health," March 2017, http://www.who.int/mediacentre/factsheets/fs361/en/.

42. Vimy MJ, Lorscheider FL. Dental amalgam mercury daily dose estimated from intra - oral vapor measurements: a predictor of mercury accumulation in human tissues. Journal of Trace Elements in Experimental Medicine 1990 Jan;3:111.23.

43. Goniewicz ML, Knysak J, Gawron M et al. Levels of selected carcinogens and toxicants in vapour from electronic cigarettes. Tobacco Control 2014 Mar;23(2):133.9.

44. Hecht EM, Arheart K, Lee DJ, Hennekens CH, Hlaing WM. A cross - sectional survey of cadmium biomarkers and cigarette smoking. Biomarkers 2016 Jul;21(5):429.35.

45. Barton H. Predicted intake of trace elements and minerals via household drinking water by 6-year-old children from Krakow, Poland. Part 2: Cadmium, 1997.2001. Food Additives and Contaminants 2005 Sep;22(9):816.28.

46. Viala Y, Laurette J, Denaix L, Gourdain E, Meleard B, Nguyen C, Schneider.A, Sappin-Didier V. Predictive statistical modelling of cadmium content in durum wheat grain based on soil parameters. Environmental Science and Pollution Research International 2017 Sep;24(25):20641.54. doi: 10.1007/s11356-017-9712-z. Epub 2017 Jul 15.

47. Xie LH, Tang SQ, Wei XJ, Shao GN, Jiao GA, Sheng ZH, Luo J, Hu PS. The cadmium and lead content of the grain produced by leading Chinese rice cultivars. Food Chemistry 2017 Feb 15;217:217.24.

48. Kumar P, Mahato DK, Kamle M, Mohanta TK, Kang SG. Aflatoxins: a global concern for food safety, human health and their management. Frontiers in Microbiology 2017 Jan 17;7:2170.

49. McCarthy MW, Kontoyiannis DP, Cornely OA, Perfect JR, Walsh TJ. Novel agents and drug targets to meet the challenges of resistant fungi. Journal of Infectious Diseases 2017 Aug 15;216(suppl 3):S474.83.

50. Murakami A, Tutumi T, Watanabe K. Middle ear effusion and fungi. Annals of Otology, Rhinology, and Laryngology 2012 Sep;121(9):609.14.

51. Brewer J, Thrasher JD, Hooper D. Reply to comment on detection of mycotoxins in patients with chronic fatigue syndrome. Toxins 2013;5:605.17 by John W. Osterman, MD. Toxins (Basel). 2016 Nov 7;8(11).

52. Gratz SW, Duncan G, Richardson AJ. The human fecal microbiota metabolizes deoxynivalenol and deoxynivalenol-3-glucoside and may be responsible for urinary deepoxy-deoxynivalenol. Applied and Environmental Microbiology 2013 Mar;79(6):1821.5.

53. Francino MP. Antibiotics and the human gut microbiome: dysbioses and accumulation of resistances. Frontiers in Microbiology 2016 Jan 12;6:1543.

54. Costelloe C, Metcalfe C, Lovering A, Mant D, Hay AD. Effect of antibiotic prescribing in primary care on antimicrobial resistance in individual patients: systematic review and meta-analysis. BMJ 2010 May 18;340:c2096. doi: 10.1136/bmj.c2096.

55. https://www.cdc.gov/drugresistance/threat-report-2013/pdf/ar-threats-2013-508.pdf.

56. Stensballe LG, Simonsen J, Jensen SM, Bønnelykke K, Bisgaard H. Use

of antibiotics during pregnancy increases the risk of asthma in early childhood. Journal of Pediatrics 2013 Apr;162(4):832.8.

57. Slykerman RF, Thompson J, Waldie KE, Murphy R, Wall C, Mitchell EA. Antibiotics in the first year of life and subsequent neurocognitive outcomes. Acta Paediatrica 2017 Jan;106(1):87.94.

58. Zhang C, Li S, Yang L et al. Structural modulation of gut microbiota in life - long calorie - restricted mice. Nature Communications 2013;4:2163.

59. Kim JA, Kim JY, Kang SW. Effects of the dietary detoxification program on serum γ-glutamyltransferase, anthropometric data and metabolic biomarkers in adults. Journal of Lifestyle Medicine 2016 Sep;6(2):49.57. Epub 2016 Sep 30.

60. Horne BD, Muhlestein JB, Anderson JL. Health effects of intermittent fasting: hormesis or harm? A systematic review. American Journal of Clinical Nutrition 2015 Aug;102(2):464.70.

61. Chaix A, Zarrinpar A, Miu P, Panda S. Time - restricted feeding is a preventative and therapeutic intervention against diverse nutritional challenges. Cell Metabolism 2014 Dec 2;20(6):991.1005.

62. Heurung AR. Adverse reactions to sunscreen agents: epidemiology, responsible irritants and allergens, clinical characteristics, and management. Dermatitis 2014 Nov.Dec;25(6): 289.326.

63. http://www.ewg.org/sunscreen/report/executive - summary/#.WdO3KLpFxtQ.

64. Factor - Litvak P, Insel B, Calafat AM, Liu X, Perera F, Rauh VA, Whyatt RM. Persistent associations between maternal prenatal exposure to phthalates on child IQ at age 7 years. PLOS One 2014 Dec 10;9(12):e114003. doi: 10.1371/journal.pone.0114003. eCollection 2014.

65. Scherf KA, Brockow K, Biedermann T, Koehler P, Wieser H. Wheat - dependent exercise - induced anaphylaxis. Clinical and Experimental Allergy 2016 Jan;46(1):10.20.

66. Thompson T, Grace T. Gluten in cosmetics: is there a reason for concern? Journal of the Academy of Nutrition and Dietetics 2012 Sep;112(23):1316.23.

67. Teshima R. Food allergen in cosmetics. Yakugaku Zasshi 2014;134(1):33.8.

68. Kwangmi K. Influences of environmental chemicals on atopic dermatitis. Toxicological Research 2015 Jun;31(2):89.96.

5. 자신의 생체지표를 알자

1. Hauser PS, Ryan RO. Impact of apolipoprotein E on Alzheimer's disease. Current Alzheimer Research 2013 Oct;10(8):809.17.
2. Sepehrnia B, Kamboh MI, Adams-Campbell LL, Bunker CH, Nwankwo M, Majumder PP, Ferrell RE. Genetic studies of human apolipoproteins. X. The effect of the apolipoprotein E polymorphism on quantitative levels of lipoproteins in Nigerian blacks. American Journal of Human Genetics 1989 Oct;45(4):586.91.
3. Boscolo S, Passoni M, Baldas V, Cancelli I, Hadjivassiliou M, Ventura A, Tongiorgi E. Detection of anti-brain serum antibodies using a semi-quantitative immunohistological method. Journal of Immunological Methods 2006 Feb.20;309(1.2):139.49.
4. Lanzini A, Lanzarotto F, Villanacci V et al. Complete recovery of intestinal mucosa occurs very rarely in adult coeliac patients despite adherence to gluten-free diet. Alimentary Pharmacology and Therapeutics 2009 Jun 15;29(12):1299–308. doi: 10.1111/j.1365-2036.2009.03992.x. Epub 2009 Mar 3. 5. Hadjivassiliou M, Sanders DS, Grünewald RA, Woodroofe N, Boscolo S, Aeschlimann D. Gluten sensitivity: from gut to brain. Lancet Neurology 2010 Mar;9(3):318–30.
6. Fasano A, Catassi C. Current approaches to diagnosis and treatment of celiac disease: an evolving spectrum. Gastroenterology 2001 Feb;120(3):636–51.
7. Addolorato G, Mirijello A, D'Angelo C, Leggio L, Ferrulli A, Vonghia L, Cardone S, Leso V, Miceli A, Gasbarrini G. Social phobia in coeliac disease. Scandinavian Journal of Gastroenterology 2008;43(4):410–5.
8. Zelnik N, Pacht A, Obeid R, Lerner A. Range of neurologic disorders in patients with celiac disease. Pediatrics 2004 Jun;113(6):1672–6.
9. Ibid.
10. Lichtwark IT, Newnham ED, Robinson SR, Shepherd SJ, Hosking P, Gibson PR, Yelland GW. Cognitive impairment in coeliac disease improves on a gluten-free diet and correlates with histological and serological indices of disease severity. Alimentary Pharmacology & Therapeutics 2014;40:160–70.
11. Skowera A, Peakman M, Cleare A, Davies E, Deale A, Wessely S. High prevalence of serum markers of coeliac disease in patients with chronic

fatigue syndrome. Journal of Clinical Pathology 2001 Apr;54(4):335-6.

12. Yelland GW. Gluten - induced cognitive impairment ("brain fog") in coeliac disease. Journal of Gastroenterology and Hepatology 2017 Mar;32 (Suppl 1):90-3.

13. Delvecchio M, De Bellis A, Francavilla R et al. Italian Autoimmune Hypophysitis Network Study. Anti - pituitary antibodies in children with newly diagnosed celiac disease: a novel finding contributing to linear - growth impairment. American Journal of Gastroenterology 2010 Mar;105(3):691-6. doi: 10.1038/ajg.2009.642. Epub 2009 Nov 10.

14. Daulatzai MA. Non - celiac gluten sensitivity triggers gut dysbiosis, neuroinflammation, gut - brain axis dysfunction, and vulnerability for dementia. CNS & Neurological Disorders—Drug Targets 2015;14(1):110-31.

15. Challacombe DN, Wheeler EE. Are the changes of mood in children with coeliac disease due to abnormal serotonin metabolism? Nutrition and Health 1987;5(3-4):145-52.

16. Salur L, Uibo O, Talvik I, Justus I, Metsküla K, Talvik T, Uibo R. The high frequency of coeliac disease among children with neurological disorders. European Journal of Neurology 2000 Nov;7(6):707-11.

17. Gobbi G. Coeliac disease, epilepsy and cerebral calcifications. Brain & Development 2005 Apr;27(3):189-200. Review

18. Iughetti L, De Bellis A, Predieri B, Bizzarro A, De Simone M, Balli F, Bellastella A, Bernasconi S. Growth hormone impaired secretion and antipituitary antibodies in patients with coeliac disease and poor catch - up growth after a long gluten - free diet period: a causal association? European Journal of Pediatrics 2006 Dec;165(12):897-903. Epub 2006 Aug 3.

19. Perlmutter D, Vodjani A. Association between headache and sensitivities to gluten and dairy. Integrative Medicine 2013 Apr;12(2):18-23.

20. Zelnik N et al. Range of neurologic disorders. Pediatrics.

21. Niederhofer H. Association of attention - deficit/hyperactivity disorder and celiac disease: a brief report. Primary Care Companion for CNS Disorders 2011;13(3).

22. Gibbons CH, Freeman R. Autonomic neuropathy and coeliac disease. Journal of Neurology, Neurosurgery, and Psychiatry 2005 Apr;76(4):579-81.

23. Lionetti E, Leonardi S, Franzonello C, Mancardi M, Ruggieri M, Catassi

C. Gluten psychosis: confirmation of a new clinical entity. Nutrients 2015 Jul 8;7(7):5532-9. doi: 10.3390/nu7075235.

24. Isasi C, Tejerina E, Morán LM. Non-celiac gluten sensitivity and rheumatic diseases. Reumatologia Clinica 2016 Jan–Feb;12(1):4–10.

25. Lichtwark IT, Newnham ED, Robinson SR, Shepherd SJ, Hosking P, Gibson PR, Yelland GW. Cognitive impairment in coeliac disease improves on a gluten-free diet and correlates with histological and serological indices of disease severity. Alimentary Pharmacology & Therapeutics 2014 Jul;40(2):160–70.

26. Zylberberg HM, Demmer RT, Murray JA, Green PHR, Lebwohl B. Depression and insomnia among individuals with celiac disease or on a gluten-free diet in the USA: results from a national survey. European Journal of Gastroenterology & Hepatology 2017 Sep;29(9):1091–6.

27. Kobeissy F, Moshourab RA. Autoantibodies in CNS trauma and neuropsychiatric disorders: a new generation of biomarkers. In: Kobeissy FH, editor. Brain Neurotrauma: Molecular, Neuropsychological, and Rehabilitation Aspects (Boca Raton, FL: CRC Press/Taylor & Francis, 2015). Chapter 29.

28. Al Nimer F, Thelin E, Nyström H, Dring AM, Svenningsson A, Piehl F, Nelson DW, Bellander BM. Comparative assessment of the prognostic value of biomarkers in traumatic brain injury reveals an independent role for serum levels of neurofilament light. PLOS One 2015 Jul 2;10(7):e0132177.

29. Pollak TA, Drndarski S, Stone JM, David AS, McGuire P, Abbott NJ. The blood-brain barrier in psychosis. Lancet Psychiatry 2017 Aug 3. pii: S2215-0366(17)30293-6.

30. Lionetti E, Leonardi S, Franzonello C, Mancardi M, Ruggieri M, Catassi C. Gluten psychosis: confirmation of a new clinical entity. Nutrients 2015 Jul 8;7(7):5532-9.

31. Blyth BJ, Farahvar A, He H, Nayak A, Yang C, Shaw G, Bazarian JJ. Elevated serum ubiquitin carboxy-terminal hydrolase L1 is associated with abnormal blood-brain barrier function after traumatic brain injury. Journal of Neurotrauma 2011 Dec;28(12):2453–62.

32. Vojdani A. Brain-reactive antibodies in traumatic brain injury. Functional Neurology, Rehabilitation, and Ergonomics 2013;3(2.3):173.81.

33. Mercier E, Boutin A, Shemilt M et al. Predictive value of neuron-specific

enolase for prognosis in patients with moderate or severe traumatic brain injury: a systematic review and meta - analysis. CMAJ Open 2016 Jul 22;4(3):E371.82.

34. Cascella NG, Santora D, Gregory P, Kelly DL, Fasano A, Eaton WW. Increased prevalence of transglutaminase 6 antibodies in sera from schizophrenia patients. Schizophrenia Bulletin 2013 Jul;39(4):867.71.

35. Baba H, Daune GC, Ilyas AA, Pestronk A, Cornblath DR, Chaudhry V, Griffin JW, Quarles RH. Anti - GM1 ganglioside antibodies with differing fine specificities in patients with multifocal motor neuropathy. Journal of Neuroimmunology 1989;25:143.50.

36. Jamieson GA, Maitland NJ, Wilcock GK, Yates CM, Itzhaki RF. Herpes simplex virus type 1 DNA is present in specific regions of brain from aged people with and without senile dementia of the Alzheimer type. Journal of Pathology 1992 Aug;167(4):365.8.

37. Berger T, Rubner P, Schautzer F, Egg R, Ulmer H, Mayringer I, Dilitz E, Deisenhammer F, Reindl M. Antimyelin antibodies as a predictor of clinically definite multiple sclerosis after a first demyelinating event. New England Journal of Medicine 2003 Jul 10;349(2):139.45.

38. Ashwood P, Van de Water J. Is autism an autoimmune disease? Autoimmunity Reviews 2004 Nov;3(7.8):557.62.

39. Gorgan JL, Kramer A, Nogai A, Dong L, Ohde M, Schneider - Mergener J, Kamradt T. Cross - reactivity of myelin basic protein - specific T cells with multiple microbial peptides: experimental autoimmune encephalomyelitis induction in TCR transgenic mice. Journal of Immunology 1999 Oct 1;163(7):3764.70.

40. Roy A, Hooper DC. Lethal silver - haired bat rabies virus infection can be prevented by opening the blood - brain barrier. Journal of Virology 2007 Aug;81(15):7993.8.

41. Vojdani A, Vojdani E, Cooper E. Antibodies to myelin basic protein, myelin oligodendrocytes peptides, alpha - beta - crystallin, lymphocyte activation and cytokine production in patients with multiple sclerosis. Journal of Internal Medicine 2003 Oct;254(4):363.74.

42. Gobbi G, Bouquet F, Greco L, Lambertini A, Tassinari CA, Ventura A, Zaniboni MG. Coeliac disease, epilepsy and cerebral calcifications. Lancet 1992 Aug 22;340(8817):439.43.

Soininen H, Nissinen A, Kivipelto M. Leisure‑time physical activity at midlife and the risk of dementia and Alzheimer's disease. Lancet. Neurology 2005 Nov;4(11):705.11.

21. Trejo JL, Carro E, Torres‑Aleman I. Circulating insulin‑like growth factor I mediates exercise‑induced increases in the number of new neurons in the adult hippocampus. Journal of Neuroscience 2001 Mar 1;21(5):1628.34.

22. Sugai E, Pedreira SC, Smecuol EG, Vazquez H, Niveloni SI, Mazure R, Kogan Z, Maurino E, Bai JC. High titers of anti‑bone autoantibody are associated with osteoporosis of patients with celiac disease. Gastroenterology 2000 Apr;118(4, Pt.2).

8. 마음가짐의 힘

1. National Academies of Sciences, Engineering, and Medicine; Health and Medicine Division; Board on Health Sciences Policy; Forum on Neurosciences and Nervous System Disorders. Therapeutic Development in the Absence of Predictive Animal Models of Nervous System Disorders: Proceedings of a Workshop. Washington (DC): National Academies Press (US); 2017 Mar.

2. Sudo N. Role of microbiome in regulating the HPA axis and its relevance to allergy. Chemical Immunology and Allergy 2012;98:163.75. doi: 10.1159/000336510. Epub 2012 Jun 26.

3. Booth C. The rod of Aesculapios: John Haygarth (1740.1827) and Perkins' metallic tractors. Journal of Medical Biography 2005 Aug;13(3):155.61. doi:10.1258/j.jmb 2005.04‑01.

4. Wootton David. Bad Medicine: Doctors Doing Harm Since Hippocrates (Oxford University Press, 2006).

5. Yapko Michael D. Trancework: An Introduction to the Practice of Clinical Hypnosis (Routledge, 2012).

6. Kaptchuk TJ, Miller FG. Placebo effects in medicine. New England Journal of Medicine 2015;373:8.9.

7. Crum AJ, Langer EJ. Mind‑set matters: exercise and the placebo effect. Psychological Science 2007;18(2):165.71.

8. Kirsch I, Deacon BJ, Huedo‑Medina TB, Scoboria A, Moore TJ, Johnson BT. Initial severity and antidepressant benefits: a meta‑analysis of data

submitted to the Food and Drug Administration. PLOS Medicine 2008 Feb;5(2):e45.

9. https://www.health.harvard.edu/newsletter_article/what-are-the-real-risks-of-antidepressants.

10. Grossman P, Niemann L, Schmidt S, Walach H. Mindfulness-based stress reduction and health benefits. A meta-analysis. Journal of Psychosomatic Research 2004 Jul;57(1):35.43.

11. Rosenkranz MA, Davidson RJ, Maccoon DG, Sheridan JF, Kalin NH, Lutz.A. A comparison of mindfulness-based stress reduction and an active control in modulation of neurogenic inflammation. Brain, Behavior, and Immunity 2013 Jan;27(1):174.84. doi: 10.1016/j.bbi.2012.10.013. Epub 2012 Oct 22.

12. Gerbarg PL, Jacob VE, Stevens L et al. The effect of breathing, movement, and meditation on psychological and physical symptoms and inflammatory biomarkers in inflammatory bowel disease: a randomized controlled trial. Inflammatory Bowel Diseases 2015 Dec;21(12):2886.96.

9. 생화학 : 약이 되는 음식

1. Wang Y, Mao L-H, Jia E-Z et al. Relationship between diagonal earlobe creases and coronary artery disease as determined via angiography. BMJ Open 2016;6(2):e008558.

2. Mercola J. 8 sickening facts about flame retardants. Mercola.com, articles.mercola.com/sites/articles/archive/2013/12/11/8-flame-retardant-facts.aspx.

3. Rittirsch D, Flierl MA, Nadeau BA, Day DE, Huber-Lang MS, Grailer JJ, Zetoune FS, Andjelkovic AV, Fasano A, Ward PA. Zonulin as prehaptoglobin2 regulates lung permeability and activates the complement system. American Journal of Physiology. Lung Cellular and Molecular Physiology 2013 Jun 15;304(12):L863.72. doi: 10.1152/ajplung.00196.2012. Epub 2013 Apr 5.

4. Calderon-Garciduenas L, Vojdani A, Blaurock-Busch E et al. Air pollution and children: neural and tight junction antibodies and combustion metals, the role of barrier breakdown and brain immunity in neurodegeneration. Journal of Alzheimer's Disease 2015;43(3):1039.58. doi: 10.3233/JAD-141365.

5. Hoffman JB, Hennig B. Protective influence of healthful nutrition on mechanisms of environmental pollutant toxicity and disease risks. Annals of the New York Academy of Sciences 2017 Jun;1398(1):99.107. doi: 10.1111/nyas.13365. Epub 2017 Jun.2.

6. Egner PA, Chen JG, Zarth AT et al. Rapid and sustainable detoxication of airborne pollutants by broccoli sprout beverage: results of a randomized clinical trial in China. Cancer Prevention Research (Philadelphia, Pa.) 2014 Aug;7(8):813.23. doi: 10.1158/1940 - 6207.CAPR - 14 - 0103. Epub 2014 Jun 9.

7. Tong H, Rappold AG, Diaz - Sanchez D, Steck SE, Berntsen J, Cascio WE, Devlin RB, Samet JM. Omega - 3 fatty acid supplementation appears to attenuate particulate air pollution.induced cardiac effects and lipid changes in healthy middle - aged adults. Environmental Health Perspectives 2012 Jul;120(7):952.7. doi: 10.1289/ehp.1104472. Epub 2012 Apr 19.

8. Zhong J, Karlsson O, Wang G et al. B vitamins attenuate the epigenetic effects of ambient fine particles in a pilot human intervention trial. Proceedings of the National Academy of Sciences of the United States of America 2017 Mar 28;114(13):3503.8.

9. Romieu I, Sienra - Monge JJ, Ramirez - Aquilar M et al. Antioxidant supplementation and lung functions among children with asthma exposed to high levels of air pollutants. American Journal of Respiratory and Critical Care Medicine 2002 Sep.1;166(5):703.9.

10. Trayhurn P, Beattie JH. Physiological role of adipose tissue: white adipose tissue as an endocrine and secretory organ. Proceedings of the Nutrition Society 2001 Aug;60(3):329.39.

11. Costantini LC. Hypometabolism as a therapeutic target in Alzheimer's disease. BMC Neuroscience 2008 Dec 3;9 Suppl 2:S16. doi: 10.1186/147 1 - 2202 - 9 - S2 - S16.

12. McCarty MF, DiNicolantonio JJ, O'Keefe JH. Ketosis may promote brain macroautophagy by activating Sirt1 and hypoxia - inducible factor - 1. Medical Hypotheses 2015 Nov;85(5):631.9. doi: 10.1016/j. mehy.2015.08.002. Epub 2015 Aug 10.

13. Xu K, Ye L, Sharma K, Jin Y, Harrison MM, Caldwell T, Berthiaume JM, Luo Y, LaManna JC, Puchowicz MA. Diet - induced ketosis protects against focal cerebral ischemia in mouse. Advances in Experimental

Medicine and Biology 2017;977:205.13.

14. VanItallie TB. Biomarkers, ketone bodies, and the prevention of Alzheimer's disease. Metabolism 2015 Mar;64(3 Suppl 1):S51.7. doi: 10.1016/j.metabol.2014.10.033. Epub 2014 Oct 30.

15. Henderson ST. Study of the ketogenic agent AC-1202 in mild to moderate Alzheimer's disease: a randomized, double-blind, placebo-controlled, multicenter trial. Nutrition & Metabolism (London) 2009 Aug 10;6:31. doi: 10.1186/1743-7075-6-31.

16. USDA Economic Research Service. Recent trends in GE Adoption. http:// www.ers.usda.gov/data-products/adoption-of-genetically-engineer ed-crops-in-the-us/recent-trends-in-ge-adoption.aspx.

17. Mesnage R, Clair E, Gress S, Then C, Szekacs A, Seralini GE. Cytotoxicity on human cells of cry1Ab and cry1Ac Bt insecticidal toxins alone or with a glyphosate-based herbicide. Journal of Applied Toxicology 2013 Jul;33(7):695.9.

18. Cattani D, de Liz Oliveira Cavalli VL, Heinz Rieg CE, Domingues JT, Dal-Cim T, Tasca CI, Mena Barreto Silva FR, Zamoner A. Mechanisms underlying the neurotoxicity induced by glyphosate-based herbicide in immature rat hippocampus: involvement of glutamate excitotoxicity. Toxicology 2014 Jun 5;320:34.45. doi: 10.1016/j.tox.2014.03.001. Epub 2014 Mar 15.

19. Hugel HM. Brain food for Alzheimer-free ageing: focus on herbal medicines. Advances in Experimental Medicine and Biology 2015;863:95.116.

20. Subash S, Essa MM, Braidy N, Awlad-Thani K, Vaishnav R, Al-Adawi S, Al-Asmi A, Guillemin GJ. Diet rich in date palm fruits improves memory, learning and reduces beta amyloid in transgenic mouse model of Alzheimer's disease. Journal of Ayurveda and Integrative Medicine 2015;6:111.20.

21. https://www.ewg.org/foodnews/?gclid=Cj0KCQjwvabPBRD5ARIsAIwFX BlQuUBwIFRWJcMMNdGsamiRR9BfY0lI0 mS-m-nccnR6KEd0yWFSiKsaAl2uEALw_wcB#.Wenm0rpFxtQ.

22. Vidart d'Egurbide Bagazgoitia N, Bailey HD, Orsi L et al. Maternal residential pesticide use during pregnancy and risk of malignant childhood brain tumors: a pooled analysis of the ESCALE and ESTELLE studies (SFCE). International Journal of Cancer 2017 Sep 26. doi: 10.1002/ijc.31073. [Epub ahead of print.]

23. Zacharasiewicz A. Maternal smoking in pregnancy and its influence on childhood asthma. ERJ Open Research 2016 Jul 29;2(3). pii: 00042 - 2016. eCollection 2016 Jul.

24. Svanes C, Koplin J, Skulstad SM et al. Father's environment before conception and asthma risk in his children: a multi - generation analysis of the Respiratory Health in Northern Europe study. International Journal of Epidemiology 2017 Feb.1;46(1):235.45. doi: 10.1093/ije/dyw151.

25. Pizzorno J. The Toxin Solution: How Hidden Poisons in the Air, Water, Food, and Products We Use Are Destroying Our Health.And What We Can Do to Fix It (HarperCollins, 2017).

26. Bergamo P, Maurano F, D'Arienzo R, David C, Rossi M. Association between activation of phase 2 enzymes and down - regulation of dendritic cell maturation by c9,t11 - conjugated linoleic acid. Immunology Letters 2008 May 15;117(2):181.90.

27. Bassaganya - Riera J, Hontecillas R, Horne WT, Sandridge M, Herfarth HH, Bloomfeld R, Isaacs KL. Conjugated linoleic acid modulates immune responses in patients with mild to moderately active Crohn's disease. Clinical Nutrition 2012 Oct;31(5):721.7.

28. Gaullier JM, Halse J, Høye K, Kristiansen K, Fagertun H, Vik H, Gudmund-sen O. Conjugated linoleic acid supplementation for 1 y reduces body fat mass in healthy overweight humans. American Journal of Clinical Nutrition 2004 Jun;79(6):1118.25.

29. Kvalem HE, Knutsen HK, Thomsen C et al. Role of dietary patterns for dioxin and PCB exposure. Molecular Nutrition & Food Research 2009 Nov;53(11):1438.51.

30. Patandin S, Dagnelie PC, Mulder PG, Op de Coul E, van der Veen JE, Weisglas - Kuperus N, Sauer PJ. Dietary exposure to polychlorinated biphenyls and dioxins from infancy until adulthood: a comparison between breast - feeding, toddler, and long - term exposure. Environmental Health Perspectives 1999 Jan;107(1):45.51.

31. Caspersen IH, Aase H, Biele G et al. The influence of maternal dietary exposure to dioxins and PCBs during pregnancy on ADHD symptoms and cognitive functions in Norwegian preschool children. Environment International 2016 Sep;94:649.60.

32. Caspersen IH, Haugen M, Schjølberg S, Vejrup K, Knutsen HK,

Brantsæter AL, Meltzer HM, Alexander J, Magnus P, Kvalem HE. Maternal dietary exposure to dioxins and polychlorinated biphenyls (PCBs) is associated with language delay in 3 year old Norwegian children. Environment International 2016 May;91:180.7.

33. Hites RA, Foran JA, Carpenter DO, Hamilton MC, Knuth BA, Schwager SJ. Global assessment of organic contaminants in farmed salmon. Science 2004 Jan 9;303(5655): 226.9.

34. Seierstad SL, Seljieflot I, Johansen O, Hansen R, Haugen M, Rosenlund G, Frøyland L, Arnesen H. Dietary intake of differently fed salmon: the influence on markers of human atherosclerosis. European Journal of Clinical Investigation 2005 Jan;35(1):52.9.

35. Foran JA, Good DH, Carpenter DO, Hamilton MC, Knuth BA, Schwager SJ. Quantitative analysis of the benefits and risks of consuming farmed and wild salmon. Journal of Nutrition 2005 Nov;135(11): 2639.43.

36. National Resources Defense Council. The Smart Seafood Buying Guide. August.25, 2015, https://www.nrdc.org/stories/smart - seafood - buying - guide.

37. Fernando WM, Martins IJ, Goozee KG, Brennan CS, Jayasena V, Martins RN. The role of dietary coconut for the prevention and treatment of Alzheimer's disease: potential mechanisms of action. British Journal of Nutrition 2015 Jul 14;114(1):1.14.

38. Jin JS, Touyama M, Hisada T, Benno Y. Effects of green tea consumption on human fecal microbiota with special reference to Bifidobacterium species. Microbiology and Immunology 2012 Nov;56(11):729.39.

39. Walker AW, Ince J, Duncan SH et al. Dominant and diet - responsive groups of bacteria within the human colonic microbiota. ISME Journal 2011 Feb;5(2):220.30.

40. Thompson T. Gluten contamination of commercial oat products in the United States. New England Journal of Medicine 2004 Nov 4;351(19):2021.2.

41. Sharma GM, Pereira M, Williams KM. Gluten detection in foods available in the United States.a market survey. Food Chemistry 2015 Feb 15;169:120.6. [Epub 2014 Aug 5.]

42. Bellioni - Businco B, Paganelli R, Lucenti P, Giampietro PG, Perborn H, Businco.L. Allergenicity of goat's milk in children with cow's milk allergy. Journal of Allergy and Clinical Immunology 1999 Jun;103(6):1191.4.

43. Jenkins J, Breiteneder H, Mills EN. Evolutionary distance from human

homologs reflects allergenicity of animal food proteins. Journal of Allergy and Clinical Immunology 2007 Dec;120(6):1399.405.

44. Restani P, Gaiaschi A, Plebani A, Beretta B, Cavagni G, Fiocchi A, Poiesi C, Velona T, Ugazio AG, Galli CL. Cross - reactivity between milk proteins from different animal species. Clinical and Experimental Allergy 1999 Jul;29(7):997.1004.

45. Suutari TJ, Valkonen KH, Karttunen TJ, Ehn BM, Ekstrand B, Bengtsson U, Virtanen V, Nieminen M, Kokkonen J. IgE cross reactivity between reindeer and bovine milk beta - lactoglobulins in cow's milk allergic patients. Journal of Investigational Allergology and Clinical Immunology 2006;16(5):296.302.

46. Iacono G, Carroccio A, Cavataio F, Montalto G, Soresi M, Balsamo V. Use of ass' milk in multiple food allergy. Journal of Pediatric Gastroenterology and Nutrition 1992 Feb;14(2):177.81.

47. Vojdani A, Vojdani C. Immune reactivities against gums. Alternative Therapies in Health and Medicine 2015;21 Suppl 1:64.72.

48. Moneret - Vautrin DA, Morisset M, Flabbee J, Beaudouin E, Kanny G. Ep-idemiology of life - threatening and lethal anaphylaxis: a review. Allergy 2005 Apr;60(4):443.51.

49. Finkel AV, Yerry JA, Mann JD. Dietary considerations in migraine management: does a consistent diet improve migraine? Current Pain and Headache Reports 2013 Nov;17(11): 373. doi: 10.1007/ s11916 - 013 - 0373 - 4.

50. Popkin BM, Hawkes C. The sweetening of the global diet, particularly beverages: patterns, trends, and policy responses. Lancet Diabetes and Endocrinology 2016 Feb;4(2): 174.86.

51. USDA. Profiling Food Consumption in America, http://www.usda.gov/ factbook/chapter2.pdf.

52. Singh A, Lal UR, Mukhtar HM, Singh PS, Shah G, Dhawan RK. Phytochem-ical profile of sugarcane and its potential health aspects. Pharmacognosy Reviews 2015 Jan.Jun;9(17):45.54.

53. Bokulich NA, Blaser MJ. A bitter aftertaste: unintended effects of artificial sweeteners on the gut microbiome. Cell Metabolism 2014 Nov 4;20(5):701.3.

54. James J, Thomas P, Cavan D, Kerr D. Preventing childhood obesity by reducing consumption of carbonated drinks: cluster randomised

controlled trial. BMJ 2004 May 22;328(7450): 1237. doi: 10.1136/bmj.38077.458438.EE.

55. Purohit V, Bode JC, Bode C et al. Alcohol, intestinal bacterial growth, intestinal permeability to endotoxin, and medical consequences: summary of a symposium. Alcohol 2008 Aug;42(5):349.61.

56. The Harvard Mahoney Neuroscience Institute Newsletter, 2017, Sugar and the Brain, On the Brain, http://neuro.hms.harvard.edu/harvard - ma honey - neuroscience - institute/brain - newsletter/and - brain - series/sugar - and - brain, accessed 2017 Oct 12.

57. Kaushik M, Reddy P, Sharma R, Udameshi P, Mehra N, Marwaha A. The effect of coconut oil pulling on Streptococcus mutans count in saliva in comparison with chlorhexidine mouthwash. Journal of Contemporary Dental Practice 2016 Jan 1;17(1):38.41.

58. Ogbolu DO, Oni AA, Daini OA, Oloko AP. In vitro antimicrobial properties of coconut oil on Candida species in Ibadan, Nigeria. Journal of Medicinal Food 2007 Jun;10(2):384.7.

59. Bieschke J, Russ J, Friedrich RP, Ehrnhoefer DE, Wobst H, Neugebauer K, Wanker EE. EGCG remodels mature alpha - synuclein and amyloid - beta fibrils and reduces cellular toxicity. Proceedings of the National Academy of Sciences of the United States of America 2010 Apr 27;107(17):7710.5.

60. Ehrnhoefer DE, Bieschke J, Boeddrich A, Herbst M, Masino L, Lurz R, Engemann S, Pastore A, Wanker EE. EGCG redirects amyloidogenic polypeptides into unstructured, off - pathway oligomers. Nature Structural & Molecular Biology 2008 Jun;15(6):558.66.

61. Grelle G, Otto A, Lorenz M, Frank RF, Wanker EE, Bieschke J. Black tea theaflavins inhibit formation of toxic amyloid - beta and alpha - synuclein fibrils. Biochemistry 2011 Dec 13;50(49):10624.36.

62. Bastianetto S, Yao ZX, Papadopoulos V, Quirion R. Neuroprotective effects of green and black teas and their catechin gallate esters against beta - amyloid - induced toxicity. European Journal of Neuroscience 2006 Jan;23(1):55.64.

63. Panossian A. Understanding adaptogenic activity: specificity of the pharmacological action of adaptogens and other phytochemicals. Annals of the New York Academy of Sciences 2017 Aug;1401(1):49.64. Epub 2017 Jun 22.

64. Kongkeaw C, Dilokthornsakul P, Thanarangsarit P, Limpeanchob N, Norman Scholfield C. Meta-analysis of randomized controlled trials on cognitive effects of Bacopa monnieri extract. Journal of Ethnopharmacology 2014;151(1):528.35.

65. Calabrese C. Effects of a standardized Bacopa monnieri extract on cognitive performance, anxiety, and depression in the elderly: a randomized, double-blind, placebo-controlled trial. Journal of Alternative and Complementary Medicine 2008 Jul;14(6):707.13. doi: 10.1089/acm.2008.0018.

66. Hota SK, Barhwal K, Baitharu I, Prasad D, Singh SB, Ilavazhagan G. Bacopa monniera leaf extract ameliorates hypobaric hypoxia induced spatial memory impairment. Neurobiology of Disease 2009 Apr;34(1):23.39.

67. Zhou Y, Qu ZQ, Zeng YS, Lin YK, Li Y, Chung P, Wong R, Hagg U. Neuroprotective effect of preadministration with Ganoderma lucidum spore on rat hippocampus. Experimental and Toxicologic Pathology 2012 Nov;64(7.8):673.80.

68. Choudhary D, Bhattacharyya S, Bose S. Efficacy and safety of ashwagandha (Withania somnifera (L.) Dunal) root extract in improving memory and cognitive functions. Journal of Dietary Supplements 2017 Nov 2;14(6):599.612.

69. Manchanda S, Kaur G. Withania somnifera leaf alleviates cognitive dysfunction by enhancing hippocampal plasticity in high fat diet induced obesity model. BMC Complementary and Alternative Medicine 2017 Mar 3;17(1):136.

70. Jamshidi N, Cohen MM. The clinical efficacy and safety of tulsi in humans: a systematic review of the literature. Evidence-Based Complementary and Alternative Medicine 2017; 2017:9217567.

71. Gohil KJ, Patel JA, Gajjar AK. Pharmacological review on Centella asiatica: a potential herbal cure-all. Indian Journal of Pharmaceutical Sciences 2010 Sep;72(5):546.56.

72. Heo HJ, Kim DO, Choi SJ, Shin DH, Lee CY. Potent inhibitory effect of flavonoids in Scutellaria baicalensis on amyloid-beta-protein-induced neurotoxicity. Journal of Agricultural and Food Chemistry 2004 Jun 30; 52(13):4128.32.

10. 뇌를 고치는 레시피

1. https://www.ncbi.nlm.nih.gov/pubmed/21110905.
2. Ibid.
3. https://www.ncbi.nlm.nih.gov/pubmed/23748211.
4. https://academic.oup.com/nutritionreviews/article - abstract/72/9/605/1860232.
5. https://www.ncbi.nlm.nih.gov/pubmed/19685255.
6. https://www.ncbi.nlm.nih.gov/pmc/articles/PMC2782876/.
7. https://www.ncbi.nlm.nih.gov/pubmed/29263222.
8. https://academic.oup.com/jn/article/136/3/810S/4664377.
9. https://www.ncbi.nlm.nih.gov/pmc/articles/PMC5071963/.
10. https://www.ncbi.nlm.nih.gov/pubmed/28098514.
11. https://www.ncbi.nlm.nih.gov/pmc/articles/PMC1702408/.
12. https://www.ncbi.nlm.nih.gov/pubmed/15534434.
13. https://www.sciencedirect.com/science/article/pii/S0278691509005912?via%3Dihub.
14. https://www.hindawi.com/journals/ecam/2013/946298/.
15. https://link.springer.com/chapter/10.1007/978 - 3 - 319 - 28383 - 8_12.
16. Ibid.
17. https://www.ncbi.nlm.nih.gov/pubmed/?term=honey+brain+health+benefits.
18. http://onlinelibrary.wiley.com/doi/10.1111/j1541 - 4337.2008.00047.x/full.
19. https://www.sciencedirect.com/science/article/pii/S0273230003001004.
20. https://www.ncbi.nlm.nih.gov/pubmed/26092628.
21. https://www.ncbi.nlm.nih.gov/pubmed/20443063.
22. https://pdfs.semanticscholar.org/1044/1b1f37d7329ad57eed745fcd91fe14b76fae.pdf.
23. https://www.ncbi.nlm.nih.gov/pubmed/29263222.
24. http://onlinelibrary.wiley.com/doi/10.1111/1750 - 3841.12434/full.
25. https://www.ncbi.nlm.nih.gov/pubmed/29263222.
26. https://www.ncbi.nlm.nih.gov/pubmed/19685255.
27. https://benthamopen.com/contents/pdf/TOOBESJ/TOOBESJ - 2 - 101.pdf.
28. https://pdfs.semanticscholar.org/1044/1b1f37d7329ad57eed745fcd91fe14b76fae.pdf.
29. https://www.ncbi.nlm.nih.gov/pubmed/25553449.

30. https://www.ncbi.nlm.nih.gov/pmc/articles/PMC4375225/.
31. https://www.hindawi.com/journals/ecam/2012/193496/abs/.

11. 전자기장 오염 속에서 살아가기

1. Morris ZS, Wooding S, Grant J. The answer is 17 years, what is the question: understanding time lags in translational research. Journal of the Royal Society of Medicine 2011 Dec;104(12):510.20.
2. Wertheimer N, Leeper E. Electrical wiring configurations and childhood cancer. American Journal of Epidemiology 1979 Mar;109(3):273.84.
3. Wertheimer N, Leeper E. Adult cancer related to electrical wires near the home. International Journal of Epidemiology 1982 Dec;11(4):345.55.
4. Vena JE, Graham S, Hellmann R, Swanson M, Brasure J. Use of electric blankets and risk of postmenopausal breast cancer. American Journal of Epidemiology 1991 Jul 15;134(2):180.5.
5. Gundestrup M, Storm HH. Radiation - induced acute myeloid leukemia and other cancers in commercial jet cockpit crew: a population - based cohort study. Lancet 1999 Dec 11;354(9195):2029.31.
6. Djordjevic NZ, Paunovi. MG, Peuli. AS. Anxiety - like behavioural effects of extremely low - frequency electromagnetic field in rats. Environmental Science and Pollution Research International 2017 Sep;24(27):21693.9.
7. Sage C, Burgio E. Electromagnetic fields, pulsed radiofrequency radiation, and epigenetics: how wireless technologies may affect childhood development. Child Development 2017 May 15. [Epub ahead of print.]
8. Belyaev I, Dean A, Eger H et al. EUROPAEM EMF Guideline 2016 for the prevention, diagnosis and treatment of EMF - related health problems and illnesses. Reviews on Environmental Health 2016 Sep 1;31(3):363.97.
9. Schoeni A, Roser K, Burgi A, Roosli M. Symptoms in Swiss adolescents in relation to exposure from fixed site transmitters: a prospective cohort study. Environmental Health 2016 Jul 16;15(1):77.
10. Mohammadianinejad SE, Babaei M, Nazari P. The effects of exposure to low - frequency electromagnetic fields in the treatment of migraine headache: a cohort study. Electronic Physician 2016 Dec 25;8(12):3445.9.
11. Heuser G, Heuser SA. Functional brain MRI in patients complaining of electro hypersensitivity after long - term exposure to electromagnetic fields. Reviews on Environmental Health 2017 Sep 26;32(3):291.9.

12. Pall ML. Microwave frequency electromagnetic fields (EMFs) produce widespread neuropsychiatric effects, including depression. Journal of Chemical Neuroanatomy 2016 Sep;75(Pt B):43.51.

13. Gobba F. Subjective non - specific symptoms related with electromagnetic fields: description of 2 cases. Epidemiologia e Prevenzione 2002 Jul. Aug;26(4):171.5.

14. Danker - Hopfe H, Dorn H, Bolz T, Peter A, Hansen ML, Eggert T, Sauter C. Effects of mobile phone exposure (GSM 900 and WCDMA/UMTS) on polysomnography based sleep quality: An intra - and inter - individual perspective. Environmental Research 2016 Feb;145:50.60.

15. Havas M. Radiation from wireless technology affects the blood, the heart, and the autonomic nervous system. Reviews on Environmental Health 2013;28(2.3):75.84. doi: 10.1515/reveh - 2013 - 0004.

16. Johansson O. Disturbance of the immune system by electromagnetic fields: a potentially underlying cause for cellular damage and tissue repair reduction which could lead to disease and impairment. Pathophysiology 2009 Aug;16(2.3):157.77.

17. Havas M. Dirty electricity elevates blood sugar among electrically sensitive diabetics and may explain brittle diabetes. Electromagnetic Biology and Medicine 2008;27(2):135.46.

18. Havas M. Electromagnetic hypersensitivity: biological effects of dirty electricity with emphasis on diabetes and multiple sclerosis. Electromagnetic Biology and Medicine 2006;25(4):259.68.

19. De Iuliis GN, Newey RJ, King BV, Aitken RJ. Mobile phone radiation induces reactive oxygen species production and DNA damage in human spermatozoa in vitro. PLOS One 2009 Jul 31;4(7):e6446.

20. The Independent September 21, 2008: EMF & Health: A Global Issue. September 8 - 9, 2008, The Royal Society of London.

21. Gupta M, Khanna R, Rhangra K. Penetration of cell phone and cell tower radiation in human body: a comprehensive study. International Journal of Recent Trends in Engineering & Research 2017 Jul 1;3(7).

22. Roggeveen S, van Os J, Viechtbauer W, Lousberg R. EEG changes due to experimentally induced 3G mobile phone radiation. PLOS One 2015 Jun 8;10(6):e0129496.

23. Tas M, Dasdag S, Akdag MZ, Cirit U, Yegin K, Seker U, Ozmen MF, Eren LB. Long - term effects of 900.MHz radiofrequency radiation emitted

from mobile phone on testicular tissue and epididymal semen quality. Electromagnetic Biology and Medicine 2014 Sep;33(3):216.22.

24. Kesari KK, Siddiqui MH, Meena R, Verma HN, Kumar S. Cell phone radiation exposure on brain and associated biological systems. Indian Journal of Experimental Biology 2013 Mar;51(3):187.200.

25. Khurana VG, Teo C, Kundi M, Hardell L, Carlberg M. Cell phones and brain tumors: a review including the long-term epidemiologic data. Surgical Neurology 2009 Sep;72(3):205.14.

26. Khurana VG, Hardell L, Everaert J, Bortkiewicz A, Carlberg M, Ahonen M. Epidemiological evidence for a health risk from mobile phone base stations. International Journal of Occupational and Environmental Health 2010 Jul.Sep;16(3):263.7.

감사의 말

나는 기능의학 뒤에 숨은 과학적 원리를 더 깊이 파고드는 과정에서, 내가 읽어온 방대한 대부분의 연구 논문을 발표하는 과학자들이 매우 좁은 독자층(다른 과학자들)을 대상으로 글을 썼다는 사실을 아쉬워해왔다. 하지만 그들의 연구가 없었다면, 당신의 뇌를 되살리기 위해 이 책을 쓰고 이 책 내용을 실용적으로 일상에 적용하기란 불가능했을 것이다.

우리 출판팀은 정말로 특별했다. 로데일(Rodale) 편집장 마리사 비길란테(Marisa Vigilante)와 편집자 다니엘 커티스(Danielle Curtis)는 이 책을 진행하는 데 없어서는 안 될 존재였다. 펭귄 랜덤하우스의 알리세 다이아몬드(Alyse Diamond)가 이 프로젝트를 시작하여 결승선까지 이끌어갔다. 내 에이전트인 셀레스테 파인(Celeste Fine)과 존 마스(John Maas)는 무척 모범적이었다. 이 책이 든든한 전문가들의 손에 맡겨졌다는 사실에 대단히 기뻤다.

나는 아이디어가 자유롭게 흐르도록 허락하는 것 이상으로 많은 편집적 지원을 해준 파멜라 리프랜더(Pamela Liflander)에게 감사하고 싶다. 팸은 언제든 내 전화를 받아, 나의 엉뚱하고 단편적인 생각들을 매끄럽게 흐르는 일련의 생각으로 끊임없이 정리하고 번역해냈다. 팸의 인내심 있고 유려한 펜이 없었다면(실은 키보드지만) 내 지식이 이렇게 명쾌한 형체를 갖추지 못했을 것이다.

또한 내 아름다운 파트너이자 아내인 마르제나(Marzena)에게 감사한다. 그녀는 내가 이 책을 쓰는 2년 동안 흥분, 혼란, 흥분, 좌절, 흥분, 절망, 흥분과 그 사이에 온갖 감정을 거듭 느껴가며 지칠 줄 모르고 내 이야기를 들어주었다. 신혼여행을 가서도 혈액뇌장벽에 대한 93편의 논문을 읽는 나를 지지해준 그녀에게 감사한다! 세상에 당신 같은 사람은 없을 겁니다.

그리고 이 책을 읽기 위해 시간과 돈을 투자해준 당신 같은 친애하는 독자들에게 감사한다. 나의 기도는 당신이 마음속의 먼지와 거미줄을 털어내고 평생 생명력 넘치는 뇌로 오래오래 사는 길을 발견하는 것이다. 우리는 모두 지구, 아이들, 그리고 우리의 미래를 보호할 방법을 좀 더 명확하게 생각해야 할 필요가 있다. 우리 모두에게 사랑, 평화, 행복이 함께하길.